机能学实验教程

（第三版）

陆　源　孙　霞　饶　芳　主编

科学出版社

北　京

内 容 简 介

本教材根据最新的教学理念和教学改革与研究成果系统地介绍了机能学实验研究的基本知识、理论和技能及系统的实验内容。教材根据综合性、探究性和创新性实验教学的要求和特点,以综合性、系统性、研究性、科学性和先进性为原则进行编写。很好地实现了经典实验与现代技术相结合,传统与创新相结合,真实实验与高仿真实验相结合,构建成基础性、综合探索性和创新性三个层次完整的实验教学内容体系。实验部分有 60 项生理学、病理生理学、药理学的基础性实验,5 项跨学科跨系统的综合性实验,5 项探索性、设计性实验,14 项高仿实验;创新性实验介绍了创新性实验教学程序、创新性实验课题申报、SRTP、"挑战杯"项目申请等。每项实验均有比较详细的实验背景、预习要求等。实验项目采用论文格式编排。

本教材内容丰富、知识性强,突出知识的应用和研究探索。主要面向本、专科临床医学、口腔医学、预防医学、护理学、药学等专业的机能学实验(生理科学实验)课程教学,也可用于生理学、病理生理学和药理学作为独立课程的实验教材,还可作为生物学类等相关专业师生的参考用书。

图书在版编目(CIP)数据

机能学实验教程/ 陆源,孙霞,饶芳主编.—3 版.
—北京:科学出版社,2016.1
　　ISBN 978 - 7 - 03 - 046287 - 9

　Ⅰ. ①机… Ⅱ. ①陆… ②孙… ③饶… Ⅲ. ①机能—
人体生理学—实验—医学院校—教材　Ⅳ. ①R33 - 33

中国版本图书馆 CIP 数据核字(2015)第 268028 号

责任编辑:谭宏宇
责任印制:韩　芳 / 封面设计:殷　靓

科学出版社 出版
北京东黄城根北街 16 号
邮政编码:100717
http://www.sciencep.com

南京展望文化发展有限公司排版
广东虎彩云印刷有限公司印刷
科学出版社发行　各地新华书店经销

*

2005 年 1 月第 一 版　　开本:787×1092　1/16
2016 年 1 月第 三 版　　印张:20 1/2
2024 年 2 月第十五次印刷　字数:457 000

定价:**53.00 元**

《机能学实验教程(第三版)》编写委员会

主　编　陆　源　孙　霞　饶　芳

副主编　厉旭云　汤伯瑜　周新妹　杜月光　汝海龙

主　审　夏　强　张　红

编　委　(按姓氏笔画排序)

王欢欢　杭州师范大学

方　燕　浙江中医药大学

厉旭云　浙江大学

刘传飞　杭州师范大学

刘翠清　杭州师范大学

汝海龙　杭州师范大学

汤伯瑜　湖州师范学院

孙　霞　杭州师范大学

杜月光　浙江中医药大学

李天一　浙江中医药大学

吴达龙　嘉兴学院

汪丽佩　浙江中医药大学

陆　源　浙江大学

周新妹　嘉兴学院

郑慧华　浙江中医药大学

饶　芳　浙江中医药大学

柴荣奎　嘉兴学院

梅汝焕　浙江大学

前言

Foreword

机能学(生理科学、实验生理科学、功能学科)实验课程是我国医学院校课程改革历史最久、最成熟的课程,浙江大学、中山大学、山东大学、南京医科大学的机能学实验课程被评为国家精品课程、国家精品资源共享课。目前国内多数医学院校开设机能学实验课程。本教材自 2005 年初版以来,受到众多院校欢迎。为不断提升机能学实验课程教学质量、更好地构建基础性、综合探索性和创新性三个层次的实验教学内容体系,着力提高学生实践能力和创新能力,教材编写组汇聚浙江大学的生理科学实验国家精品课程、国家精品资源共享课、国家级教学团队核心成员及多所高校的教师,整合多所高校近年来的精品课程建设、教学改革与研究成果编写《机能学实验教程》第三版。

《机能学实验教程》第三版教材根据综合探究型课程的教学要求和特点,以综合性、系统性、科学性、先进性、探究性和适用性为原则进行编写。教材充分考虑个性与共性相结合、经典实验与现代技术相结合、传统与创新相结合、真实实验与虚拟仿真实验相结合,科学有机的整合机能实验教学内容。教材在基本理论和知识部分,比较系统地介绍了机能学实验研究的基本理论,如实验设计、数据统计、论文撰写,实验动物和动物实验技术、生物信号采集处理系统原理和应用等知识;实验部分由基础性实验、综合性实验、探索设计性实验、高仿实验和创新性实验组成。高仿实验用来替代部分验证性实验。基础性实验用以保证学生的基本理论、基本知识和基本技能学习和训练,综合性实验、探索设计性实验用以培养学生的知识综合应用能力和实验设计、实践探究能力;基础性、综合性实验结果采用统计表述,以训练学生的科学思维和基本科研能力。创新性实验教学内容用以培养学生科研的基本知识和科学探索能力及创新精神。每项实验的预习要求,以引导学生自主、探究性学习。详细的实验背景知识,有利于学生了解实验的基本理论和目的,学术论文的格式编排形式,有利于学生学习实验报告、学术论文的撰写。

《机能学实验教程》第三版教材在第二版的基础上增加了与实验研究相关的理论知识、学生自主探索实验设计内容,有利于提高学生利用综合知识进行实验设计实践,有利于提高学生的科研技能和创新能力。

《机能学实验教程》第三版在实验教学理念、教学方法、实验项目、实验方法和技术上进行了积极的探索创新,希望为广大师生的教学创新提供参考。

《机能学实验教程》编写组

2015 年 8 月

目 录

Contents

第一章

绪　论

第一节　机能学实验概述

机能学实验是一门用实验方法观察正常、疾病和药物作用下的机体功能和代谢变化，研究这些变化的规律及机制的科学。

生理学、病理生理学和药理学同属机能学科，在实验研究和实验教学方面有很大的共性，基本以动物为实验对象，观察和测定机体的功能和代谢变化。将三个学科的实验教学进行从正常到异常及药物治疗的整合教学，更有利于学生整体了解生命活动、疾病及治疗过程。

机能学实验是一门医学专业基础必修课程，课程知识涉及生理学、药理学、病理生理学、统计学、动物学、计算机等理论及实验方法和技术。本教材系统地介绍了机能学实验研究的基本知识、基本理论、实验方法、现代实验技术，并通过基础性、综合设计性实验及探索性实验教学，培养学生对知识的综合应用、实践和创新能力。

第二节　机能学实验课程教学内容和教学目标

1. 机能学实验基本理论　　包括机能学实验研究的基本理论，如实验设计、实验数据的统计处理、生物医学信息获取、实验报告撰写的要求，实验动物基本知识，动物实验技术，常用仪器的原理和使用方法。这部分内容通过课堂教学与自学结合的形式进行。通过基本理论的教学，使学生全面了解和初步掌握机能学实验的基本理论和研究方法。

2. 基础性实验　　内容涉及离体组织、器官实验，整体动物实验。基础实验安排一些单一因素、单一观察指标的实验，包括部分高仿实验。教学重点是学习和训练机能学动物实验的基本方法、技能、仪器使用，学习实验数据的记录、统计和实验报告的撰写。通过基础性实验教学，使学生初步掌握基本实验方法和技术，初步掌握实验数据记录、测量，实验报告撰写，培养应用理论知识的能力。

3. 综合、设计性实验　　综合性实验安排多指标，多因素的实验及科研式实验。教学重点是强化实验操作、掌握科研式的实验方法、实验结果的统计分析和规范的实验报告撰写。该部分教学目标：使学生掌握和应用机能学实验方法和技术，具备对复杂实验的观察、记录、分析的能力，能撰写出高质量的实验报告。培养严谨的科学作风和严密的科学思维方法。设计性实验以问题为导向,以实验设计为主线,引导学生自主进行实验设计及实践,以提高学生的实验设计能力。

4. 创新性实验　　在完成前两阶段教学,学生已具备机能学实验的基本能力。本阶段的教学由教师指定课题方向,并在教师的指导下,学生完成资料查找、实验设计、实验准备、实验、实验数据的统计分析及实验论文的撰写。通过创新性实验教学,达到了解机能学实验研究的基本程序,了解文献检索、实验设计、科学实验和论文撰写。培养知识应用和科学研究能力,提高创新能力的教学目标。

第三节　机能学实验课程的教学要求

一、课前准备要求

机能学实验是一门实践性很强的课程,实验是本课程的主要教学内容。本课程的实验涉及多个学科知识的理论和研究方法,所用实验仪器设备操作比较复杂、实验动物的手术、标本制备技术难度较高,实验时间较长,处理因素多,干扰因素常会影响实验结果。课前充分的准备工作是实验顺利进行和获得良好实验结果的重要保证。课前的准备工作要求如下:

1. 实验准备

(1)仔细阅读与本课程有关的资料,了解实验的目的、充分理解实验设计的原理。熟知实验要求、标本制备或手术、操作程序等。

(2)设计好实验原始记录项目和数据记录表格。具体项目有:

1)实验名称、实验日期、时间、环境温度、实验成员。

2)受试对象　动物种类、品系、编号、性别、体重、健康状况、离体器官名。

3)实验仪器　主要仪器名称、规格型号、生产厂商。

4)实验药物或试剂　名称、来源(厂商、剂型、规格、含量和批号)。

5)实验方法　分组、动物处理(麻醉、手术、刺激、给药途径、剂量、时间和间隔)。

6)实验观察指标　指标名称、单位、指标测量方法、数据形式,记录曲线的标注。

7)实验结果　原始数据记录表格,统计数据表格,坐标图、直方图等。

8)数据处理　实验数据的表示方法、统计方法与结果。

2. 理论准备

(1)按预习要求,查阅有关文献和书籍,对各处理的结果作出科学的预测,对结果进行分析讨论。

(2)编写参考文献目录及相应的引用内容。

二、课堂要求

1. 遵守实验室规章,注意实验安全,保护环境,善待实验动物,有序进行实验。

2. 明确分工,密切配合。

3. 按规定程序操作,全面观察,准确记录实验数据,严禁篡改实验数据和结果。

4. 如实记录意外情况。

5. 珍爱实验设施,珍惜实验材料。

6. 做好实验结束的善后工作,清洁整理实验器具并清点归还,按要求处理废弃物。

7. 离开实验室须请示指导教师。

三、课后要求

及时整理实验记录和数据,按要求认真独立完成实验报告或论文并准时呈交。

(陆源,孙霞,饶芳)

第二章

实验研究基础

第一节　实验研究概述

动物实验研究的对象是实验动物,与临床实验相比,动物实验具有一些独特的特点和优点。

1. 法律和社会伦理道德

医学的宗旨是防病治病,增进健康。任何一种处理因素都不得有害于人的健康,因此任何一种预防或治疗措施(如一种药物、一种手术等),在未证明其利与害之前,严格地说是不允许在临床应用的,更不用说一些已知对机体有害的因素了。任何新的药物在临床应用前必须先通过动物实验,肯定疗效,确定剂量,弄清有无毒副反应和远期后果;一种新手术也必须在动物身上先试验其可行性、效果及存在的问题,并已在动物身上充分掌握其技巧之后,才可用于临床。至于研究各种因素的致病作用,如毒物、病原生物、极恶劣环境等,动物实验不仅是必不可缺的,而且常常是唯一方法。

应用动物模型,除了能克服在人类研究中会遇到的伦理和社会限制外,还容许采用某些不能应用于人类的方法学途径。这些途径对于研究低发病率疾病(各种癌症、遗传缺损)和那些因其危险性而对人类进行实验是不道德的疾病,具有特别意义。例如,急性白血病的发病率较低,研究人员可以有意识地提高其在动物种群中的发生频率而推进研究。同样的途径已成功地应用于其他疾病的研究,如血友病、周期性中性白细胞减少症和自身免疫介导的疾病。

2. 实验条件的控制

虽然在临床实验中也能对实验条件加以控制,但由于人的高度复杂性,多数情况下难以控制实验条件,法律和社会伦理道德对临床实验有严格限制,这些给实验的设计和进行带来很多困难。但是在动物实验中,受试对象和整个实验进程可以进行严格控制。

机体的某一种功能同时受许多因素的影响,因而要研究某一特定因素对某一功能的影响往往要将该特定因素以外的其他因素保持不变,人体实验是比较难以做到这一点的,但动物实验比较容易做到。如动物实验可以严格控制实验室的温度、光线、声音、动物的饮食、活动等,临床实验难以对病人的生活条件、活动范围加以严格控制。又如动物实验完全可以选择品种、品系、性别、年龄、体重、活动性、健康状态和携带微生物都相同的动物,但临床实验中,病人的年龄、性别、体质、遗传等方面是不可能加以选择的。特别是健康状况,动物是健康的或是人工造成的某种疾病模型,而临床实验的人是在生活中先天的或后天的自然环境下所患的病。即使是同一疾病,临床试验中每个人的疾病情况都很复杂,对同一药物的反应也不尽相同,这些常常影响或掩盖实验效果。动物实验可以一次性地选取所需动物的数量,同时进行实验并获得结果,而临床实验中,病人的疾病是陆续发生,陆续进入实验,实验结果资料是逐渐积累的,实验的周期比较长,干扰因素也随之增加。生物医学科研中利用动物实验具有这些优点,可以把一个非常复杂的研究问题进行简化,解决许多医学上的实践问题和重大理论问题,推动了医学科学的发展。

3. 研究周期

临床上很多疾病潜伏期或病程很长,研究周期也拖得很长,采用动物复制疾病模型可以大大缩短其潜伏期或病程。尤其是那些在人体上不便进行的研究,完全可以在实验动物身上进行。

动物模型的一个富有成效的用途,在于能够细微地观察环境或遗传因素对疾病发生发展的影响。这对于长潜伏期疾病的研究特别重要。为确定特定的环境成分在某些疾病诱发中的作用,可将动物引入自然的或控制的环境中去。人类的寿命是很长的,一个科学家很难有幸进行 3 代以上的观察。许多动物由于生命的周期很短,在实验室观察几十代是轻而易举的,如果使用微生物甚至可以观察几百代。

4. 实验效应的样本和资料

在临床试验中,从受试对象取得反映实验效应的资料,往往要受一系列限制,例如对象拒绝提供、可能损害健康等。但在动物实验中,获得资料的限制较少,而所有这些资料对于机制分析是至关重要的。

临床上平时不易遇到的疾病,应用动物实验可以随时进行研究。使人们得以对这些疾病进行深入的研究,例如放射病、毒气中毒、烈性传染病等。

以放射病为例,平时极难见到,而采用实验方法在动物身上可成功地复制成造血型、胃肠型、心血管型和脑型放射病。大大促进了这种病的研究。今天我们对辐射损伤的大部分知识,是通过动物实验积累起来的。关于辐射的远期遗传效应至今只有动物实验的资料。

5. 药物疗效和效应的观察

药物的长期疗效和远期效应,在实验室采用动物实验方法来观察,没有太大问题,但在临床研究中问题就比较复杂,如病人多吃或少吃药、病人自动停药、病人另外求医、病人又患其他疾病、病人死亡以及病人失去联系等均可使治疗的最终效果很难判定。

6. 临床上无法进行的实验

医学上有些重要的概念确立只有通过动物实验才能做到,临床上是根本做不到的。例如,关于神经与内分泌的关系早就引起了人们的注意,早在 20 世纪 30 年代,临床上就观察到下丘脑损伤可引起生殖、代谢的紊乱,尸体解剖与动物实验都强烈地提示下丘视脑可能通过分泌某些激素调节垂体前叶的功能,从而控制许多内分泌器官的功能,如果这一现象能得到肯定,那么神经体液调节的概念将得到决定性的支持,但是人们花费了 40 年还是无法找到下丘脑调节垂体的物质。直到 20 世纪 70 年代两组科学家分别用 10 多万个羊和猪的下丘脑提取出几毫克下丘脑的释放激素,而仅需几微克这类激素就可导致垂体分泌大量激素,才最后确定了下丘脑对垂体的激素调节的新概念,由于下丘脑释放激素的分离、合成,为神经内分泌和调节的概念提供了有力的证据,并改变了许多内分泌疾病诊断与治疗的方法。如果不用动物下丘脑而企图由几万个人的下丘脑提取释放素那是非常困难甚至是不可能的。由此可见医学研究目前已进入一些研究工作非在动物身上进行不可的阶段。

第二节　实验研究的基本原则、程序和实验设计

一、实验研究的基本原则

(1) 需要性原则　选择在科学上有重要意义或社会生产、人民生活需要解决的问题。

(2) 目的性原则　选择必须目的明确,应目标集中,不含糊,不笼统。

(3) 创新性原则　选择前人没有解决或没有完全解决的问题,善于捕捉有价值的线索,勇于探索、深化。

(4) 先进性原则　创新性与先进性是密切相关的,创新往往指科学而言,而先进多对技术而言。

(5) 科学性原则　选题必须有依据,要符合客观规律,科研设计必须科学,符合逻辑性(手段、方法、实验)。

(6) 可行性原则　要求科研设计方案和技术路线科学可行外,还必须具备一定的条件,如人员、仪器、动物、试剂等。

(7) 效能性原则　研究中所消耗的人力、物力、财力同预期成果的科学意义、水平、社会和经济效益等综合衡量。

上述设计原则可归纳为:① 创新性和先进性;② 科学性和重复性;③ 有用性和可控性;④ 经济性和易行性。

二、实验研究的基本程序

科学研究就方法来说是提出假说、验证假说的过程,其工作程序是紧紧围绕这条主线进行的。其基本程序如下:

(1) 立题

确定所要研究的课题。课题决定科研方向和总体内容,是实验设计的前提。

1) 课题的确定　分析总结前人和别人的研究工作及进展情况、取得的成果和尚未解决的问题,找出所要探索的研究课题的关键所在,或在实际研究工作中发现问题,查阅有关文献,建立假说。

2) 立题的原则　课题目的性明确,具有创新性和科学性,且切实可行。

(2) 实验设计

制定实验的具体内容、方法和任务,有效控制干扰因素,确保数据的可靠性和精确性。

(3) 实验和观察

1) 理论准备　实验的理论基础,假说的理论基础,实验方法、技术等的参考文献资料查阅和备档。

2）实验准备　仪器设备、药物试剂、剂量的初步选定，实验方法与指标的建立，实验对象的准备。

3）预备实验　对课题的初步实验。为课题和实验设计提供依据，为正式实验熟悉实验技术，修正实验动物的种类和例数，改进实验方法和指标，调整处理因素的强度或确定用药剂量等。

4）实验及其结果的观察记录　按照预备实验确定的方法、步骤进行实验，根据预先拟定的原始记录方式和内容记录文字、数据、图形、照片。原始记录应及时、完整、精确和整洁。

（4）实验结果的处理分析　根据实验设计时确定的统计学方法，将原始数据整理成表，进行数据处理和统计学显著性检验。

（5）研究结论　从实验观察结果得出研究的结论，以回答原先的假说是否正确。

（6）论文撰写　将实验研究结果撰写成实验报告或论文。

三、实验设计

实验设计是否严密，直接关系到实验结果的准确性和结论的可靠性。良好的实验设计需具备：花费比较经济的人力、物力和时间，获得较为可靠的结果，使误差减至最低限度；还可使多种处理因素包括在很少的几个实验中，达到高效的目的。不重视实验设计或设计不周密，可因获得的数据不完全或不可靠而使实验失败；也可能大量浪费人力、物力而事倍功半。

进行新课题的研究或初做科学实验者，很难一开始就做出周密的设计。因此，需要做预备试验。预备试验是根据原始假说作初步探索，也是对原始假说作非正式验证。同时也是对初步确定采取的实验方法和操作步骤进行演习。根据预备试验结果对原始假说，实验方法和技术操作作必要的修改，为正式实验设计做好准备。

（一）实验设计的三大因素

1. 受试对象

在基础医学研究中，受试对象包括动物、离体器官组织、分离而得的活细胞成分、实验室中培养的细胞或细菌。机能学实验课程中的实验的对象以实验动物为主。实验动物选择合适与否与实验成败及误差大小有很大关系。其选择要点是：

（1）根据实验要求进行品种和纯度的选择。在有些实验中，需用纯种(近交系)动物。

（2）以医药为目的的研究，实验动物的生物学特性应尽量接近于人类。

（3）动物的健康状态和营养状况良好。

（4）最好选用年龄一致或接近的动物，体重一致或相近的动物。在年龄大小上一般应选择发育成熟的年轻动物。

（5）动物的性别最好相同。如对性别要求不高的实验可雌雄混用，分组时应雌雄搭配。与性别有关的实验，只能用单一性别的动物。

2. 处理因素

处理因素是指施加于受试对象的生物的、化学的、物理的等因素，但受试对象本身的某些特征(如性别、年龄、遗传特性等)也可作为处理因素来进行观察。

(1) 主要因素　即施加于受试对象的某种特定处理因素。主要因素一般是按以往研究基础上提出的某些假设和要求来决定的。

(2) 单因素和多因素　单因素是指实验中只有一个处理因素施加于受试对象,但可以有多个处理水平(强度)。多因素是指实验中有多个处理因素施加于同一受试对象。一次实验涉及的处理因素过多,使分组增多,受试对象的例数增多,在实施中难以控制误差,而处理因素过少,实验的效率、广度和深度会受影响。因此,需根据研究目的和需要确定处理因素。

(3) 处理因素的标准化　处理因素的强度、频率、持续时间与施加方法等,都要通过查阅文献和预试验找出各自的最佳方案,并给以相对固定,实验操作人员尽量加以固定。如处理因素是化学品,则须明确等级、批号、施加方法、时间等给以相对固定。

(4) 控制非处理因素　凡是影响实验结果的其他因素都称为非处理因素,所产生的效应也影响处理因素产生的效应对比和分析。因此实验设计时需设法控制这些非处理因素,降低其干扰作用,减小实验误差。

3. 实验效应

实验效应(实验指标)是在实验观察中用来指示(反映)研究对象中某些特征(如对药物的效应)的可被研究者或仪器感知的一种现象标志,也就是说,生物医学实验指标是反映试验对象所发生的生理现象或病理现象的标志。指标可分为计数指标和计量指标,主观指标和客观指标等。所选定的指标,至少要符合下述基本条件:

(1) 特异性　指标应特异地反映所观察的事物(现象)的本质,即指标特异地反映某一特定的现象,不至于与其他现象的混淆。如高血压中的血压尤其是舒张压就可作为高血压病的特异指标。

(2) 客观性　最好选用可用具体数值或图形表达的指标(如脑电图、心电图、血压和呼吸波形、生化指标值等)。因为主观指标(如肝脾触诊、目力比色等)易受主观性因素的影响而造成较大的误差。

(3) 重现性　一般来说,客观性指标在相同条件下可以重现,重现性高的指标一般意味着无偏性或偏性小,误差小,从而较正确地反映实际情况。重现性小可能与仪器稳定性、操作误差,受试动物的机能状态和实验环境条件影响有关。若非这些因素影响而重现性小的指标不宜采用。

(4) 灵敏性　指标测量的技术方法或仪器灵敏是极其重要的。方法不灵敏,该测出的变化测不出来,就会得出"假阴性结果",仪器不精密,所获阴性数值不真实。

(5) 可行性　尽量选用既灵敏客观,又切合本单位设备和研究者技术实际的指标。

(6) 认可性　即被以往研究所采用和普遍认可的指标,并有文献依据。自己创立的指标必须经过专门的实验鉴定。

(二) 实验设计的三大原则

实验设计的三大原则是指对照、随机和重复。原由 Fisher 氏提出,现被普遍接受。

1. 对照

一般来说,实验都应有实验组(处理组)和对照组,对照组与实验组具有同等重要的意义。这是因为在实验中很难避免非处理因素的干扰而造成误差。用对照组的方法能比较有效地消除各种非处理因素的干扰所造成的误差。对照可分为：

（1）空白对照　不对受试对象作任何处理的对照。

（2）实验对照（假处理对照）　不进行实验特定的处理，其余处理相同。

（3）自身对照　对照与处理在同一受试对象中进行，这种对照可以最大限度地减少抽样误差，但应考虑处理的后效应问题。

（4）标准处理（阳性对照）　用现有的标准方法或典型同类药物作为对照。

（5）相互对照　处理组间互为对照。

（6）历史对照　用以往的研究结果或历史文献资料为对照，但由于时间、地点和条件不同，差异相当大，动物实验一般不采用。

2. 随机化

随机是指被研究的样本是从总体中任意抽取的，即在抽取时要使每一样本有同等机会被抽取，随机抽样是缩小抽样误差的基本方法。

在实验中，对照组与实验组除某种特定处理因素不同外，其他非特定因素最好是完全一样、均衡。事实上完全一致和绝对均衡是不可能的，只做到基本上的一致和均衡，这主要通过随机抽样来完成。随机抽样方法很多，如抽签法、查随机数字来确定。

3. 重复

每一实验应有足够数量的例数或重复数，样本所含的数目越大或重复的次数越多，则越能反映机遇变异的客观真实情况，因此重复可反映实验结果的可靠性。但是样本例数很多或实验重复次数很大，不但在实验上有一定困难，而且也是不必要的，实验设计就是要使样本的重复次数减少到不影响实验结果的最小限度。

实验结果的重现率至少要超过 95％，这样做出假阳性的错误判断的可能性小于 5％（$p<0.05$）。如果一定数量的样本就能获得 $p<0.05$ 水平的实验，当然要比过量样本获得 $p<0.05$ 的实验更可取。决定样本的例数取决于：

（1）处理效果　效果越明显所需重复数越小。

（2）实验误差　误差越小所需样本数越少。

（3）抽样误差　样本的个体差异越小，反映越一致，所需样本数就越少。

（4）资料性质　计数资料样本数要多些，计量资料则相应减少。

四、实验观察和记录

观察和记录在科学实验活动中，占有十分重要的地位。为了正确地观察和记录，实验记录应严谨、细致，实事求是。

要重视原始记录。在实验设计中应预先规定或设计好原始记录方式。原始记录要及时、完整、正确和整洁，严禁撕页或涂改，并保存好。

原始记录不管是以什么记录方式都必须写明实验题目、实验对象、实验方法、实验条件、实验者、实验日期、记录好观察测量的结果和数据。规定填写的项目要及时、完整、正确地填写好。图形、图片一定要整理保存。

研究者不仅要设法取得原始资料或数据，而且要应用数理统计学原理和方法来处理数据和对数据进行分析判断。

首先必须把实验中的原始资料或数据完整地收集起来,经过归纳、整理使之系统化、标准化。

其次进行统计指标的计算,算出各组数据的均值或百分数(率或比)。计数指标,用百分数表示,并标明百分数的标准误。计量指标,则计算出均值,标明均数的标准差。

最后进行统计学的显著性检验,测量均值或百分数对估计总体的可能程度;比较两组以上统计数值之差异是否显著,以此推论事物的一般规律,或否定原先假说或使上升为结论或理论。

(孙霞)

第三节　常用的实验设计方法

一、完全随机化设计

完全随机化设计亦称单因素设计,是将每个研究对象随机地分配到对照组和各水平组(处理组)。该设计的优点是设计和处理都比较简单,分组时可以用抽签法,也可以用随机数字表来解决。

例1　将研究对象分为两组:

设有小鼠 16 只,试用随机数字表把它们分成两组。先将小鼠按体重依次编为 1,2,……,16 号,然后在随机数字表(可用 Microsoft Excel"数据分析"工具中的"随机数发生器"产生随机数字表)内任意确定一个起始点和走向。假定自随机数字表第六行第一个数字开始,依横的方向抄录 16 个数:91、76、21、……、84。现令单数代表 A 组,结果列入 A 组的动物共 7 只,列入 B 组的动物共 9 只,详见表 2-1。

表 2-1　随机化设计实验动物分组表

动物编号	随　机　号	A 组动物	B 组动物
1	91	1	
2	76		2
3	21	3	
4	64		4
5	64		5
6	44		6
7	91	7	
8	13	8	
9	32		9
10	97	10	
11	75	11	
12	31	12	
13	62		13

（续表）

动物编号	随 机 号	A 组动物	B 组动物
14	66		14
15	54		15
16	84		16
合　计		7	9

照上面的分配,两组数目不相等。如要使它相等,须把 B 组小鼠减少一只改归 A 组。应把哪一只小鼠改变组别呢？一般采用的方法是仍在随机数字表第六行里继续抄录一个数字 78,此数以 9 除之(因为归入 B 组的动物有 9 只故用 9 除之)得余数为 6,于是我们把 B 组的第六个(即第 13 号小鼠)改归给 A 组,经过这样调整以后,两组小鼠编号的分配如下：

A 组　　1　3　7　8　10　11　12　13

B 组　　2　4　5　6　9　14　15　16

例 2　将研究对象分为 3 组：

动物 18 只,随机等分成 A、B、C 3 组。将动物编号后,应用随机数字表来分配,假定从第十一行第一个数目开始,依照行线抄下 18 个数目,将各数一律以 3 除之,并以余数 1、2、0 代表 A、B、C,结果归入 A 组的动物 10 只,归入 B 组的动物 5 只,归入 C 组的动物 3 只,详见表 2−2。

表 2−2　随机化设计实验动物分组表

动物编号	随机号	余　数	A 组动物	B 组动物	C 组动物
1	14	2		1	
2	23	2		2	
3	49	1	3		
4	46	1	4		
5	21	3			5
6	62	2		6	
7	45	3			7
8	34	1	8		
9	22	1	9		
10	19	1	10		
11	22	1	11		
12	64	1	12		
13	61	1	13		
14	73	1	14		
15	20	2		15	
16	63	3			16
17	88	1	17		
18	86	2		18	
合　计			10	5	3

结果三组的动物数不相等,须把原归入 A 组的动物中的 1 只改配到 B 组去,3 只改配

到 C 组去,使三组各有 6 只动物。从表中继续向下查阅,抄录 4 个数字(须从 A 组调出 4 只动物),48,62,91,03,分别除以 10,9,8,7,取得数据如下数据:

随机数	48	62	91	3
除　数	10	9	8	7
余　数	8	8	3	3

即应把 A 组 10 只动物中的第 8 只调入 B 组,剩下 9 只的第 8 只调入 C 组,剩下 7 只动物中的第 3 只调入 C 组。调整后各组的动物编号如下:

A 组	3	4	10	11	12	17
B 组	1	2	6	13	15	18
C 组	5	7	8	9	14	16

完全随机设计数据的分析,计量资料数据可按单因素方差分析法(F 检验),如果只有两组,可用成组比较 t 检验;计数资料数据常用 χ^2 检验法。

二、配对设计

配对设计是将观察对象配成对子,每对中的个体施以不同处理。此法是解决均衡性的一个较理想的方法,可以事先对影响实验的因素和实验条件加以控制,尽可能取得均衡,减少两组间的误差。配对设计的效率取决于配对条件的选择。应以非实验因素作为配对条件,如性别、年龄、环境条件等,而不应以实验因素作为配对条件。动物实验常以窝别、年龄、性别相同体重相近的动物配成对子。人群实验中,常将种族、性别相同,年龄、工作条件相似的配成对子。分别把每对中的两个受试者随机分配到实验组和对照组,或不同处理组。

某些医学实验可采用自身对照,也称同体比较,即观察同一受试对象对某处理前、后的反应。例如用同一批动物处理前后作比较;同一组病人治疗前后作比较,以及同一批样品用不同的检验方法的比较,也都属于配对实验。在临床研究中同时找到足够数量各种情况相似的病人是极困难的,对每次获得的两个相似病例对给予两种处理,积累到一定数量时,进行比较分析。现在在流行病学、病因学的调查研究中,也大量应用配对设计。

本设计的缺点是在配对的挑选过程中,容易损失样本含量,并延长实验时间,对子之间的条件易发生变化。

配对设计资料的分析用配对 t 检验法。

例 3 将 10 对动物进行配对设计。从随机数字表的第 20 行取前 10 个随机数字,数字为奇数者将配对组第 1 个动物分配入甲组,偶数者归入乙组,结果见表 2 - 3。

表 2 - 3　配对设计实验动物分组表

编　号	一	二	三	四	五	六	七	八	九	十
动物编号	1 2	1 2	1 2	1 2	1 2	1 2	1 2	1 2	1 2	1 2
随机数字	31	16	93	32	43	50	27	89	87	19
实验甲组 实验乙组	1 2	2 1	1 2	2 1	1 2	2 1	1 2	1 2	1 2	1 2

三、配伍组设计

1. 设计方法

配伍组设计即随机区组设计。将受试对象按相同和近似的条件(实验动物的性别、年龄、体重等,病人的性别、年龄及病情等对实验结果有影响的非处理因素)组成配伍组,每个配伍组中,受试对象的个数等于处理的组数。再将每个配伍组内的受试对象随机分配到各处理组中,各个处理组的处理对象相同、生物学特性也基本均衡,这是对完全随机设计的改进。这种设计效率比较高。

例4 将24只不同体重的动物分成4组:

先按动物的体重等分为6个区组,每个区组各有4只体重基本相同的动物。依次编好号码,第一窝4只动物编为1、2、3、4号,第二窝编为5、6、7、8号,余类推。然后在随机数字表任意指定一个点。假使指定第20行第一个数字为起点,并依横的方向抄录数目,先抄录3个数目为31、16、93,为随机分配第一窝动物之用,我们可以将这3个数目依次以4、3、2除之,第一个数目31,除以4得余数3,将第一号动物分配给第3组(C组),第2个数目16除以3得余数1,将第2号动物分配给剩下的A、B、D三个组中的第1组(即A组)去。第3个数目93除以2得余数1,将第3号动物分配到剩余的B、D两组中的第1组(即B组)去。第4号动物即分入剩余的D组,如表2-4。第一窝动物分配完了以后,再继续抄录随机数据,用同样方法把其余各窝动物分配到各组去。把分组表整理一下,各组动物编号如下:

表2-4 配伍组设计实验动物分组表

动物编号	1	2	3	4	5	6	7	8	9	10	11	12
随机数	31	16	93	—	32	43	50	—	27	89	87	—
除数	4	3	2	—	4	3	2	—	4	3	2	—
余数	3	1	1	—	0	1	0	—	3	2	1	—
A处理组		2				6					11	
B处理组			3					8		10		
C处理组	1						7		9			
D处理组				4	5							12
动物编号	13	14	15	16	17	18	19	20	21	22	23	24
随机数	19	20	15	—	37	0	49	—	52	85	66	—
除数	4	3	2	—	4	3	2	—	4	3	2	—
余数	3	2	1	—	1	3	1	—	0	1	0	—
A处理组			15		17					22		
B处理组		14					19					24
C处理组	13							20			23	
D处理组				16		18			21			

A组 2 6 11 15 17 22
B组 3 8 10 14 19 24
C组 1 7 9 13 20 23
D组 4 5 12 16 18 21

四、拉丁方设计

拉丁方也称正交拉丁方设计。所谓拉丁方设计是指由拉丁字母所组成的正方形排列,如4×4拉丁方,见表2-5。这种排列的条件是在同一列与同一行的字母只出现一次。按拉丁字母拉丁方设计的优点是可以得到比随机区组设计更多一个项目的均衡,因而误差更小,效率更高。但灵活性较差,只能安排3个因素,而且要求各因素的水平相等。

例5 观察某药不同剂量的效应,要求用A、B、C、D 4 种剂量,不仅1、2、3、4 号动物都作用一次,而且每次作用时都必须有4种剂量,以消除动物的个体差异和用药顺序带来的影响。按4×4拉丁方阵排列见表2-5,每只动物纵列不受重复处理,同一行也不受重复处理。

表2-5　4×4拉丁方实验设计

用药次数 ＼ 动物号	1	2	3	4
一	A	B	C	D
二	B	D	A	C
三	C	A	D	B
四	D	C	B	A

(陆源,周新妹)

第四节　常用统计指标和统计方法

一、计量资料的常用统计描述指标

1. 平均数 ($\overline{X}$)

平均数表示的是一组观察值(变量值)的平均水平或集中趋势。平均数计算公式为

$$\overline{X} = \frac{\sum X}{N} \tag{2-1}$$

式中, X 为变量值; $\sum$ 为求和符号; N 为观察值的个数。

2. 标准差(S)

标准差表示的是一组个体变量间的变异(离散)程度的大小。S 愈小,表示观察值的变异程度愈小,反之亦然,常写成 $\overline{X} \pm S$。标准差计算公式

$$S = \sqrt{\frac{\sum X^2 - \frac{(\sum X)^2}{N}}{N-1}} \tag{2-2}$$

式中, $\sum X^2$ 为各变量值的平方和;$(\sum X)^2$ 为各变量和的平方;$N-1$ 为自由度。

3. 标准误($S_{\bar{x}}$)

标准误表示的是样本均数的标准差,用以说明样本均数的分布情况,表示和估量群体之间的差异,即各次重复抽样结果之间的差异。$S_{\bar{x}}$愈小,表示抽样误差愈小,样本均数与总体均数愈接近,样本均数的可靠性也愈大,反之亦然,常写作$\bar{X}\pm S_{\bar{x}}$。标准误计算公式为

$$S_{\bar{x}} = \frac{S}{\sqrt{N}} \tag{2-3}$$

二、计数资料的常用统计描述指标

1. 率和比

率是一种表示在一定条件下某种现象实际发生例数与可能发生该现象的总数比,用来说明某种现象发生的频率。比是表示事物或现象内部各构成部分的比重。率和比计算公式为

$$率 = \frac{A(+)}{A(+) + A(-)} \times 100\% \tag{2-4}$$

$$比 = \frac{A}{A + B + C + D + \cdots} \times 100\% \tag{2-5}$$

2. 率和比的标准误

率和比的标准误是抽样造成的误差,表示样本百分率和比与总体百分率和比之间的差异,标准误小,说明抽样误差小,可靠性大,反之亦然。

$$\sigma_P = \sqrt{\frac{P(1-P)}{N}} \tag{2-6}$$

式中,σ_P为率的标准误;P为样本率,当样本可靠且有一定数量的观察单位时可代替总体率;N为样本观察例数。

三、显著性检验

抽样实验会产生抽样误差,对实验资料进行比较分析时,不能仅凭两个结果(平均数或率)的不同就作出结论,而是要进行统计学分析,鉴别出两者差异是抽样误差引起的,还是由特定的实验处理引起的。

(1)显著性检验的含义和原理 显著性检验即用于实验处理组与对照组或两种不同处理的效应之间是否有差异,以及这种差异是否显著的方法。

(2)无效假设 显著性检验的基本原理是提出"无效假设"和检验"无效假设"成立的概率(p)水平的选择。所谓"无效假设",就是当比较实验处理组与对照组的结果时,假设两组结果间差异不显著,即实验处理对结果没有影响或无效。经统计学分析后,如发现两组间差异系抽样引起的,则"无效假设"成立,可认为这种差异为不显著(即实验处理无效)。若两组间差异不是由抽样引起的,则"无效假设"不成立,可认为这种差异是显著的(即实验处理有效)。

(3) "无效假设"成立的概率水平　检验"无效假设"成立的概率水平一般定为5%(常写为 $p \leqslant 0.05$),其含义是将同一实验重复100次,两者结果间的差异有5次以上是由抽样误差造成的,则"无效假设"成立,可认为两组间的差异为不显著,常记为 $p > 0.05$。若两者结果间的差异5次以下是由抽样误差造成的,则"无效假设"不成立,可认为两组间的差异为显著,常记为 $p \leqslant 0.05$。如果 $p \leqslant 0.01$,则认为两组间的差异为非常显著。

(一) 计量资料的显著性检验

在完全随机设计中,各样本是相互独立的随机样本,数据均服从正态分布,相互比较的各样本的总体方差相等(即具有方差齐性),两组及以上样本均数差别的显著性检验使用方差分析(参阅生物医学统计教材),若处理因素仅有一个,称为单因素方差分析。

1. 单因素方差分析

设处理因素 A 有 k 个不同水平 A_1, A_2, $\cdots$, A_k,受试对象随机分为 k 组,分别接受不同水平的处理第 $i(i=1, 2, \cdots, k)$ 组的样本含量 n_i,第 i 处理组的第 $j(j=1, 2, \cdots, n_i)$ 个测量值用 X_{ij} 表示。设立检验假设 H_0:$\mu_1 = \mu_2 = \cdots = \mu_k$($\mu$ 为均数),H_1:μ_1, μ_2, μ_k 不全相等。方差分析的目的就是在 H_0:$\mu_1 = \mu_2 = \cdots = \mu_k$ 成立的条件下,通过分析处理组均数 $\overline{X}_i$ 之间的差异大小,推断 k 个总体均数间有无差别,从而说明处理因素的效果是否存在。

单因素方差分析中,实验数据有三个不同的变异:

(1) 总变异　全部测量值大小不同,这种变异称为总变异。总变异的大小可以用离均差平方和表示,即各测量值 X_{ij} 与总均数 $\overline{X}$ 差值的平方和,记为 $SS_\text{总}$。总变异 $SS_\text{总}$ 反映了所有测量值之间总的变异程度,计算公式为

$$SS_\text{总} = \sum_{i=1}^{k} \sum_{j=1}^{n_i} (X_{ij} - \overline{X})^2 \qquad (2-7)$$

(2) 组间变异　各处理组由于接受处理的水平不同,各组的样本均数 $\overline{X}_i(i=1,2,\cdots, k)$ 也大小不同,这种变异称为组间变异。其大小可用组均数 $\overline{X}_i$ 与总均数 $\overline{X}$ 的离均差平方和表示,记为 $SS_\text{组间}$,计算公式为

$$SS_\text{组间} = \sum_{i=1}^{k} n_i (\overline{X}_i - \overline{X})^2 \qquad (2-8)$$

各组均数 $\overline{X}_i$ 之间相差越大,它们与总均数 $\overline{X}$ 的差值越大,$SS_\text{组间}$ 就越大;反之 $SS_\text{组间}$ 越小。$SS_\text{组间}$ 反映了各 $\overline{X}_i$ 间的变异程度。存在组间变异的原因有随机误差和处理的不同水平可能对实验结果的影响。

(3) 组内变异　在同一处理组中,虽然每个受试对象接受的处理相同,但测量值仍各不相同,这种变异称组内变异。组内变异可用组内各测量值 X_{ij} 与其所在组的均数 $\overline{X}_i$ 的差值的平方和表示,记为 $SS_\text{组内}$,表示随机误差的影响。计算公式为

$$SS_\text{组内} = \sum_{i=1}^{k} \sum_{j=1}^{n_i} (X_{ij} - \overline{X}_i)^2 \qquad (2-9)$$

各离均差平方和的自由度为

$$v_{总} = N - 1 \qquad v_{组间} = k - 1 \qquad v_{组内} = N - k \quad （N \text{ 为总例数）}$$

总离均差平方和分解为组间离均差平方和及组内离均差平方和,有

$$SS_{总} = SS_{组间} + SS_{组内}$$

变异程度除与离均差平方和的大小有关,还与其自由度有关,由于各部分自由度不等,因此各部分离均差平方和不能直接比较,须将各部分离均差平方和除以相应自由度,其比值称为均方差,简称均方(mean square,MS),组间均方和组内均方的计算公式为

$$MS_{组间} = \frac{SS_{组间}}{v_{组间}} \qquad MS_{组内} = \frac{SS_{组内}}{v_{组内}} \tag{2-10}$$

如果各组样本的总体均数相等(H$_0$:$u_1 = u_2 = \cdots = u_k$),即各处理组的样本来自相同总体,无处理因素的作用(处理效应),则组间变异同组内变异一样,只反映随机误差作用的大小。组间均方与组内均方的比值称为 F 统计量

$$F = \frac{MS_{组间}}{MS_{组内}} \qquad v_1 = v_{组间} \qquad v_2 = v_{组内} \tag{2-11}$$

F 值接近于 1,就没有理由拒绝 H$_0$。反之,F 值越大,拒绝 H$_0$ 的理由越充分。计算得到的 F 值,查 F 界值表,若 $P < 0.05$,则按 0.05 水准拒绝 H$_0$,接受 H$_1$:u_i 不完全相等,说明各样本来自不全相同总体,即认为各样本的总体均数不全相等。但注意:根据方差分析的这一结果,不能说明各组总体均数两两间都有差别。如果要分析任两组总体均数是否有差异,应作两两比较,可采用 LSD-t 检验、Dunnett-t 检验和 SNK-q 检验,具体参见医学统计学。

2. t 检验

单因素方差分析中,当处理因素水平 = 2 时,组间均数比较采用 t 检验。根据数据类型不同,计算方法有:

(1) 配对资料(实验前后)的比较　假设配对资料差数的总体平均数为零。其计算公式为

$$t = \frac{|\overline{X}|}{S_{\bar{x}}} \tag{2-12}$$

(2) 两样本均数的比较　计算公式为

$$t = \frac{|\overline{X}_1 - \overline{X}_2|}{S_{\bar{x}_1 - \bar{x}_2}} \tag{2-13}$$

式中,$\overline{X}_1 - \overline{X}_2$ 为两数均数之差;$S_{\bar{x}_1 - \bar{x}_2}$ 为两组合并标准误,计算公式为

$$S_{\bar{x}_1 - \bar{x}_2} = \sqrt{S_C^2 \left(\frac{n_1 + n_2}{n_1 n_2} \right)} \tag{2-14}$$

$$S_C^2 = \frac{(n_1 - 1)S_1^2 + (n_2 - 1)S_2^2}{n_1 n_2 - 2} \tag{2-15}$$

1) 自由度计算：

若两组例数相等,自由度 $f = 2n - 2$；

若两组例数不等,自由度 $f = (n_1 + n_2 - 2)\left(\dfrac{1}{2} + \dfrac{S_1^2 \times S_2^2}{S_1^4 + S_2^4}\right)$。

2) 概率的确定： $t < t_{0.05}$, $p > 0.05$； $t_{0.01} > t > t_{0.05}$, $0.01 < p < 0.05$； $t > t_{0.01}$, $p < 0.01$。 $t_{0.05}$ 和 $t_{0.01}$ 是对应某一自由度,概率分别为 $p = 0.05$ 和 $p = 0.01$ 时的 t 界值,可从 t 值表上查得。

(二) 计数资料的显著性检验

1. χ^2检验

适用于 2 组或 2 组以上的计数资料的显著性检验。χ^2 的计算公式为

$$\chi^2 = \sum \frac{(A - T)^2}{T} \tag{2-16}$$

式中,A 为实测值,T 为理论值。

用四格表计算 χ^2：

两组计数资料可用四格表格表示。如 A、B 两组,A 组阳性和阴性反应例数分别为 a、b,B 组阳性和阴性反应例数分别为 c、d,其四格表如表 2-6。

表 2-6 四格表

组　别	阳性例数	阴性例数	合　计	阳性百分率(%)
A	$a(T_a)$	$b(T_b)$	$a+b$	$a/(a+b)\times 100$
B	$c(T_c)$	$d(T_d)$	$c+d$	$c/(c+d)\times 100$
合　计	$a+c$	$b+d$	$a+b+c+d$	$(a+c)/(a+b+c+d)\times 100$

$$\chi^2 = \frac{(\mid ad - bc \mid - N/2)^2 N}{(a+b)(c+d)(a+c)(b+d)} \tag{2-17}$$

式中,$N = a+b+c+d$。

(1) 自由度计算: $n' = (R-1)(C-1)$ (R 代表行数,C 代表列数,本例 $R = 2$, $C = 2$)。

(2) 理论值计算: $T_a = (a+c)(a+b)/N$, $T_b = (b+d)(a+b)/N$, $T_c = (a+c)(c+d)/N$, $T_d = (b+d)(c+d)/N$。

(3) 概率的确定: $\chi^2 < \chi_{0.05}^2$, $p > 0.05$； $\chi_{0.01}^2 > \chi^2 > \chi_{0.05}^2$, $0.01 < p < 0.05$； $\chi^2 > \chi_{0.01}^2$, $p < 0.01$。 $\chi_{0.05}^2$ 和 $\chi_{0.01}^2$ 是对应某一自由度,概率分别为 $p = 0.05$ 和 $p = 0.01$ 时的 χ^2 界值,可从 χ^2 界值表上查得。

2. Fisher 确切概率法

在上述计数资料的显著性检验中,四格表资料中出现 $N < 40$,或 $T < 1$ 时,需改用

Fisher 确切概率法。

在表 2-7 四格表周边合计数$(a+b,c+d,a+c,b+d)$固定不变的条件下,计算表内 4 个实际频数变动时的各种组合概率P_i;在按检验假设用单侧或双侧的累计概率P,依据所取的检验水准做出推断。

表 2-7　四格表

组　别	阳性例数	阴性例数	合　计	阳性百分率(%)
A	a	b	$a+b$	$a/(a+b)\times100$
B	c	d	$c+d$	$c/(c+d)\times100$
合　计	$a+c$	$b+d$	$a+b+c+d$	$(a+c)/(a+b+c+d)\times100$

例:

一实验资料,其四格表资料(表 2-8)的$a=4,b=18,c=5,d=6,N=33$。

表 2-8　四格表

组　别	阳性例数	阴性例数	合　计	阳性百分率(%)
A	4	18	22	18.18
B	5	6	11	45.45
合　计	9	24	33	27.28

(1) 各组合概率P_i的计算在四格表周边合计数不变的条件下,表 2-8 内 4 个实际频数a,b,c,d变动组合共有"周边合计中最小数+1"个,即$a+c+1=10$,见表 2-9。各组的概率P_i计算公式

$$P_i = \frac{(a+b)!(c+d)!(a+c)!(b+d)!}{a!b!c!d!N!} \qquad (2-18)$$

式(2-18)中的"!"为阶乘符号。

(2) 累计概率P的计算

四格表中实际频数的交叉积差$a^*d^*-b^*c^*=D^*$,其概率为P^*,其余的交叉积差记为D_i,概率记为P_i,见表 2-9。

表 2-9　Fisher 确切概率法计算表

i	a	b	c	d	$D_i=ad-bc$	P_i
1	0	22	9	2	-198	0.000 001 43
2	1	21	8	3	-165	0.000 094 12
3	2	20	7	4	-132	0.001 976 56
4	3	19	6	5	-99	0.018 447 85
*	4	18	5	6	-66	0.087 627 28
6	5	17	4	7	-33	0.225 327 29
7	6	16	3	8	0	0.319 213 66
8	7	15	2	9	33	0.243 210 40
9	8	14	1	10	66	0.091 203 90
10	9	13	0	11	99	0.012 897 52

双侧检验时,将表 2 - 9 中满足 $|D_i| \geqslant |D^*|$ 和 $P_i \leqslant P^*$ 条件的各种组合下四格表的概率累加:

累计概率 $P = P_1 + P_2 + P_3 + P_4 + P^* + P_{10} = 0.120$

(陆源,饶芳)

第五节　常用统计软件

一、常用专业统计软件简介

实验数据的统计分析是机能学研究中的重要环节,统计软件因其科学快捷的特性得到了广泛应用。而选用一款合适的统计软件可以在保证数据统计科学性的基础上,为研究工作提供极大便利。目前,国际公认优秀的统计软件主要有 SAS、SPSS、Prism、Stata、Excel 等。不同的统计软件,其侧重点各有不同,下面将上述几款软件作一些简单介绍,供大家选择软件时参考。

(一) SPSS

SPSS(statistical package for the social science,社会学统计程序包)是世界上最早的统计分析软件,由美国斯坦福大学的三位研究生于 20 世纪 60 年代末研制。作为仅次于 SAS 的统计软件工具包,SPSS 广泛应用于自然科学、技术科学、社会科学的各个领域,分布于通讯、医疗、银行、证券、保险、制造、商业、市场研究、科研教育等多个领域和行业。

SPSS 是世界上最早采用图形菜单驱动界面的统计软件,它最突出的特点就是操作界面极为友好,输出结果美观漂亮。它将几乎所有的功能都以统一、规范的界面展现出来,使用 Windows 的窗口方式展示各种管理和分析数据方法的功能,对话框展示出各种功能选择项。用户只要掌握一定的 Windows 操作技能,粗通统计分析原理,就可以使用该软件为特定的科研工作服务。虽然不如 SAS 的统计功能强大,但 SPSS 的统计包括了描述性统计、均值比较、一般线性模型、相关分析、回归分析、对数线性模型、聚类分析、数据简化、生存分析、时间序列分析、多重响应等几大类,每类中又分多个统计过程,比如回归分析中又分线性回归分析、曲线估计、Logistic 回归、Probit 回归、加权估计、两阶段最小二乘法、非线性回归等多个统计过程,而且每个过程中又允许用户选择不同的方法及参数,涵盖了常用的、较为成熟的统计,完全可以满足非统计专业人士的工作需要。

自 SPSS 11.0 起,SPSS 全称改为“Statistical Product and Service Solutions”,即“产品和服务解决方案”。2009 年,IBM 收购 SPSS 公司,同时 17、18 版本 SPSS 更名为 PASW(Predictive Analytics Software),2010 年 IBM 发布 SPSS 19.0 版本,又改名为“IBM SPSS Statistics”,软件名中出现 IBM 商标。

(二) Stata

Stata 是一个用于数据分析、数据管理以及绘制图表实用统计分析软件,它功能强大却又小巧玲珑,由美国计算机资源中心(Computer Resource Center)1985 年研制。

Stata 的统计功能很强,其具有的统计分析能力包括:① 数值变量资料的一般分析:参数估计、t 检验、单因素和多因素的方差分析、协方差分析、交互效应模型、平衡和非平衡设计、嵌套设计、随机效应、多个均数的两两比较、缺项数据的处理、方差齐性检验、正态性检验、变量变换等。② 分类资料的一般分析:参数估计、列联表分析(列联系数、确切概率)、流行病学表格分析等。③ 等级资料的一般分析:秩变换、秩和检验、秩相关等。④ 相关与回归分析:简单相关、偏相关、典型相关,以及多达数十种的回归分析方法,如多元线性回归、逐步回归、加权回归、稳健回归、二阶段回归、百分位数(中位数)回归、残差分析、强影响点分析,曲线拟合,随机效应的线性回归模型等。

利用 Stata 的作图模块,可以满足绝大多数用户的统计作图要求。

二、Excel 统计功能简介

Excel 是美国微软(Microsoft)公司开发的办公软件 Microsoft office 的一个组件,可以进行各种数据的处理、统计分析和辅助决策操作,广泛地应用于管理、统计财经、金融等众多领域。安装"数据分析"工具后,Excel 可以为用户提供基本的数据统计及作图功能。因为界面友好,操作简便,Excel 受到了用户的欢迎。但因为受限于统计的专业性,一般仅用于初级研究中。

(一) 用 Excel 数据分析工具进行统计

首次使用 Excel 的"数据分析"工具进行统计时,需加载数据分析工具库。

Excel 2003 加载方法。选取菜单栏的"工具",在下拉菜单中单击"加载宏",在弹出的对话框的"分析工具库"选项前方的小方框(复选框)打上钩,再单击"确定"按钮结束加载。经上述操作,在菜单栏的"工具"中就会出现"数据分析"选项,使用时单击该项就可调出数据分析工具对话框。

Excel 2007 加载方法 点击 Excel 左侧顶部的主菜单按钮,在打开的菜单中选中"Execl 选项",在弹出的"Excel 选项"对话框中选取"加载项",单击底部的"转到"按钮,弹出"加载宏"对话框,在"分析工具库"前打钩后单击"确定",Excel 会进行统计工具包的安装,再根据安装提示操作即可。安装完毕,点击 Excel "数据"选项卡,点击最右侧的"数据分析"项,即弹出的数据分析对话框(图 2-1)。

下面介绍利用 Excel 2007 进行机能学实验中常用的描述统计(均数、标准差)、方差分析、t 检验、回归、相关系数的计算方法。

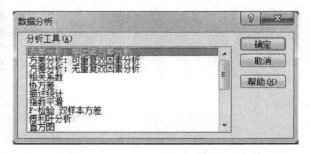

图 2-1 数据分析工具对话框

1. 描述统计(均数、标准差)

(1) 数据输入 将需要统计的数据按列输入 Excel 表格中(图 2-2)。

	A	B	C	D	E	F
1						
2			表 NEF对去内皮血管的舒张作用			
3		样本	NEF1	NEF2	NEF3	NEF4
4		1	0.232	0.431	0.436	0.485
5		2	0.116	0.118	0.128	0.517
6		3	0.008	0.023	0.031	0.245
7		4	0.105	0.12	0.151	0.286
8		5	0.208	0.244	0.277	0.321
9		6	0.016	0.31	0.354	0.387
10		7	0.011	0.018	0.028	0.331
11		8	0.048	0.077	0.188	0.504
12		9	0.057	0.122	0.133	0.34
13		10	0.003	0.02	0.044	0.467
14						

图 2-2　统计数据按列输入 Excel 表格中

(2) 选择分析工具　点击 Excel "数据"选项卡,点击最右侧的"数据分析"项,在弹出的数据分析对话框(图 2-1)中选择"描述统计"项,单击确定后弹出"描述统计"对话框(图 2-3)。

(3) 在"描述统计"对话框中,将分组方式设为"逐列",输出选项设为"输出区域",确认"汇总统计"处于选中。

(4) 单击"输入区域"右边有红色箭头的小按钮后选择需要统计的数据区域,同样方法选择输出区域。

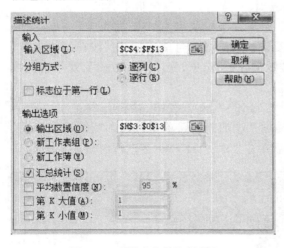

图 2-3　"描述统计"对话框

列1		列2	
平均	0.0804	平均	0.1483
标准误差	0.0264429	标准误差	0.0436982
中位数	0.0525	中位数	0.119
众数	#N/A	众数	#N/A
标准差	0.0836198	标准差	0.1381859
方差	0.0069923	方差	0.0190953
峰度	-0.319742	峰度	0.4420934
偏度	0.981133	偏度	1.1040266
区域	0.229	区域	0.413
最小值	0.003	最小值	0.018
最大值	0.232	最大值	0.431
求和	0.804	求和	1.483
观测数	10	观测数	10

图 2-4　描述统计的结果(局部)

(5) 单击"确定",描述统计的结果即出现在用户指定的区域中。描述统计共产生 13 个统计量值,他们分别是:平均值、标准误差、中位数(中值,Median)、众数、标准差、方差、峰度、偏度、区域(全距,Rang)、最小值、最大值、求和、观测数(图 2-4)。

2. *t* 检验

在 Excel 中提供了三种 *t* 检验方法:"*t* 检验:平均值的成对二样本分析"用于比较两

组数据的平均值,但数据必须是自然成对出现的,比如同一实验的两次数据,且必须有相同的数据点个数,两组数据的方差假设不相等。"t检验:双样本等方差假设"用于假设两个样本的方差相等来确定两样本的平均值是否相等。"t检验:双样本异方差假设"用于假设两个样本的方差不相等来确定两样本的平均值是否相等。以上三种t检验方法的操作方法相同。

(1) 调出"数据分析"对话框(图2-1),选择相应的t检验类型后确定。

(2) 在弹出的"t检验"对话框中(图2-5),指定"变量1"和"变量2"的输入范围(如图2-2中的NEF1和NEF2两列数据),并选择输出区域。

(3) 单击"确定",统计结果见图2-6。

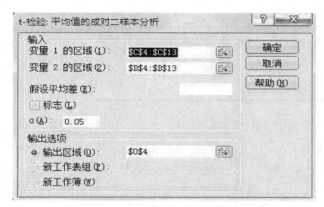

t-检验: 成对双样本均值分析		
	变量 1	变量 2
平均	0.0804	0.1483
方差	0.0069923	0.0190953
观测值	10	10
泊松相关系数	0.7101334	
假设平均差	0	
df	9	
t Stat	-2.182803	
P(T<=t) 单尾	0.028457	
t 单尾临界	1.8331129	
P(T<=t) 双尾	0.0569139	
t 双尾临界	2.2621572	

图2-5　"t检验"对话框　　　　　　　图2-6　"t检验"统计结果

3. 方差分析

方差分析一般检验多组数据的平均值来确定这些数据集合中提供的样本的平均值是否也相等。Excel有三种方差分析工具:"单因素方差分析"通过简单的方差分析,对两个以上样本进行相等性假设检验。此方法是对双均值检验的扩充。"可重复双因素方差分析"用于对单因素分析的扩展,要求对分析的每组数据有一个以上样本,且数据集合必须大小相同。"无重复双因素方差分析"通过双因素方差分析(但每组数据只包含一个样本),对两个以上样本进行相等性假设检验。

(1) 单因素方差分析和无重复双因素方差分析操作方法

单因素方差分析和无重复双因素方差分析方法相同。

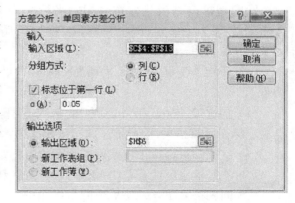

图2-7　"单因素方差分析"对话框

① 打开"单因素方差分析"对话框,见图2-7。

② 定义输入区域(如图2-2中C4至F13数据),选分组方式为"逐列",并选中"标志

位于第一行"复选框。

③ 定义输出区域和显著水平 α,Excel 默认 α 为 0.05。

④ 单击"确定"按钮即得统计结果,见图 2-8。

方差分析：单因素方差分析						
SUMMARY						
组	观测数	求和	平均	方差		
NEF1	10	0.804	0.0804	0.0070		
NEF2	10	1.483	0.1483	0.0191		
NEF3	10	1.77	0.177	0.0194		
NEF4	10	3.883	0.3883	0.0096		
方差分析						
差异源	SS	df	MS	F	P-value	F crit
组间	0.5295	3	0.1765	12.807	7.564E-06	2.8663
组内	0.4962	36	0.0138			
总计	1.0257	39				

图 2-8　"单因素方差分析"统计结果

(2) 可重复双因素方差分析方法

① 打开"可重复双因素方差分析"对话框。

② 定义输入区域(如图 2-2 中 B3 至 F13 数据)。该工具对输入区域内的数据排放格式有两点特殊规定：a. 数据组以列方式排放。b. 数据域的第一列和第一行必须是因素的标志。

③ 定义每一样本的行数、定义输出区域和显著水平 α,Excel 默认 α 为 0.05。单击"确定"按钮即得统计结果。

4. 回归分析

回归是求出锯齿状分布数据的平滑线,一般用图形表示,以直线或平滑线来拟合散布的数据。回归分析使得原始数据的不明显趋势变得清晰可见。求回归的方法如下：

(1) 开启"数据分析"对话框,选择"回归"项,点击"确定",打开"回归"对话框。

(2) 指定"X 区域"和"Y 区域"的输入范围。回归采用一系列 X-Y 值,即每个数据点的坐标来计算结果,因此上述两个框都必须填入数值。

(3) 在回归对话框中将线性拟合图前方的复选框勾上即可生成线性拟合图。

(4) 选择输出区域。单击"确定"取得统计结果。

(5) 回归公式 $Y=a+bX$ 中的 a 等于 intercept 的 Coefficients 值,b 等于 X Variable 1 的 Coefficients 值。

(6) 统计结果的回归统计项中的"Multiple R"值即为两组数据的相关系数。

5. 相关系数

相关系数表明某个数据集合是否与另一个数据集合有因果关系。相关系数工具检查每个数据点与另一个数据集合对应数据点的关系。如果两个数据集合变化方向相同(同时为正或同时为负),就返回一个正数,否则返回负数。两个数据集合变化越接近,他们的相关性就越高。相关值为"1"表明两组数据的变化情况一模一样,为"-1"表明值的变化情况刚好相反。相关系数的操作步骤为:开启"数据分析"对话框,选择其中"相关系数"项,点击"确定",打开"相关系数"对话框。指定输入区域。选择输出区域。单击"确定"取得结果。在上述的回归分析中也可求得相关系数。

(二)用 EXCEL 的统计函数进行统计

用统计函数进行统计的优点是可以通过复制、粘贴命令对几十乃至数百组数据进行统计比较,观察它们的变化趋势及差异等。

1. 平均数的计算

(1)数据输入 将 data1 和 data2 两组数据按列输入,如图 2-9 所示,选空白单元 B16 作为平均数计算结果的输出单元。点击"fx",打开"插入函数"对话框 1,见图 2-10。

(2)选择类别 在"插入函数"对话框 1(图 2-10)中的"选择类别"中选中"统计","选择函数"栏内出现统计函数。

(3)选择函数 在"插入函数"对话框 2(图 2-11)中的"选择函数"栏内选中"AVERAGE"函数,点击"确定"按钮,打开"函数参数"对话框,见图 2-12。

	A	B	C	D
1				
2		data1	data2	
3		2.6	1.67	
4		3.24	1.98	
5		3.73	1.98	
6		3.73	2.33	
7		4.32	2.34	
8		4.73	2.5	
9		5.18	3.6	
10		5.58	3.73	
11		5.78	4.14	
12		6.4	4.17	
13		6.53	4.57	
14			4.82	
15			5.78	
16	平均数	=		
17	标准差			
18	p值			

图 2-9 数据输入

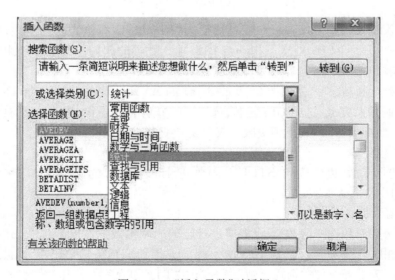

图 2-10 "插入函数"对话框 1

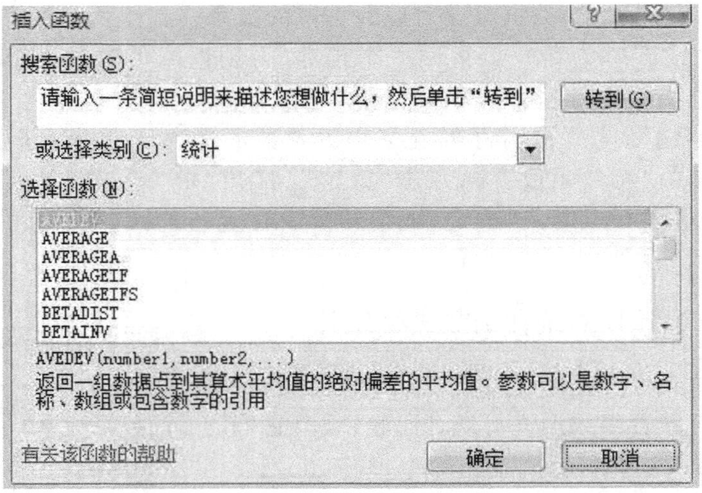

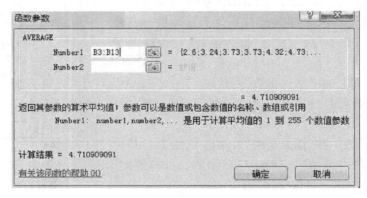

图 2-11　"插入函数"对话框 2

图 2-12　"AVERAGE"函数参数对话框

（4）输入参数　点击"函数参数"对话框的"Number1"右侧的红色箭头，将鼠标器移动至如图 2-9 所示的 B3 处压下拖动至 B13（输入数据的起始单元格和结束单元格的行列号）。点击"确定"按钮，计算结果即出现在 B16 处。

（5）函数复制粘贴　完成图 2-9 的 data1 的 AVERAGE 计算后，data2 平均值计算可以通过复制粘贴完成，选中 B16 复制，选择 C16 执行粘贴操作，更改"fx"右侧数据结束行号为 C15，数据个数相同，无须更改。其他函数复制粘贴可按此法。

2. 标准差计算

除在"选择函数"栏内选择"STDEV"函数外，标准差计算的操作方法与平均值计算的操作方法相同。

3. t 检验

（1）输入数据和选择函数　将需要进行比较的两组数据按 data1 和 data2 列（或行）输入表格，如图 2-9 所示。选择 B18 作为概率 p 值计算结果的输出单元，点击"fx"，打开"插入函数"对话框 2，在"选择函数"栏内选中"TTEST"函数，点击"确定"按钮，打开"函数参数"对话框，见图 2-13。

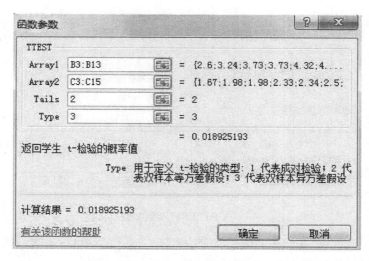

图 2-13 "TTEST"函数参数对话框

（2）输入参数 在图 2-13 的"Array1"项的输入框内输入第一组数据（如 data1）的始、终单元格的行号，在"Array2"项的输入框内输入第二组数据（如 data2）的始、终单元格的行号。

（3）确定检验类型 根据检验的要求在"Tails"项的输入框内输入"1"（用于单侧检验，也称单尾）或"2"（用于双侧检验，也称双尾）。根据数据的性质在"Type"项的输入框内输入"1"、"2"或"3"，1 代表成对检验，2 代表双样本等方差假设，3 代表双样本异方差假设。在各项数据输入完毕后，p 值的计算结果立即显示。点击"确定"按钮，计算结果即出现在 B18 处。

4. χ^2 检验

χ^2 检验常用以检验两个或两个以上样本率或构成比之间差别的显著性分析，用以说明两类属性现象之间是否存在一定的关系。

（1）数据输入 卡方检验常采用四格表，比较的 A、B 两组数据分别用 a、b、c、d 表示。如例 1：$a=52$，为 A 组的阳性例数；$b=19$，为 A 组的阴性例数；$c=39$，为 B 组的阳性例数；$d=3$，为 B 组的阴性例数，见图 2-14。进行比较时，数据按实际值和理论值分别输入四个单元格，如图 2-14 所示，理论值 Ta、Tb、Tc、Td 分别输入 B15、C15、B16、C16。Ta、Tb、Tc、Td 计算方法参见本章第四节 χ^2 检验。

（2）选择函数 选择空白单元格 B18 输出概率 p 值的计算结果。鼠标器点击"fx"，打开"插入函数"对话框 2，在"选择函数"栏内选中"CHITEST"函数，点击"确定"按钮，打开"函数参数"对话框（图 2-15）。

	A	B	C	D
1				
2		阳性例数	阴性例数	合计
3	A组	a	b	a+b
4	B组	c	d	c+d
5	合计	a+c	b+d	a+b+c+d
6				
7	例1			
8		阳性例数	阴性例数	合计
9	A组	52	19	71
10	B组	39	3	42
11	合计	91	22	113
12				
13	实际值	52	19	
14		39	3	
15	理论值	57.18	13.82	
16		33.82	8.18	
17				
18	p	3:C14)		

图 2-14 四格表数据输入

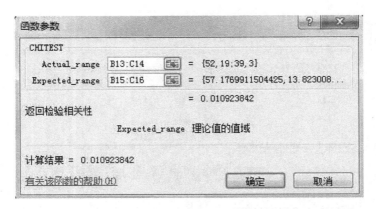

图 2-15　"CHITEST"函数参数对话框

（3）输入参数　在"Actual_range"项的输入框内输入实际值的起止单元的行列号(B13 至 C14,虚线框),在"Expected_range"项的输入框内输入理论值的起止单元的行列号(B15 至 C16)(图 2-14)。

数据输入完毕后,p 值的计算结果立即显示。点击"确定"后计算结果显示于 B18。

5. 直线回归参数计算

（1）截距计算

1）数据输入　将计算截距(a)的数据按 X 列和 Y 列输入,如图 2-16 所示。选 B14 空白单元格输出 a 计算结果,点击"fx"处,打开"插入函数"对话框 2。

2）选择函数　在"选择函数"栏内选中"INTERCEPT"函数,点击"确定"按钮,打开"函数参数"对话框,图 2-17 所示。

3）输入参数　在数据输入处"Known_y's"项的输入框内输入Y 列数据的起止单元格的行列号,在"Known_x's"项的输入框内输入 X 列数据的起止单元格行列号(图 2-16),点击"确定"按钮,计算结果显示于图 2-16 的 B14 中。

	A	B
1		
2	X	Y
3	74	13
4	66	10
5	88	13
6	69	11
7	91	16
8	73	9
9	66	7
10	96	14
11	58	5
12	73	10
13		
14	a	A3:A12)
15	b	
16	r	

图 2-16　输入数据

图 2-17　"INTERCEFT"函数参数对话框

（2）斜率和相关系数计算

计算斜率(b)时选择函数"SLOPE"，计算相关系数(r)选择函数"PEARSON"，其他操作与上述截距计算相同。

（陆源，厉旭云）

第六节　生物医学信息获取

科学研究首项工作就是获取研究信息，充分了解国内国际相关研究领域的进展情况和发展方向，启迪自己的研究思路，明确自己的科研方向，同时，科研信息也提供研究方法、新的知识等。

在生物医学研究中，生物医学信息可从多种途径获取，如学术期刊、图书资料、学术会议、网络数据库等。网络数据库具有所含信息丰富完整，信息检索迅捷，几乎不受时空限制等优点，因此网络数据检索已成为一种主要的信息检索手段。

根据机能学实验研究创新性实验教学的需要，本节以浙江大学的网络版权环境为例介绍几个常用生物医学信息网络数据库及使用方法，其他院校读者获取全文方式请参照相关说明。浙江大学文献数据库可从浙江大学图书馆网站（http://libweb.zju.edu.cn/libweb/）的数据库导航栏目中获取。

一、常用生物医学数据库简介

（一）常用英文数据库

1. PubMed

PubMed是生物医学领域最重要、最权威的数据库之一，由美国国家医学图书馆（NLM）下属的国家生物技术信息中心（NCBI）研制开发并免费开放，任何一台已连接互联网的计算机均可访问。

PubMed收录了全世界80多个国家5 200多种生物医学期刊的文摘及题录数据，绝大部分可回溯至1948年，部分早期文献可回溯至1865年，部分文献可直接获取全文。PubMed详细检索方法见下述。

PubMed网址：http://www.pubmed.com 或（http://www.ncbi.nlm.nih.gov/pubmed/）

2. Web of Knowledge 及 Web of Science、Journal Citation Reports

ISI Web of Knowledge(WOK)是由 Thomson Reuters 提供的学术信息资源整合平台。Web of Knowledge 功能齐全，具有所有数据库检索、单库检索、引文检索、定题快讯服务、引文跟踪服务、创建引文报告、检索结果分析、检索结果提炼、期刊影响因子查询、H指数查询、期刊定制、个人文献资料库管理等功能。该平台整合的数据库有 Web of Science，Current Contents Connect，Derwent Innovations Index，BIOSIS Previews 等，还提供 Journal Citation Reports、Essential ScienceIndicators(基本科学指标，ESI)、Derwent Innovations Index 等工具。

Web of Science 是含有引文检索的文摘型数据库，文献记录来源于 9 000 多种学术期刊和会议文献等，是 Web of Knowledge 中影响最大的子数据库。Web of Science 由七个子库组成，包括：Science Citation Index Expanded（SCI-Expanded，科学引文索引扩展版）；Social Sciences Citation Index（SSCI，壮会科学引文索引）；Arts&Humanities Citation Index（A&HCI，艺术与人文科学引文索引）；Conference Proceedings Citation Index-Science（CPCI-S，科学会议录引文索引）；Conference Proceedings Citation Index-Social Sciences&Humanities（CPCI-SSH，社会科学与人文科学会议录引文索引）；Index Chemicus（IC）；Current Chemical Reactions（CCR）。Web of Science 最大的特点是它引文系统，不仅收录论文本身，还对该论文的参考文献（引文）进行收录和索引。可以从一篇已知文献出发，通过追踪该文献的被引情况，了解该领域的新进展新研究，也可以追踪这篇文献的引文了解该领域的研究历史。

Web of Knowledge 网址：http://www.webofknowledge.com/

3. Google Scholar

Google Scholar（GS）是 Google 公司于 2004 年底推出的专门面向学术资源的免费搜索工具，能够帮助用户查找包括期刊论文、学位论文、书籍、预印本、文摘和技术报告在内的学术文献，内容涵盖自然科学、人文科学、社会科学等多种学科。Google Scholar 不仅仅从 Google 收集的上百亿个网页面中筛选出具有学术价值的内容，而且通过与传统资源出版商，如 ACM、Nature、IEEE、OCLC 的合作来获取足够的有学术价值的文献资源。

GS 自身并不拥有学术资源，只是利用优秀的检索技术将图书馆、出版商、大型数据库等的资源整合，为用户提供一站式的检索服务。其使用的搜索技术与普通的 Google 搜索技术一样，利用该技术检查整个网络链接结构并进行超文本匹配分析，确定哪些网页与正在执行的特定搜索相关，从而将最重要、最相关的搜索结果排在前面。因为是网页式的检索，GS 通常会给出同一篇文献在不同数据库及相关机构的链接，有助于检索者获取全文。

GS 网址：http://scholar.google.com/

（二）常用中文数据库

1. 中国知网（CNKI）

CNKI 为国家知识基础设施（National Knowledge Infrastructure）的简称，CNKI 工程是由清华大学、清华同方发起，始建于 1999 年 6 月。CNKI 收录 7 600 多种重要期刊，内容覆盖自然科学、工程技术、农业、哲学、医学、人文社会科学等各个领域，其中核心期刊 1 735 种。大部分期刊回溯至创刊，最早的回溯到 1915 年，如 1915 年创刊的《清华大学学报（自然科学版）》《中华医学杂志》。产品分为十大专辑：理工 A、理工 B、理工 C、农业、医药卫生、文史哲、政治军事与法律、教育与社会科学综合、电子技术与信息科学、经济与管理。十专辑下分为 168 个专题文献数据库。

通过 CNKI 平台，校内用户可以检索并下载《中国期刊全文数据库》（全文年限：1994 年以后）、《中国优秀硕士学位论文全文数据库》（全文年限：1999 年以后）、《中国博士论文全文数据库》的数据和全文（全文年限：1999 年以后），还可以检索引文、会议论文、报纸、专利、成果、标准等数据库并获得摘要信息，并检索 1994 年以前的期刊论文摘要信息。

CNKI 通用地址：http://www.cnki.net/

2. 万方数据资源系统

万方数据资源系统是万方数据股份有限公司依托中国科技信息研究所开发的综合信息服务系统，提供以科技信息为主，集经济、金融、社会和人文信息为一体的网络化信息服务。万方数据资源包含期刊、学位论文、会议论文、科技成果、专利技术、中外标准、政策法规、各类科技文献、机构和名人等近百个数据库，内容涉及自然科学和社会科学各个专业领域。

数字化期刊全文数据库是万方数据资源的重要组成部分，其内容涵盖基础科学、医药卫生、农业科学、工业技术、人文社会科学等领域，收录 5 700 余种国内学术期刊，基本包括了自然科学统计源期刊和社会科学类核心源期刊的全文资源。

万方数据资源系统远程站点可以使用 http://g.wanfangdata.com.cn 访问。

3. 中国生物医学文献数据库

中国生物医学文献数据库由中国医学科学院医学信息研究所/图书馆开发研制，包含"中国生物医学文献数据库(CBM)"、"中国医学科普文献数据库"、"北京协和医学院博硕学位论文库"。

中国生物医学文献数据库(CBM)：收录 1978 年以来 1 600 余种中国生物医学期刊、汇编、会议论文的文献题录 530 余万篇，全部题录均进行主题标引和分类标引等规范化加工处理。年增记录 40 余万篇，每月更新。

二、常用数据库检索技术

(一) 医学主题词表(MeSH)

1. 概述

《医学主题词表》(Medical Subject Headings, MeSH) 是美国国家医学图书馆 (National Library of Medicine, NLM) 编制的用于对生物医学文献进行标引、编目和检索的权威性术语控制工具。它是对生物医学文献进行主题标引以及检索生物医学文献数据库的指导性工具，对提高查全率和查准率具有十分重要的意义。

目前，NLM 使用 MeSH 为 MEDLINE/PubMed 数据库的生物医学文献进行标引，即 MEDLINE/PubMed 数据库中每条文献信息都有其对应的 MeSH 词，因此可以使用这些 MeSH 词汇来查找这些特定主题的文献。

MeSH 免费开放，任何一台连接互联网的计算机均可访问查询，用户也可先进入 NLM 的官方网页 http://www.nlm.nih.gov/后选择左上角的"MeSH"点击进入。

2. 概念体系

(1) 主题词(main headings)

主题词是用于描述主题事物或内容的规范化词汇，又称为叙词(descriptors)。主题词以名词为主，可数名词多采用复数形式，不可数名词或表示抽象概念的名词采用单数形式，可以是单个词，也可以是词组。主题词具有单一性，一个主题词表达一个概念，一个概念只能用一个主题词表述。如乳腺癌的常用表达有：breast cancer, breast tumors, breast neoplasms 等，但 MeSH 只将 breast neoplasms 作为主题词，其他几个表述可作为入口词，即在 MeSH 中输入这些词汇,系统将自动给出 breast neoplasms 这个主题词。因此,不管文献中的乳腺癌选用了那种表述,但标引和检索时只能使用 breast neoplasms 作为主题词。

根据主题词的词义范畴和学科属性,全部主题词可分别归类于 16 个大类中,大类里面又根据相关属性分为二级类(表 2 - 10),二级类下面再层层划分,逐级展开,最多达 11 级,构成一个完整的树状结构体系。在该体系中,每个主题词都有其对应的树状结构号。而少数主题词因其属性须跨 2 个或多个类,可同时拥有 2 个或多个树状结构号,如 breast neoplasms 同时拥有 C04.588.180 和 C17.800.090.500 共 2 个树状结构号。根据树状结构,使用者可以方便地根据情况选用上位词扩大检索范围或者选用下位词提高检索精度。

表 2 - 10　MeSH 树状结构表类目

A　Anatomy(解剖)
　　A1　Body Regions (身体各部位)
　　A2　Musculoskeletal System (肌肉骨骼系统)
　　A3　Digestive System (消化系统)
　　A4　Respiratory System (呼吸系统)
　　⋮
　　A8　Nervous System (神经系统)
　　A9　Sense Organs (感觉器官)
　　A10　Tissues (组织)
　　A11　Cells (细胞)
　　⋮
B　Organisms (有机体)
　　B1　Invertebrates (无脊椎动物)
　　⋮
C　Diseases (疾病)
　　C1　Bacterial Infections & Mycoses (细菌感染和真菌病)
　　⋮
D　Chemicals and Drugs (化学品和药物)
　　D1　Inorganic Chemicals (无机化合物)
　　⋮
E　Analytical, Diagnostic and Therapeutic Techniques and Equipment (分析、诊断、治疗技术和设备)
　　E1　Diagnosis (诊断)
　　⋮
Z　Geographicals (地理)

(2) 限定词(qualifiers)

限定词又称副主题词(subheadings),是对主题词作进一步限定的词,本身无独立检索意义,通常用组配符"/"与主题词一起使用。如乳腺癌主题词 breast neoplasms 可根据检索需要和不同的限定词进行组配,如"breast neoplasms/diagnosis, breast neoplasms/therapy"等。通过主题词与限定词的组配,可以使检索的专指性进一步提高。

3. 使用简介

(1) 登录 http://www.nlm.nih.gov/mesh/MBrowser.htmL,MeSH 主界面如图 2 - 18 所示。

(2) 根据需要在输入框内输入查询词并选择相应的查询范围,Main Headings 选项为仅在主题词库中查询,Qualifiers 选项为在限定词库中查询,Supplementary Concepts 为在补充概念库中查询,All of the Above 是默认选项,可同时在上述三个库中查询。

(3) 根据需要选择相应的查询方式,Find Exact Term 按钮是默认查询方式,回车键等同于该查询,用于执行精确查询;Find Terms with ALL Fragments 将输入的词组作为一个整体

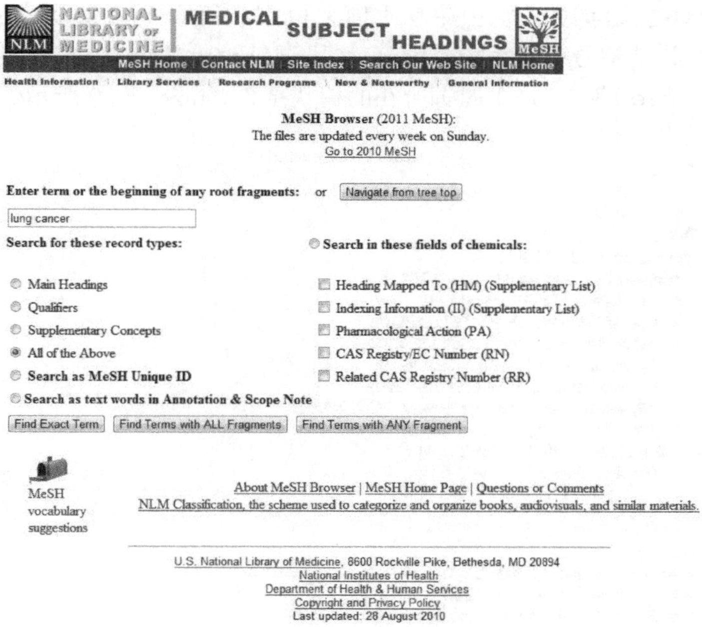

图 2－18　MeSH 主界面

进行查询并列出与该词组相关的各个条目以供选择；Find Terms with ANY Fragment 将输入的词组中每个单词进行独立搜索，列出与这些单词相关的条目以供选择。

(4) 单击 Find Exact Term 按钮，即可得到 MeSH 查询结果(图 2－19)。结果分为两

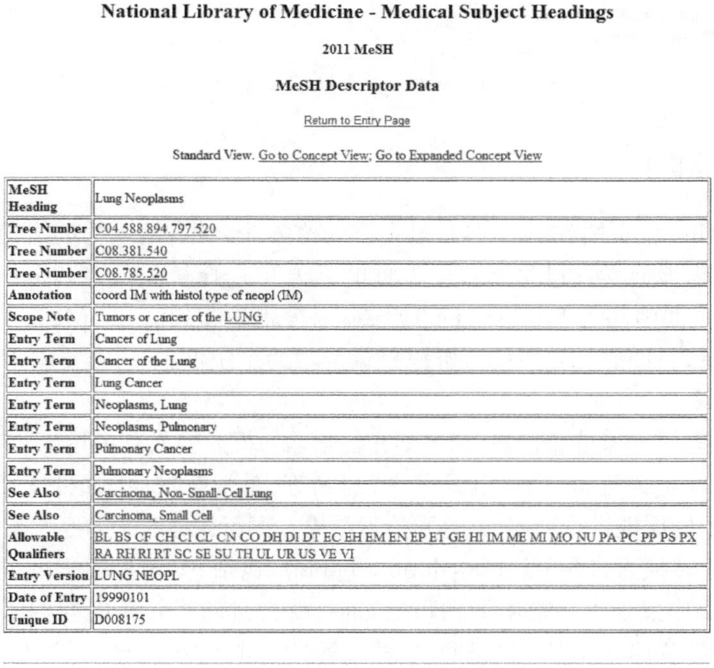

National Library of Medicine - Medical Subject Headings

2011 MeSH

MeSH Descriptor Data

Return to Entry Page

Standard View. Go to Concept View; Go to Expanded Concept View

MeSH Heading	Lung Neoplasms
Tree Number	C04.588.894.797.520
Tree Number	C08.381.540
Tree Number	C08.785.520
Annotation	coord IM with histol type of neopl (IM)
Scope Note	Tumors or cancer of the LUNG.
Entry Term	Cancer of Lung
Entry Term	Cancer of the Lung
Entry Term	Lung Cancer
Entry Term	Neoplasms, Lung
Entry Term	Neoplasms, Pulmonary
Entry Term	Pulmonary Cancer
Entry Term	Pulmonary Neoplasms
See Also	Carcinoma, Non-Small-Cell Lung
See Also	Carcinoma, Small Cell
Allowable Qualifiers	BL BS CF CH CI CL CN CO DH DI DT EC EH EM EN EP ET GE HI IM ME MI MO NU PA PC PP PS PX RA RH RI RT SC SE SU TH UL UR US VE VI
Entry Version	LUNG NEOPL
Date of Entry	19990101
Unique ID	D008175

图 2－19　MeSH 查询结果(局部)

部分，一是 MeSH 主题词数据，主要包括词义范围注释（Scope Note）、编目标引注释（Annotation）、树状结构号（Tree Number）、款目词（Entry Term）、允许组配的副主题词（Allowable Qualifiers）等，二是主题词所在的树状结构，如图 2-20 所示。

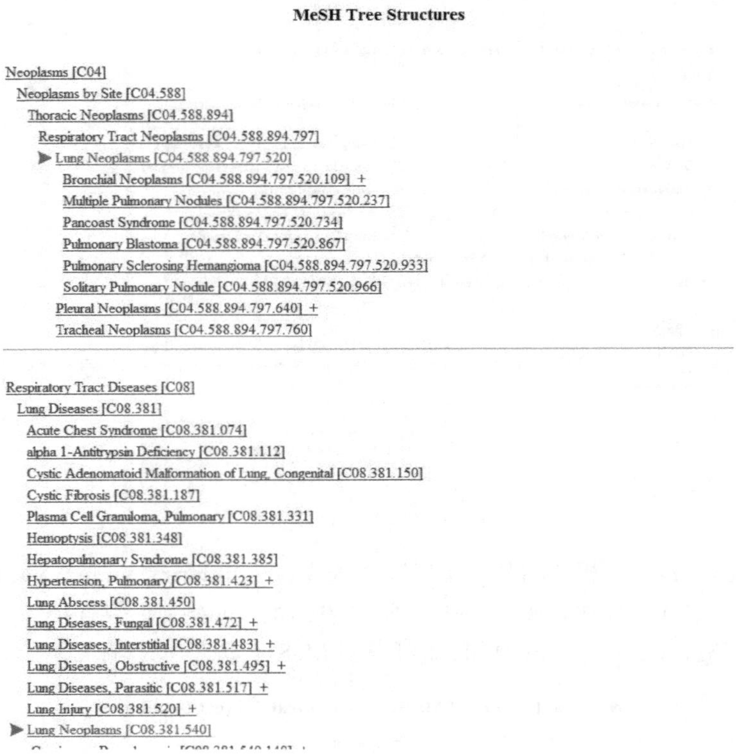

MeSH Tree Structures

Neoplasms [C04]
  Neoplasms by Site [C04.588]
    Thoracic Neoplasms [C04.588.894]
      Respiratory Tract Neoplasms [C04.588.894.797]
       ▶ Lung Neoplasms [C04.588.894.797.520]
         Bronchial Neoplasms [C04.588.894.797.520.109] +
         Multiple Pulmonary Nodules [C04.588.894.797.520.237]
         Pancoast Syndrome [C04.588.894.797.520.734]
         Pulmonary Blastoma [C04.588.894.797.520.867]
         Pulmonary Sclerosing Hemangioma [C04.588.894.797.520.933]
         Solitary Pulmonary Nodule [C04.588.894.797.520.966]
       Pleural Neoplasms [C04.588.894.797.640] +
       Tracheal Neoplasms [C04.588.894.797.760]

Respiratory Tract Diseases [C08]
  Lung Diseases [C08.381]
    Acute Chest Syndrome [C08.381.074]
    alpha 1-Antitrypsin Deficiency [C08.381.112]
    Cystic Adenomatoid Malformation of Lung, Congenital [C08.381.150]
    Cystic Fibrosis [C08.381.187]
    Plasma Cell Granuloma, Pulmonary [C08.381.331]
    Hemoptysis [C08.381.348]
    Hepatopulmonary Syndrome [C08.381.385]
    Hypertension, Pulmonary [C08.381.423] +
    Lung Abscess [C08.381.450]
    Lung Diseases, Fungal [C08.381.472] +
    Lung Diseases, Interstitial [C08.381.483] +
    Lung Diseases, Obstructive [C08.381.495] +
    Lung Diseases, Parasitic [C08.381.517] +
    Lung Injury [C08.381.520] +
   ▶ Lung Neoplasms [C08.381.540]

图 2-20 主题词所在的树状结构（局部）

（二）PubMed

进入 PubMed 主页面（图 2-21），最上方为检索输入框，输入框的左边可通过下拉单选择检索数据库（默认为 PubMed），输入框的下方可选择检索限定（Limits）和高级检索（Advanced）。页面中部为 PubMed 的 3 个专栏，分别是 Using PubMed，PubMed Tools，More Resources，页面底部是 NCBI 资源总览及帮助系统汇总。

1. 基本检索

PubMed 的基本检索非常简单，只需要在检索输入框内输入有实际意义的自由词或词组即可，输入的可以是关键词，也可以是著者、刊名等，系统会按照词汇自动匹配（Automatic Terms Mapping）的原理进行检索，并返回检索结果。词汇自动匹配的匹配顺序如下：

（1）MeSH 转换表（MeSH Translation Table），包括 MeSH 词、参见词、副主题词等。如果系统在该表中发现了与检索词相匹配的词，就会自动将其转换为相应的 MeSH 词和 TextWord 词（题名词和文摘词）进行检索。例如：键入"Vitamin h"，系统将其转换成"Biotin [MeSH Tems] OR Vitamin h [Textword]"后进行检索。

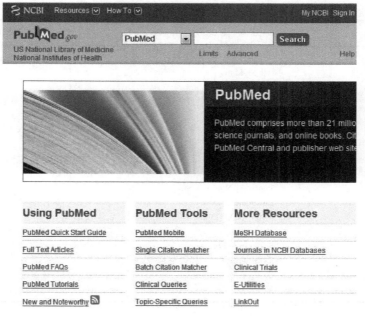

图 2 - 21 PubMed 主页面(局部组合)

(2) 刊名转换表(Journal Tanslation Table),包括刊名全称、MEDLINE 形式的缩写和 ISSN 号。该转换表能把键入的刊名全称转换为"MEDLINE 缩写[Journal Name]"后进行检索。如：在检索提问框中键入："new england journal of medicine", PubMed 将其转换为"N Engl J Med [Journal Name]"后进行检索。

(3) 短语表(Phrase list),该表中的短语来自 MeSH、含有同义词或不同英文词汇书写形式的统一医学语言系统(UMLS: Unified Medical Language System)和补充概念(物质)名称表[Supplementary Concept (Substance) Name]。如果 PubMed 系统在 MeSH 和刊名转换表中未发现与检索词相匹配的词,就会查找短词表。

(4) 著者索引(Author Index)。如果键入的词语未在上述各表中找到相匹配的词,或者键入的词是一个后面跟有 1~2 个字母的短语,PubMed 即查著者索引。

在基本检索中,配合以下技巧可以提高查询效率：

1) 短语精确检索：将检索词加上双引号,PubMed 直接将双引号内短语作为一个检索词进行检索,避免自动词语匹配时将短语拆分可能造成的误检,提高查准率。例如输入加上双引号的"HIV infections",PubMed 直接在所有可检索字段中查找含有短语 HIV infections 的文献。

2) 截词检索：在检索词后加"*"可实现截词检索,提高查全率。例如输入 immun* 可检索出以 immun 开头的所有词语,如 immunity, immunology, immune, immunotherapy, immunoglobulin 等。截词检索时,PubMed 关闭自动词语匹配功能。

3) 字段限定检索：利用字段标识(表 2 - 11),可进行字段限定检索,以提高查准率。字段限定检索的形式为：检索词[字段标识]。例如 myocardity [TI]可检索出篇名中含有 myocardity 的文献。

表 2-11　PubMed 主要可检索字段一览表

字段标识	字段名称	简要说明
AD	Affiliation	第一作者的单位、地址
ALL	All Fields	全字段
AU	Author Name	著者姓名
EDAT	Entrez Date	录入 PubMed 系统数据库的日期
IP	Issue	期刊的期号
TA	Journal Title	期刊名称或 IISN 号
LA	Language	语种
MH	MeSH Terms	全部 MeSH 主题词
PG	Page Number	期刊页码
PS	Personal Name as Subject	人名主题词
DP	Publication Date	文献出版日期
PT	Publication Type	文献类型
SHP	Subheadings	MeSH 副主题词
NM	Substance Name	化学物质名称
TI	Title words	题名词
UID	Unique Identifiers	惟一记录标识号
VI	Volume	期刊卷号

2. 高级检索

点击 PubMed 主页面或搜索结果页面检索词输入框下方的"advanced"即可进入到高级检索页面(图 2-22),包括了 Search Builder(检索构建器)、Search History(检索历史)

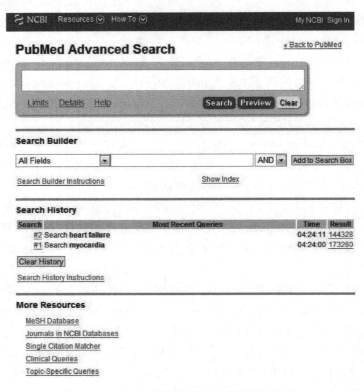

图 2-22　PubMed 高级检索页面(局部组合)

和 More Resources(包括 MeSH 主题词检索、期刊数据库检索等)三个栏目。

(1) Search Builder　虽然可以在检索框中直接输入包含布尔运算符和字段限定的检索式,但在输入过程中往往由于检索式过于复杂而出错。利用 Search Builder 可以方便地构建复杂检索,提高检索效率。检索时,先在左侧的下拉菜单中选择检索字段(默认为 All Fields,各字段说明见表 2－15),输入检索词(点击下方的"show Index"可帮助正确选词),选择布尔逻辑算符 AND、OR 或 NOT 后点击"Add to Search Box",该条检索即进入输入框。重复上述步骤,完成检索式的构建,点击"Search",返回检索结果。

(2) Search History　检索历史包括序号、检索式、检索时间及检索结果数。单击检索式序号,显示 Options 选项,可将该历史检索式通过 AND OR NOT 逻辑运算并入检索输入框,或进行删除保存等不同操作。

(3) MeSH 主题词检索　点击 PubMed 主页面或高级检索页面 More Resources 下的 Mesh Database 链接即可进入 MeSH 主题词检索页面。在检索输入框内输入检索词后回车,即可显示该检索词在 Mesh 库中的检索结果(图 2－23),选择与选题相适应的主题词点击进入详细页面(图 2－24)。在这

图 2－23　在 Mesh 库中的检索结果(局部组合)

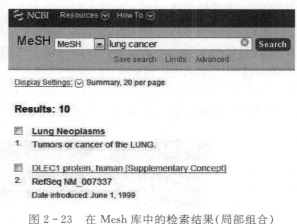

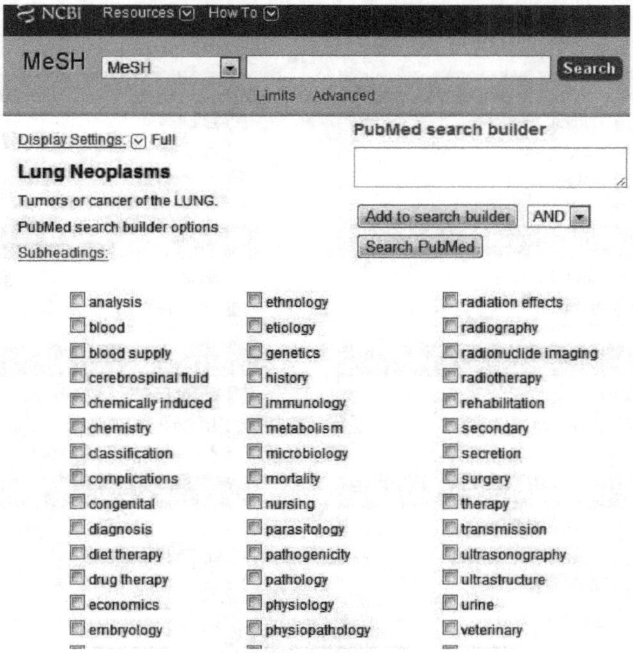

图 2－24　主题词点击进入详细页面(局部组合)

里,可以勾选与选题相适应的副主题词(subheadings)以提高检索效率。勾选完毕后点击右上方的"Add to search builder"按钮,配合后面的逻辑运算符选择可以构建复杂的检索式,最后点击"search Pubmed"按钮提交检索。MeSH 主题词检索是 PubMed 最具特色的检索功能之一,能保证较好的查全率和查准率。这是因为:① 主题词对同一概念的不同表达方式进行了规范。② 主题词可以组配相应的副主题词,使检索结果更加专指。③ 用主题词的树状结构表,可以很方便进行主题词的扩展检索(Explode),提高查全率。默认状态下,系统自动对含有下位概念的主题词进行扩展检索。④ 用主要主题词(MAJR)检索,可以使检索结果更加准确。点选"Restrictions Search to Major Topic headings only",即可限定检索结果为主要主题词。需要注意的是,主题词检索也有一些固有的缺陷。首先,主题词检索只对来源于 Indexed for MEDLINE 的文献记录有效,PubMed 中其他来源的文献记录不支持主题词检索。因此采用主题词检索可能漏掉那些已经入库但尚未标引的最新文献。

　　(4) Limits(检索限定)　检索限定可以对检索结果进行精确的限定,通过单击检索输入框下方的 Limits 进入限定选择页(图 2 - 25)。可限定的选项有: Dates(日期), Type of

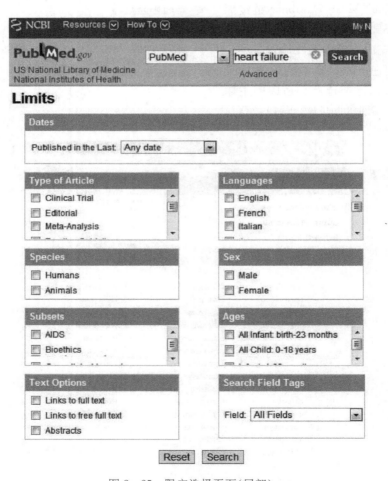

图 2 - 25　限定选择页面(局部)

Article(文献类型),Language(语种),Species(物种),Gender(性别)Subsets(子集),Ages(年龄)等。需要注意的是,检索限定的选项一经确定,会保持激活状态而在此后的检索中持续起作用,并在检索结果显示页的右上方提示检索限定的具体内容。

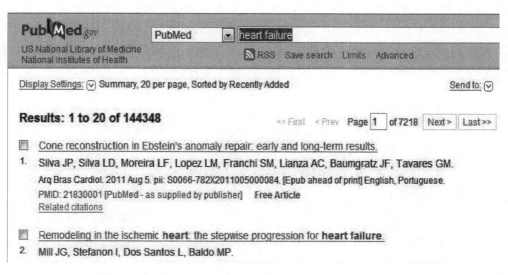

图 2-26　检索结果页面(左上部)

3. 检索结果的输出

PubMed 的检索结果默认以 Summary 格式显示(图 2-26),包括每篇文献的题目、作者、出版杂志信息、相关文献(Related citations)链接等,如果该篇文献可以免费获取全文,则有 Free Article 链接。显示方式可以通过点击页面上方的"Display Setting"进行更改。该设置还可对每页显示的记录条数(Items per page)、记录排序方式(Sort by)进行更改,更改设置后点击"Apply"生效。页面右上方的"Send to"下拉菜单可以设置并输出检索结果,包括 File(将结果保存为文件)、Clipboard(将结果复制到剪贴板)、Collections(将检索结果保存在 My NCBI 中)、E-mail(将结果发送到指定的电子邮箱)、Order(向 NLM 订购全文,付费)等。

页面右侧有多个栏目(图 2-27),主要有:① Filter your results:可选择显示总结果(All),免费全文（Free Full Text）或综述（Review）。点击"Manage Filter",My NCBI 用户可以对检索结果滤过功能进行个性化的设置;② Titles with your search terms:提供篇名包含检索词的文献,可视为最密切

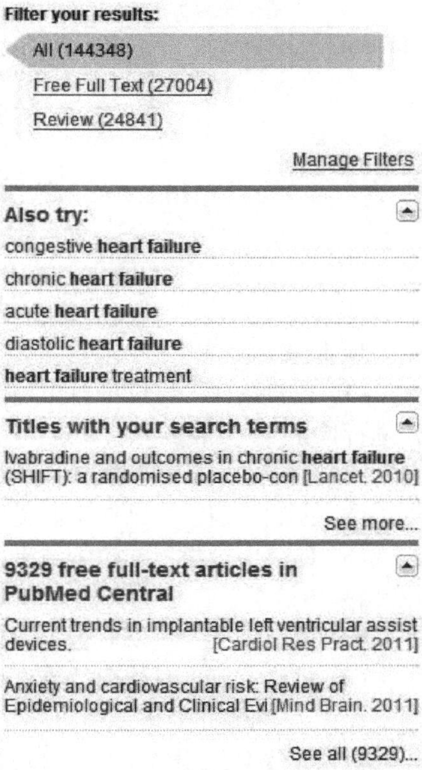

图 2-27　检索结果页面(右部)

相关的检索结果;③ Free full-text articles in PubMed Central：提供在 PubMed Central 中能获取免费全文的文献;④ Find related data：可以选择在 NCBI 其他数据库中检索该课题,以扩大检索范围。

(三) 中国知网(CNKI)

知网期刊全文数据库提供检索、高级检索、专业检索等多种检索类型和期刊导航(图2-28)。

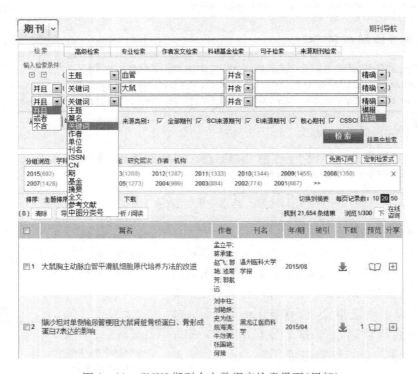

图 2-28　CNKI 期刊全文数据库检索界面(局部)

1. 检索

(1) 检索条件　可以针对主题、篇名、关键词、作者、单位、刊名、摘要、全文等 15 个条件进行检索,一次最多可以设定 7 个条件,条件之间的关系可以选择"并且"、"或者"和"不含"。在输入框中输入检索词,可以在其右侧选择"精确"或"模糊"检索。

(2) 期刊级别　可以在来源类别选择不同级别的期刊。

(3) 结果中检索　在检索结果的基础上,可以继续选择检索条件,输入检索词,点击"在结果中检索",在上一次检索结果中作精确检索。

(4) 分组浏览　可以对检索结果进行学科、发表年度、基金等分类,方便浏览。

(5) 排序　可以对检索结果进行主题、发表时间、被引等排序。

2. 检索结果的处理

检索结果默认为每页显示 20 条,最多 50 条。检索结果显示"篇名"、"作者"、"刊名"、"年/期"、"被引"、"下载"、"预览"等,见图 2-28。点击"篇名",在新页面显示论文的篇名、作者、机构、摘要、关键词、刊名、发表的年和期;点击"下载"项可以下载全文。下载全文也可以在检索结果页面直接点击下载图标。

(叶治国,周新妹)

第七节　实验研究论文的撰写

一、基本要求

1. 科学性

就描述对象而论,科学性是指论文只涉及科学与技术领域的命题。就描述内容来看,科学性是指它要求文章的论述具有真实性、可信性。文章必须有足够的、可靠的和精确的实验数据、现象或逻辑推理作为依据。实验的整个构成可以复核验证,论点的推理要求严密,并正确可信。为此要求做到以下几点:

(1) 科研设计严谨、周密、合理,要排除影响结果的各种干扰因素。

(2) 实验方法要正确,设必要的对照组,要采用随机双盲对照法。

(3) 实验结果进行统计学处理。

(4) 讨论从实验资料出发,以事实为依据,实事求是评价他人和自己的工作。结论要精确、恰当,要有充分论据,切忌空谈或抽象推理。

2. 首创性

首创性是科技论文的灵魂,它要求论文所揭示的事物现象、属性、特点以及事物运动时所遵循的规律,或者这些属性、特点以及运动规律的运用必须是前所未见的、首创的或部分首创的,而不是对他人工作的复述。

3. 逻辑性

逻辑性是指要求论文脉络清晰、结构严谨、推论合理、演算正确、符号规范、文字通顺、前呼后应、自成系统。不论论文所涉及的专题大小如何,都应该有自己的前提或假说,论证素材和推断结论,而不应该是一堆堆数据的堆砌或一串串现象的自然描绘。

4. 实用性

实用性也是实践性,是论文的基础。论文中所报道的理论性或应用性的信息,都来源于实践,应该具有可重复性。不论是成功的经验或失败的教训,都可为他人所利用或借鉴。即使暂时不能解决实际问题,而从发展角度来看仍有其重要意义者,也应列入有实用价值的范畴。

二、写作步骤

实验研究论文的写作一般分为选题、取材和写作三个阶段。

1. 选题

选题应尽可能做到如下两点:

(1) 从创新的角度出发,选取他人尚未做过的课题或有发展前途的课题;或从国家经济建设出发,选择有实用价值的课题。要进行充分的文献检索,避免重复劳动。

(2) 课题要明确、具体。

2. 取材

医学论文是用资料表现主题，占有或积累的资料愈多、愈充实，形成的观点和提炼的主题就愈能正确反映客观事物的本质和主流。

3. 写作

主要应做好几点：① 构思；② 拟写提纲；③ 成稿和润色。

三、格式与内容

为了方便写作和学术交流，科研论文有固定而符合逻辑的格式及一定的顺序和要求，并为医学作者接受和习惯通用。一篇优秀的论文尽管涉及的内容各不相同，论证方法各有差异，但均有精炼的文题、创新的内容、科学的方法、精确的论据、充分的论证。

医学学术论文的格式一般分为三个部分：前置部分、主体部分和附录部分。

（一）论文的前置部分

1. 题目（title）

题目（标题、题名、篇名）是论文中心思想和主要内容的高度概括，反映研究对象、手段、方法与达到的程度。应简明扼要、确切醒目且具信息，便于检索和编目。题目像一种标签，切忌用冗长的带有主、谓、宾语结构的完整语句逐点描述论文的内容，也要避免过分笼统，反映不出每篇文章的主题特色。具体要求是：

（1）醒目　准确得体，有特色和新意。

（2）副题　题目在语意未尽时才借助于主题目后面的副标题来补充论文的下层次内容，但尽量省略。

（3）简短　题目一般不超过 20 字，最多 30 字，英文文题不超过 10 个实词，尽量省去"的研究"或"的观察"等非特定词。

（4）缩略词和符号　避免使用化学分子式及非众知公用的缩略词语、字符和代号。

（5）数字　题目中的数字宜采用阿拉伯数字，但作为名词或形容词的数字则仍用汉字。

2. 著者署名

著者系指论文主题内容的构思者、研究工作的参与者及具体的撰稿执笔人员。署名应遵从下列规定：

（1）严肃认真，写真名、全名。

（2）个人署名是基本形式，单位署名极少。

（3）署名按对论文贡献大小排序。

（4）署名后列出作者的单位全称或通信地址，方便读者在需要时与作者联系。

3. 摘要

结构式摘要（structured abstract）由目的、方法、结果、结论 4 个部分组成。

（1）目的　说明研究要解决的问题，突出论文的主题内容。

（2）方法　说明研究所采用的方法、途径、对象、仪器等，新的方法须详细描写。

（3）结果　介绍所发现的事实、获得的数据、资料，发明的新技术、新方法、取得的新成果。

（4）结论　在结果分析的基础上所得出的观点或看法,提出尚待解决或有争议的问题。

摘要是从论文内容中提炼出来的要点,是概括而不加注释或评论的简短陈述,既可供读者检索或判断,也可为二次文献转载或重新编写提供信息。能独立成章,尽量避免引用正文中列出的公式、图、表或参考文献。以300字左右为宜,最多不超过500字。我国多数刊物要求同时有中英文的题目、作者及摘要(包括关键词)。

4. 关键词

关键词(key words)是文稿中最能反映中心内容的名词或词组,是最能说明全文含义的词。列出3~8个参考MeSH词表的关键词。关键词一般在中文摘要的后面。

（二）论文的主体部分

论文的主体部分内容和格式通常包括引言、方法、结果、讨论和参考文献5个部分。它们分别回答为什么研究本课题、怎样研究、有何发现、该发现在医学理论和技术上有何意义以及文内的引证出自何处等。

1. 引言

引言(introduction)作为论文正文的开端,主要介绍论文的背景、相关领域的前人研究的历史与现状(包括研究成果与知识空白)以及作者的意图与依据,包括论文的目标、研究范围、理论依据和方案选取技术设计等。引言要求精炼、简短,一般200~300字。

2. 材料

材料(materials)和方法是论文的基础,对论文质量起关键作用。故须叙述具体真实。试剂药物等写国际通用名,少用代号,不用商品名,便于供他人学习或重复验证。

（1）实验对象　人或实验动物的年龄、性别、品系及其他重要特征等;

（2）实验仪器　应说明所用仪器的型号,制造的国别和厂家等详细的参数案由等;

（3）实验药品和试剂　材料的来源、制备、选择标准,包括普通名等。

3. 方法(methods)

方法(methods)包括实验对象的分组,实验环境和条件的控制,样品的制备方法,实验动物的饲养条件,药物、试剂的配置过程和方法,实验步骤或流程,操作要点,观察方法和指标,记录方式,资料和结果的收集整理和统计学方法的选用。方法若为改进的,要着重写出改进部分和原法的比较;要评述创新部分。

4. 结果(results)

结果(results)要针对研究的问题,逐一列出结果。结果内容包括真实可靠的观察和研究结果、测定的数据、导出的公式、取得的图像、效果的差异(阴性和阳性)。论文的结果具有精确性和可重复性,因此,要对实验结果的数据作分析筛选,在核对后作相应的统计学处理,列出其均值、标准差、标准误,根据不同的数据采取不同的显著性检验方法以观察组与组之间的差别有无显著性,并标明t值和p值。同时要注意实验次数或观察例数是否足够,有无可比性。

结果的表达形式有文字叙述、表和图三种。图表要规范化,图表可作为文字叙述的补充,甚至可表达用文字难以叙述的材料,使读者易懂。

5. 讨论

讨论(discussion)是从实验和观察的结果出发,从理论上对其进行分析、比较、阐述、推论和预测。实验型论文的讨论部分要体现创造性发现与独到见解。讨论的内容包括:

(1) 对研究结果的理论阐述。从理论上对实验结果的各种资料、数据、现象等进行综合分析。归纳分析问题须以实验资料为依据,其所讨论的结果不仅客观真实、数量准确,而且研究方法正确,要观点明确,摆事实讲道理。为了估计实验结果的正确性和实验条件的可靠性,可与他人的结果来比较其异同,并解释其因果关系。用科学的理论阐述自己的观点,分析实验结果。但在陈述中要有一定的把握,切不可用未经实践证明的假说当作已被证明的科学理论。

(2) 类似问题的国内、外研究进展情况,本研究资料的独特之处,其结果和结论与国内、外先进水平比较居何地位,实事求是地提出自己的见解。可以引用其他作者或其他领域的研究成果以说明和支持自己的观点和结果,但不要大量引用他人资料,无把握的看法则不能草率作出结论。

(3) 指出结果和结论的理论意义及其大小,对实践的指导作用与应用价值(经济效益、社会效益)如何等。

(4) 研究过程中遇到的问题、差错和教训,同预想不一致的原因,有何尚待解决的问题及其解决的方法,提出今后的研究方向、改进方法以及工作的设想和建议,以便读者从中受益。

(5) 讨论中的逻辑性要强,要有新的独特的见解。提出新观点新理论时要讲清,以便读者参考或接受。不要回避相反的理论或自身的缺点。必要时可列出不同的观点和理论,对此,要明确肯定什么或反对什么,并说明理由。但避免文献堆砌。

6. 结论(conclusion)

结论(conclusion)文字要简短,一般少于200字。不用表和图。结论是根据研究结果和讨论所作出的论断,主要指出解决了什么问题,总结发现的规律,对前人的研究或见解作了哪些修正、补充、发展、证实或否定。结论是论文最终的和总体的精华论述,结论总结概括了整个研究工作,但并非简单重复正文各部分内容的小结,而是作者在实验结果和理论分析的基础上,经过严密的逻辑推理,更深入地归纳文中能反映事物本质的规律和观点得出有创造性、指导性、经验性的结论,要突出新发现、新认识和新创造。其措辞必须严谨、精炼,表达要准确,有条理性。结论要与引言呼应。现多数论文已不写结论部分,而将此项内容写入讨论中或写入摘要部分。

7. 致谢

致谢(acknowledgements)是作者对在本科研及论文的某些工作中,曾帮助和指导过的有关单位或个人表示感谢的文字,事先应征得本人同意后方可刊出其姓名,置于文末,参考文献之前。致谢对象有:

(1) 对本科研工作参加讨论或提出过指导性建议者;

(2) 协助或指导本科研工作的实验人员;

(3) 为本文绘制图、表和为实验提供样品者;

（4）提供实验材料、仪器以及给予其他方面帮助者。

8．参考文献

参考文献（references）是论文在引用他人的资料，在论文最后列出的文献目录，这既是为了反映科研和论文的科学依据，表明作者尊重他人的研究成果，同时也向读者提供有关原文信息的出处，便于检索，故参考文献不能省略，同时应符合下列要求：

（1）尽可能选用最近 3～5 年内的和最主要的文献；

（2）作者亲自阅读过的；

（3）对本科研工作有启示或较大帮助的；

（4）与论文中的方法、结果和讨论关系密切的、必不可少的；

（5）已公开发表的参考资料。

参考文献的书写有规定的格式，常用的格式为温哥华（Vancouver）格式，例如：

[1] 徐淑君，沈海清，陈忠，等.大鼠海马 NMDA 受体 NR1 亚单位蛋白的基础表达量与学习记忆相关.浙江大学学报（医学版），2003，32(6)：465－469

[2] Klausmeier CA, Litchman E, Daufresne T, Levin SA. Optimal nitrogen-to- phosphorus stoichiometry of phytoplankton. Nature, 2004, 429(6988)：171－4

[3] 张志敏. 实验小儿腹泻病学. 第 1 版. 北京：人民卫生出版社，1996

[4] PhilipsSJ, Whisnant JP. Hypertension and stroke. In：Laraph JH, Brenner BM, editors. Hypertension：pathophysiology, diagnosis, management. 2nd ed. New York：Raven Press, 1995：65－78

（三）附录部分

必要时，可在文后增加附录。附录主要有插图和表格。

四、应注意的几个问题

（一）表

医学论文中最常用的表是统计表，其次为文字叙述表或非统计表。一般用三线表，表内不用纵线和横线，取消端线及斜线。表题应简明，一般少于 15 字，其末不用标点符号。

栏目要合理，单位名称（例，只，mg，kg，mmol/L，kPa，‰等）加圆括号集中写在栏目之后。

表序用阿拉伯数字编号，全文只有一表者可写为"附表"。表内类同的数据应竖排，数据的有效位数应一致，上下行数字的位数应对齐，合计数纵横要相符，表内数字必须与正文中相符。表宜少而精，凡用少量文字能交代清楚的则不用表，表的内容以数字为主，文字从简。可用非标准的缩略词，但须在表下注明。

（二）图

图是一种形象化的表达形式。表达结果最常用的图主要有线图、条图、点图、坐标图、描记图、照片等。要求主题明确真实，突出重点，线条美观，黑白分明，影像清晰。统计图采用 SigmaPlot、Prism 等专业绘图软件或 Excel 软件在计算机上作图，常用尺寸为

127 mm×173 mm。纵、横坐标宜画细线,图中线条应稍粗。坐标刻度宜稀不宜密,其刻度要朝内。纵横坐标内不要留过多的空白,图例尽量排在图内。照片要求清晰,层次分明。不易看懂之处可画箭头标示或附简单线条图说明。标本照片应在图内放置标记尺度。显微照片或电镜照片均需说明放大倍数和染色方法。图面清洁无折皱,以便制版。照片背面注明图序号,上下左右位置、染色方法、放大比例和作者姓名,以防丢失、混淆或贴错顺序与方向。照片和原始记录图也可扫描后制成电子版图片,但必须有足够分辨率。图在正文中用占 3 行稿纸的长方框标出其相应的位置。用阿拉伯数字标出图序,全文仅1 图者,其图序可写为"图 1"。图题要简明,一般少于 15 字,写于图正下方。插图说明或图注应写在另页纸上,并注明相同的图序号。

(三) 法定计量单位的使用方法

法定计量单位的使用以《中华人民共和国法定计量单位使用方法》为准则,现就实际使用中的具体问题简要介绍:

1. 在阿拉伯数字后有计量单位时,一律用法定计量单位或用单位符号,如 2 cm,4 mg等。不应写 2 厘米,4 毫克等。

2. 法定计量单位符号在句末,应采用相应的标点符号,在句中不加"。"号。

3. 一组同一计量单位的数字,应在最后一个数字后标明计量单位符号,如 8、16、24 kg等。

4. 当叙述到计量单位时,一般应写汉字。如"每升"不应写成"每 L"。

五、机能学实验报告和创新性实验论文撰写的具体要求

(一) 实验报告和创新性实验论文撰写的意义

实验报告和创新性实验论文是对实验的全面总结。通过书写报告和论文,可学习和掌握科学论文书写的基本格式、图表绘制、数据处理、文献资料查阅的基本方法,并利用实验资料和文献资料对实验结果进行科学的分析和总结,提高实验者分析、综合、概括问题的能力,为今后撰写科学论文打下良好的基础。

(二) 实验报告和创新性实验论文格式及内容

实验报告和创新性实验论文除按本节实验研究论文格式、内容要求撰写外,还应注意以下要求:

1. 实验报告题目

实验报告可用实验讲义上的题目,也可自己根据实验内容拟定。题目前加实验序号。自拟实验报告题目和创新性实验论文题目应按本节实验研究论文题目的要求撰写。

2. 作者署名

实验报告或论文的第一作者为参加实验的报告撰写者,第二、第三等作者应为同组或同一研究团队的成员,根据贡献大小排名。署名应写全名,作者单位为第一作者所在的学

校、年级、专业、实验班级和组号,后加学校所在省、市名称及邮政编码。如:

实验 12　家兔动脉血压的神经和体液调节

李强,张枚

（浙江大学 2014 级临床医学专业 4 班 5 组,浙江 杭州 310058）

3. 摘要

实验报告和论文采用结构式摘要,按目的、方法、结果、结论格式书写。结果用处理因素、处理水平、处理对象、处理方法、结果的统计描述和统计结果表述。篇幅要求参见本节或根据教师要求。

4. 引言或背景

主要介绍实验的背景、与本实验相关的研究情况及意义等。引言一般为 200～300 字。

5. 材料和方法

材料方法部分应根据实验现场情况撰写,可参照教材、文献,但切忌照抄。

（1）实验对象　实验动物的种类、品系、性别、年龄和健康情况,人体性别、体重、年龄等。

（2）实验仪器　仪器设备的名称、生产厂商,实验仪器系统的组成方法及参数。

（3）实验药品和试剂　药品和试剂的名称、规格、剂型和生产厂商。

（4）实验方法　实验环境和条件的控制,样品的制备方法、实验动物的饲养条件,药物、试剂的配置过程和方法。实验对象的分组及处理,实验主要步骤、操作方法。

（5）数据记录　观察方法和指标,数据记录方式,资料和结果的收集整理。

（6）统计学分析　数据的表示方法和统计方法。

6. 结果

（1）文字叙述　针对观察项目,用处理因素、处理水平、处理对象、处理方法、结果的统计描述和统计结果逐一列出结果。该项内容是必不可少的。进行不同处理项比较,应将不同处理项的结果合并列出。

（2）图、表　正文中采用经过统计处理的图、表,实验数据统计结果表（表 2-12）。图表应标注图序、图题、表序和表题,图、表中数据的有效位数应一致,上下行数字的位数应对齐,统计结果的标注要规范。该项内容视情况而定,如数据量不大则可省略。

表 2-12　钙离子对离体蟾蜍心脏的收缩、舒张作用

处　理　项　目	n	心脏收缩末期张力/g		心脏舒张末张力/g	
		处理前	处理后	处理前	处理后
无钙任氏液	10	0.83 ± 0.23	1.07 ± 0.30**	4.24 ± 1.89	1.88 ± 0.52**
22×10^{-4} mol/L Ca²⁺任氏液	10	0.86 ± 0.31	0.71 ± 0.29**	3.58 ± 1.46	5.54 ± 1.89**

注: *: $P<0.05$, **: $P<0.01$,vs 处理前。

（3）原始数据　以表格形式记录的实验原始数据,经过编辑标注的原始记录曲线、照片等（图 2-29）及对图、表的说明文字,放在报告的附录部分,该项内容是必不可少的。

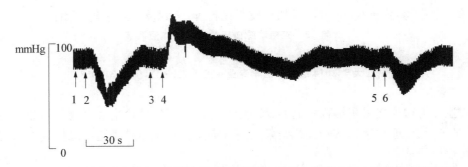

图2-29　电刺激迷走神经、减压神经、静脉注射去甲肾上腺素对家兔动脉血压的影响

1、3、5：处理前对照；2：刺激迷走神经末梢端；4：静注去甲肾上腺素；6：刺激减压神经中枢端。
仪器灵敏度：20 mmHg/cm；纸速：50 mm/min。家兔体重2.6 kg。1999.10.25，13：30；气温20℃。
实验者：朱军。

7. 讨论

(1) 按本节实验研究论文的讨论要求撰写。

(2) 对实验结果的各种资料、数据、现象等进行综合归纳分析，阐明实验现象的规律，从理论上阐明实验结果、实验现象规律的机制。对关键或重要的理论要表明依据，引用文献要恰当，引用其主要观点或结论，不要大段地引用原文。

(3) 讨论要注意论述的逻辑性。一般应从实验结果出发，综合分析得出处理因素的作用或实验现象的规律，再阐明其机制。

(4) 对实验过程中遇到的问题、差错和教训，与预测结果不一致的情况，要分析原因，提出解决问题的方法、注意事项和改进意见。该项陈述放在讨论的最后。

8. 结论

根据实验结果和讨论，指出解决了什么问题、总结发现的规律等。结论要与实验目的相呼应。

9. 参考文献

参考文献不能省略。除按本节实验研究论文的参考文献要求外，须注意参考文献引用标注，标注方法为在引用句末根据引用顺序用上标序号(用方括弧括住序号)表示。

10. 缩略词

如果需要在文中使用英文缩略词，必须在第一次出现时给出该词的中文和英文全称及缩略词，如肾上腺素(adrenaline, Adr)。

(饶芳，厉旭云)

第三章

机能学实验常用仪器

机能学实验主要以动物为实验对象,观察和研究机体功能和代谢变化。机体的功能和代谢变化以生物信号的形式表达,生物信号中有一些是生理过程自发产生的,例如血压、心电信号、体温、血液氧分压、神经细胞动作电位等。另一些信号是外界施加于机体,机体响应后再产生出来的,例如超声信号、同位素信号、X 线信号、血药浓度等。人的感官对绝大多数的生物信息不能直接感知,需要借助仪器设备对其进行观察和测量。

在机能学实验中多数实验通过观察测量生物信号来了解机体功能的情况,其实验过程如图 3-1 所示。在这一过程中,实验对象(动物及其离体组织器官)的信号反映机体功能和代谢情况,通过换能器从实验对象拾取生物信号并变换成电信号,该电信号(比较微弱)经记录测量仪器的放大并以人感官所能感知的信息形式显示和记录。对实验对象施加处理,反映机体功能和代谢变化情况的信号也相应改变,对这些变化的信号进行分析,便可获知机体功能和代谢变化情况。

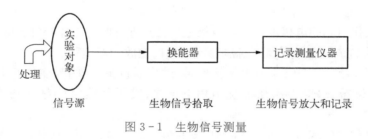

图 3-1　生物信号测量

第一节　机能学实验仪器的基础知识

20 世纪 70 年代初,机能学实验室使用杠杆、检压计、记纹鼓、感应线圈进行实验,70年代中期至 80 年代初,沿用了近一百年的杠杆、检压计等被各种传感器替代,感应线圈被电子刺激器替代,记纹鼓被记录仪替代,生物信号前置放大器和示波器进入实验室。新技术的应用,极大地提高了实验水平和实验效率,同时应用新技术开设了一大批新的实验。到了 90 年代,随着计算机技术的迅猛发展和普及,计算机生物信号实时采集处理系统开始进入实验室,为实验的自动化、信息化及开展探索性、设计性实验教学提供有力支持。

机能学实验仪器是根据被检测信号的性质而设计的,正确使用实验仪器、保证实验顺利进行,必须了解和掌握生物信号的基本特征及现代实验仪器的基本知识。

一、生物电信号的基本特性

在机能学实验中,生物信号(如血压、肌肉张力、生物电等)通过换能器(如压力换能器、张力换能器、电极)将其转换为电信号,再经过放大后显示或记录。生物信号中生物电信号是一类比较复杂的信号,了解生物电信号的基本特性有助于实验顺利和正确的进行。

从表3-1列出的几个典型的生物电信号反映了生物电信号低幅、低频、源阻抗大的基本特性。生物电信号的振幅最高的约为 100 mV,低的仅 0.01 mV,与数百毫伏的电极极化电压和数伏的干扰信号比,生物电信号振幅比较低。生物电信号的频率范围为 0～10 kHz,多数信号在 0.2～100 Hz,从电信号的频率角度来看,生物电信号属低频信号。生物电有一定的电压和电流,根据欧姆定律,生物电信号也有电阻(或阻抗),生物电信号源的阻抗(称源阻抗)达几万欧姆。

表 3-1　生物电信号参数表

信号名称	幅度/mV	频谱/Hz	源阻抗/kΩ	极化电压/mV	干扰电压/V
心电图	0.1～8	0.2～100	数十	±300	数伏
脑电图	0.01～1	1～60	数十	±100	:
皮肤电	0.05～0.2	1～100	数十	±300	:
细胞电位	0.1～100	DC～10 000	数十	几个	:

用电极拾取生物电信号,电极常被称为引导电极,拾取生物电信号的过程常称为生物电信号引导。在生物电信号的引导时,生物电信号受多种干扰信号的干扰,主要的干扰信号有:

1. 电极极化引起的电极电位　　电极电位在处理好时为直流特性(100 mV),用直流放大器时,信号直流成分被干扰,在高放大倍数时,使放大器饱和。

2. 电辐射干扰　　50 Hz 市电干扰信号,供仪器设备、照明等使用的电源,其 50 Hz 及其谐波通过仪器、辐射等途径干扰生物电信号,其干扰信号的频率与生物电的频率重叠。

3. 生物电信号的相互干扰　　肌电、皮肤电干扰心电,心电、皮肤电干扰脑电等。

生物电信号的检测是从各种生物电、背景干扰、极化电压中检出需要测量的信号。

二、生物信号的交直流特性

生物信号可根据其与时间的关系分为交流信号、直流信号和交直流混合信号。

1. 交流信号　　振幅和方向随时间变化的信号为交流信号,如交流电。细胞外记录的生物电信号多数为交流信号,如心电信号、脑电信号、神经干动作电位等。

2. 直流信号　　振幅和方向不随时间变化的信号为直流信号,如直流电。振幅和方向随时间变化很缓慢的信号可视其为直流信号,如电极电位、细胞内记录的细胞静息电位。

3. 交、直流混合信号　　生物信号中既有直流成分又有交流成分的信号。如细胞内引导膜电位变化过程,细胞静息时,记录到的静息电位是直流电信号,细胞兴奋时记录到的动作电位是交流电信号(图3-2)。有些细胞的动作电位含有直流信号成分,如心肌细胞动作电位平台期电位。生物信号通过直流应变式换能器转换为电信号,这类信号往往为交、直流混合信号,如反映肌肉舒张期张力、动脉血压舒张压等是直流信号,而反映肌肉收缩、心脏射血引起张力和动脉血压变化过程是交流信号(图3-3)。

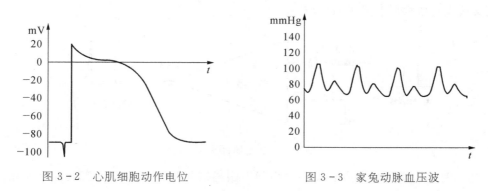

图3-2　心肌细胞动作电位　　　　图3-3　家兔动脉血压波

三、信号的交流、直流耦合输入方式

生物信号放大器都设置有交流和直流两种耦合输入方式,生物电信号和通过换能器转换后的电信号输入放大器进行放大和处理时,首先需要确定信号的耦合方式。

1. 直流耦合输入方式　　电信号不通过耦合器件(电容器或电感器)直接送入放大器的输入端进行放大的方式。图3-4显示了一直流耦合输入方式模式图,输入信号通过电阻输入放大器,信号经放大器放大后输出,输出信号的振幅变大,但时程和相位不变。直流耦合输入方式能观察到信号真实情况。

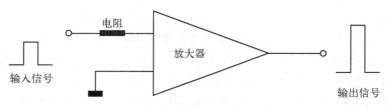

图3-4　直流耦合输入方式

用金属电极引导生物电时,金属电极在极性溶液(如0.9%NaCl)中发生电化学反应,使电极间产生电位,这种电位称电极电位。电极电位的大小由电极的材质和电极处理情况所决定,在生理盐水中银电极的电极电位可达100 mV。电极电位一般表现为直流信号特性。电极电位比多数生物电信号的振幅大得多,用直流耦合方式放大生物电信号时,生物电信号放大到能被观察记录的程度时,电极电位也被放大并使放大器出现饱和,生物电信号就不能被观察记录到。电极电位也干扰了生物电信号的直流成分。用交流耦合方式可消除电极电位的影响。

2. 交流耦合输入方式　　电信号经耦合器件(如电容器)送入放大器的输入端进行放大的方式称交流耦合输入方式。电容器有"隔直"效应,阻止直流电通过电容器。直流电信号不能通过电容器送入放大器的输入端进行放大,交流耦合方式的"隔直"的作用,使放大器只放大交流信号而不放大直流信号。交流耦合输入方式在放大生物电信号时避免了电极电位被放大后使放大器出现饱和的情况发生。交流耦合输入方式下观察和记录到的信号直流成分往往发生较大的改变(变化大小取决时间常数),如图 3-5 所示,方波信号经电阻-电容耦合输入放大器的输入端,方波信号的顶(直流)被电容器阻隔,方波信号通过交流耦合放大后变成了微分波。

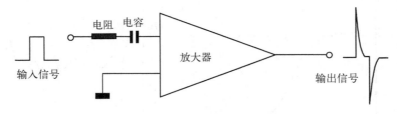

图 3-5 交流耦合输入方式

3. 信号的直流耦合输入选择　　细胞内引导的生物电信号和应变式换能器输出的电信号应选择直流耦合方式将信号输入到放大器。

4. 信号的交流耦合输入选择　　细胞外引导的生物电信号采用交流耦合方式将信号输入放大器。在采用交流耦合方式时应根据信号频谱选择合适的时间常数(或下限转折频率),以避免信号的有用频率成分被衰减(请参见本节"信号的滤波")。

四、生物信号的输入方式

1. 单端输入方式　　生物电信号输入以地电位为参考点,放大器在放大生物电信号的同时,干扰信号也被放大。放大的生物电信号混杂在各种干扰信号之中。单端输入方式抗干扰能力差,在生物电测量中较少采用。

2. 双端输入方式(差分输入)　　生物电放大器多采用双端输入方式,即生物电信号通过两个输入端送入放大器放大,生物电信号混杂在各种干扰信号之中,对两个输入端而言,干扰信号被视作共模信号(幅度、相位和频率相同),而生物电信号是差模信号。生物电放大器采用双端输入方式能极大地抑制干扰信号并放大生物电信号。

生物电放大器采用双端输入方式,所观察和记录的生物电信号是生物体、组织或细胞的两点之间的电位差。

五、生物信号的滤波处理

生物电信号的检测是从各种生物电信号、背景干扰信号、极化电压中检出需要测量的生物电信号,通过滤波的方法,使背景干扰信号、极化电压和不需要的生物电信号衰减并获得所需的生物电信号。

1. 高通滤波器　　在放大器的输入端设置高通滤波器以衰减低频信号,通过选择时间常数 (τ) 来衰减不同频率的低频信号,τ 和下限转折频率 (f_L) 的关系为:$f_L = 1/2\pi\tau$。

选用不同的时间常数对一方波进行滤波,图 3-6 显示了方波的直流成分被衰减的情况。

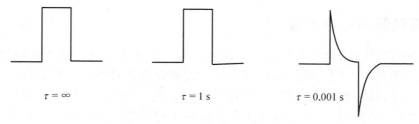

$\tau = \infty$　　　　　$\tau = 1\,\text{s}$　　　　　$\tau = 0.001\,\text{s}$

图 3 - 6　不同时间常数的滤波效果

2. 低通滤波器　　低通滤波器用于衰减信号中的高频成分。生物信号放大器的低通滤波一般设 3 Hz～100 kHz 多挡,供滤去不同高频信号使用。

图 3 - 7 显示了一方波的选用不同滤波频率,信号高频成分被衰减的情况。

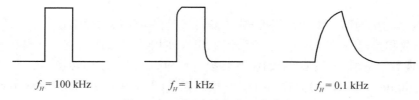

$f_H = 100\,\text{kHz}$　　　　　$f_H = 1\,\text{kHz}$　　　　　$f_H = 0.1\,\text{kHz}$

图 3 - 7　不同滤波频率的滤波效果

3. 信号滤波　　在交流耦合输入方式下,生物信号经高通滤波器输入放大器,信号的低频成分会被衰减,如果高通滤波器的时间常数(下限转折频率)选择不当,信号的有用成分就会失去。在放大生物信号时,如果有高频干扰信号干扰生物信号,并影响观察和测量时,可利用放大器的低通滤波器,上限转折频率从高到低,逐渐降低,使干扰信号对生物信号的观察测量的影响较小时为止。上限转折频率过低,会将有用的信号衰减掉。记录生物信号时,可参考表 3 - 2 选择时间常数和上限转折频率。

表 3 - 2　生物信号记录参数

信 号 名 称	振 幅	时间常数/s	上限转折频率/kHz
坐骨神经动作电位	5～30 mV	0.01～0.1	3～5
减压神经传入冲动	100～500 μV	0.01～0.1	5
膈神经传出冲动	50～300 μV	0.01～0.1	5
植物性神经冲动	50～100 μV	0.01～0.1	3～5
骨骼肌动作电位	5～20 mV	0.01～0.1	3～5
肠平滑肌慢波	2～10 mV	1.5～∞	1
肌电图(EMG)	50～300 μV	0.01～0.1	5
心电图(ECG)	0.1～2 mV	0.1～1.0	1
脑电图(EEG)	30～200 μV	0.3～1.0	1
视网膜电图(ERG)	0.5～1 mV	0.3～1.0	1
神经细胞膜电位	50～100 mV	∞(DC)	10～20
骨骼肌细胞膜电位	50～120 mV	∞(DC)	10～20
心肌细胞动作电位	60～120 mV	∞(DC)	5～10
中枢单位放电(细胞外)	100～300 μV	0.01～0.1	5～10
应变式换能器输出信号	0.01～50 μV	DC	0.1
心音换能器输出信号	0.1～2 μV	0.2～0.02	0.1
脉搏换能器输出信号	1～10 μV	DC	0.1

六、模拟测量与数字测量

血压、张力、体温、动作电位等生物信号从理论上讲大多是连续变化的模拟量,即在时域上是连续的。传统的测量仪器的显示数值都模拟着被测量的变化。由于仪器本身的局限性,显示数值的分辨率只能达到 2～3 位有效数字(如指针式仪表),而且模拟式信号(测量数据)在测量过程中易受噪声干扰的影响而变值。随着数字技术的发展,测量仪器日渐数字化。它使测得的模拟量通过模-数转换为数字量,再利用数字技术和计算机技术来提高测量的精确度、可靠性、灵活性和自动化程度。数字式仪器用数码显示结果,读数方便,不易读错,显示的示值分辨率可达 6、7 位有效数字或更高,而且数字信号(测量数据)采用高-低两个电平编码信号,不易受干扰而出错。

实现数字测量的第一步就是用模-数转换器将模拟量转换为数字量。

1. 模-数和数-模转换器　　电子系统中用来连接数字部件与模拟部件的信息转换装置,以实现数字信号和模拟信号的相互转换的装置,统称为数据转换器。模-数转换器(analog-to-digital converter)简称 A/D,数-模转换器(digital-to-analog converter)简称 D/A。数据转换器用途很多。

2. 数据转换器的主要指标　　模-数转换器和数-模转换器的主要指标有转换时间(转换速度)、转换电平、精度、分辨率等。根据使用对象的不同,转换设备有通用型、高性能型、高分辨率型、高速型。

(1) 分辨率　　模-数转换器的分辨率用位数表示,位数越高,分辨率越强,转换绝对精度也越高,转换的数字量越接近模拟量。16 位模-数转换器,转换绝对精度可达满表值的 0.025%。如 12 位 A/D,转换电平为 ±5 V,则分辨率为:

$$分辨率 = \frac{\pm 5\ V}{2^{12-1}} = \frac{\pm 5\ V}{2\ 048} = \pm 2.44\ mV$$

(2) 转换时间　　模-数转换过程需要一定时间 τ,即模-数转换器的采样时间和转换时间。τ 值正比于转换位数 n。实际使用中,τ 应与被测之量的变化率(dv/dt)相适应。根据采样定律:

$$采样频率 \geqslant 信号频谱中的最高频率的 5 \sim 10 倍$$

$$采样频率 = \frac{1}{采样时间}$$

模-数转换器的采样时间是一个不变的值,而仪器的采样时间可使用软件和硬件延迟技术进行设置,仪器的最小采样时间总是大于或等于模-数转换器的标称时间。

生物信号模-数转换时,采样频率取信号频谱中的最高频率的 10 倍可获得比较好的效果。如心电信号频谱中的最高频率为 100 Hz(高频心电信号除外),用 1 000 Hz 的采样频率,即 1 ms 的采样时间,转换得到的数字量保留心电信号绝大部分信息。

（陆源，厉旭云）

第二节 微机生物信号采集处理仪

近年来随着计算机技术的迅猛发展和普及,信号实时采集处理技术日趋成熟,生物信号采集处理仪器已在机能学实验室得到普及应用。一台生物信号采集处理仪往往具有对多个生物信号放大、记录、信号输出和刺激输出的功能,有的还具有对信号进行滤波、微分和积分的功能,生物信号采集处理仪能替代机能学教学实验室中使用的前置放大器、示波器、记录仪、监听器和刺激器,甚至可替代微分器和积分器。生物信号采集处理仪能对采集的信号进行自动分析、变换、频谱等分析。生物信号采集处理仪大大简化了实验室仪器设备,提高了实验效率,为深化现有实验和开设新的实验提供了非常好的实验平台。

生物信号采集处理仪由硬件与软件两大部分组成。硬件主要完成对各种生物电信号(如心电、肌电、脑电)与非电生物信号(如血压、张力、呼吸)的调理、放大,并进而对信号进行模/数(A/D)转换,使之进入计算机。软件主要用来对信号调理、放大、A/D转换的控制及对已经数字化了的生物信号进行显示、记录、存储、分析处理及打印。

第三节 RM6240 多道生理信号采集处理系统

一、系统特点

RM6240 多道生理信号采集处理系统是一个系列产品,有多种型号,其中 RM6240B/C 型是国产同类仪器系统唯一的可用于人体的医疗仪器级产品。

RM6240 多道生理信号采集处理系统适用于 Windows 操作系统,共享 Windows 资源。

仪器采用 12 位 A/D 转换器,采样频率 400 kHz,USB 接口,仪器全程控。

RM6240 多道生理信号采集处理系统有 4 个输入阻抗 100 MΩ 信号输入通道,频率响应为 DC～30 kHz,每一通道的放大器均可作生物电放大器、血压放大器、桥式放大器使用,还可作肺量计(配接流量换能器)、温度计(配接温度换能器)、pH 计(配接 pH 放大器),具有记滴、监听、全隔离程控刺激器(刺激器自带刺激隔离器)功能,6240C 型有符合国际标准的 12 导联转换器,可同时在任意通道观察不同导联的心电波形。另有 4 个模拟通道,可在物理通道和模拟通道对各通道动态地进行微分、积分、频谱分析及相关分析等数据处理。系统可同时处理多种生物信号,并具有实时分析处理、显示记录等多种功能。

二、仪器面板

RM6240 多道生理信号采集处理系统面板见图 3-8。

1. 通道输入接口 通道是模拟信号输入、处理放大、转换成数字信号并被显示记录的物理通路。RM6240 多道生理信号采集处理系统有四个物理通道,可同时处理放大和记录四路信号,四个物理通道输入接口采用五芯航空插座,插头与插座有对应的凹凸槽。

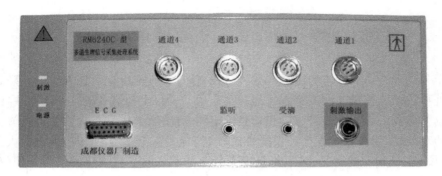

图 3-8　RM6240 多道生理信号采集处理系统面板

2. 刺激输出接口　　输出刺激电压或电流,刺激波形为方波。

3. 受滴器输入接口　　用于插入受滴器,记录液体的滴数。该接口也可用于外触发。

4. 监听输出接口　　接有源音箱可监听第 1 通道信号的声音。

5. ECG 接口　　接 ICE 标准导联线,可观察记录 12 导联心电图。

三、软件窗口界面

RM6240 多道生理信号采集处理系统软件界面如图 3-9 所示,可划分为 6 个功能区:

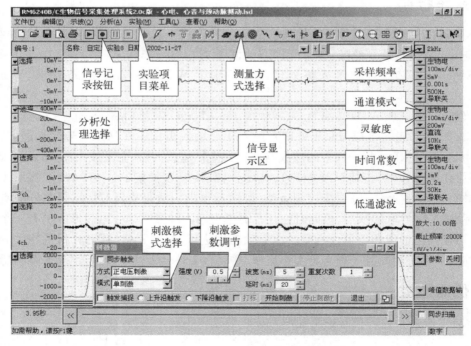

图 3-9　RM6240 多道生理信号采集处理系统软件窗口

1. 菜单条　　显示顶层菜单项。选择其中的一项即可弹出其子菜单。

2. 工具条　　工具条的位置在菜单条的下方。工具条提供了仪器基本功能的快捷按钮。

3. 参数设置区 位于窗口的右侧。有"采样频率"及各通道的"通道模式"、"灵敏度"、"时间常数"、"滤波"、"扫描速度"等功能键,选择各功能键可调节各通道的参数。

4. 数据显示区 实验数据以波形的形式显示于该区域内。

5. 标尺及处理区 该区显示各通道的通道号及对应信号量纲的标尺。鼠标点击"选择"按钮,弹出菜单,有对应通道定标、标记显示、分析测量、数据处理等功能选项。

6. 刺激器 程控刺激器为一弹出式浮动窗口,该刺激器可满足各种实验刺激的需要。

四、基本功能及使用

(一)仪器参数及设置

1. 仪器参数的快捷设置方法

仪器本身及实验室事先已将大多数实验项目的参数进行了预先设置,实验时仅需打开相应的实验项目,就可进行实验,无须进行各项参数设置。操作方法:系统软件启动后,在"实验"菜单选择所需实验项目或"自定义实验项目"(图 3 - 10),实验项目选择完成后,系统自动将仪器参数设置为该实验项目所要求的状态。

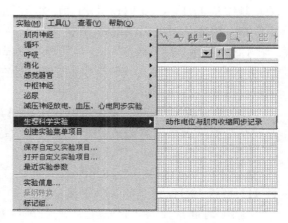

图 3 - 10 参数的快捷设置方法

2. 仪器参数的通用设置方法

(1)通道模式选择 点击"通道模式",在下拉菜单中选择记录的信号形式(图 3 - 11)。

通过通道模式选择使各通道的放大器成为生物电放大器或桥式放大器或呼吸流量放大器等,如作血压实验时,应选择血压模式,并根据习惯选择血压单位。系统软件启动后,首先进行通道选择。根据信号输入的物理通道,在系统软件窗口选择对应的信号显示记录通道,关闭不使用的通道。

(2)交、直流耦合及时间常数设置 直接点击"时间常数"按钮,在下拉菜单中选择(图 3 - 11)。

时间常数键用于调节放大器高通滤波器的时间常数。高通滤波器用来滤除信号的低频成分,时间常数代表放大器低频滤波的程度,如 1 s、0.1 s、0.01 s、0.001 s 分别对应放大器的下限截止频率约为 0.16 Hz、1.6 Hz、16 Hz、160 Hz。时间常数越小,下限截止频率就越高,亦即对低频成分的滤波程度越

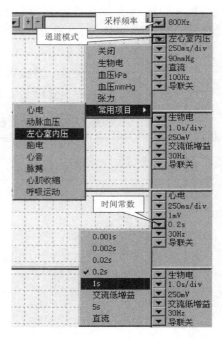

图 3 - 11 通道模式和时间常数设置

大。当选择直流时,系统对信号的低频和直流成分不进行衰减。信号的有效成分频率越高,应选择的时间常数越小,有效信号频率低时,应选择大的时间常数或选择直流,如作胃肠电实验时选择 5 s 的时间常数,作张力记录时选择直流等。根据信号的交、直流特性,选择交流或直流耦合,引导细胞外生物电信号一般采用交流(AC)耦合方式,根据信号低频特性选择时间常数。引导细胞内生物电信号和记录应变式换能器的信号采用直流(DC)耦合方式。

(3) 采样频率　"采样频率"(图 3-11)在下拉菜单中选择。"采样频率"是指系统每秒采集数据个数,如采集频率 100 kHz 表示系统以 100 000 点/秒的速度采集数据。系统采集频率从 1 Hz～100 kHz 共 21 挡,实验时应根据信号的频率选择合适的采集频率,采集频率一般取信号最高频率的 10 倍。

(4) 灵敏度　"灵敏度"在下拉菜单中选择(图 3-12)。系统可对小信号进行放大,调节灵敏度使信号在显示区有适当的幅度以便观察和分析。

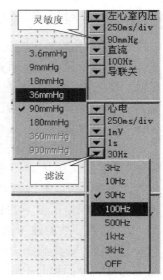

(5) 滤波频率　点击"滤波"按钮(图 3-12)进行选择。滤波是用来滤除信号的高频成分。当信号有效成分的频率较低时,应选择低的滤波频率,以滤除高频干扰。如观察脉搏波时,选择 10 Hz 的滤波,代表此时放大器的上限截止频率为 10 Hz,可将 10 Hz 以上的各种干扰滤掉。

上述"时间常数"和"滤波频率"均指硬件实现的高通和低通滤波的参数。该仪器还具有数字滤波功能,当需要更宽的滤波范围,或者在实验以后需对滤波效果进行调整时,可以使用数字滤波功能。该功能在效果上与硬件滤波相当,但需消耗计算机的系统资源,并会产生延时,因此更适合于在实验后处理波形时使用。

基本实验项目的仪器参数设置参见表 3-3 RM6240 多道生理信号采集处理系统实验项目参数设置表。

图 3-12　灵敏度和滤波设置

表 3-3　RM6240 多道生理信号采集处理系统实验参数设置

实 验 名 称	实 验 参 数					
	采样频率	扫描速度	灵敏度	时间常数	滤 波	50 Hz 陷波
蟾蜍神经干电生理	100 kHz	0.2 ms/div	5 mV	0.02 s	3 kHz	关
骨骼肌收缩	400 Hz	1 s/div	50 g	直流	100 Hz	开
肌肉电兴奋与机械收缩	20 kHz	10 ms/div	2 mV	0.02 s	3 kHz	关
		10 ms/div	50 g	直流	30 Hz	
蛙心期前收缩—代偿间歇	400 Hz	1 s/div	3 g	直流	10 Hz	开
蛙心灌流	400 Hz	2 s/div	3 g	直流	10 Hz	开
兔动脉血压	800 Hz	500 ms/div	12KPa	直流	30 Hz	关
心肌细胞动作电位	100 kHz	80 ms/div	50 mV	直流	3 kHz	开
心电图	4 kHz	200 ms/div	1 mV	0.2～1 s	100 Hz	开
脉搏	800 Hz	250 ms/div	25 mV	直流	10 Hz	开

（续表）

实　验　名　称	实　　验　　参　　数					
	采样频率	扫描速度	灵敏度	时间常数	滤　波	50 Hz 陷波
减压神经放电	20 kHz	80 ms/div	50 μV	0.001 s	3 kHz	开
呼吸运动调节	800 Hz	1 s/div	50 mL/s	直流	10 Hz	开
膈神经放电	20 kHz	80 ms/div	50 μV	0.001 s	3 kHz	开
消化道平滑肌的生理特性	400 Hz	2 s/div	3 g	直流	10 Hz	开
大脑皮层诱发电位	20 kHz	10 ms/div	50 μV	0.02 s	100 Hz	开
肌梭放电	40 kHz	40 ms/div	50 μV	0.002 s	3 kHz	关
耳蜗生物电活动	100 kHz	40 ms/div	100 μV	0.02 s	1 kHz	开
中枢神经元单位放电	20 kHz	80 ms/div	50 μV	0.002 s	1 kHz	关
脑电图	800 Hz	250 ms/div	50 μV	0.2 s	10 Hz	开

（二）信号记录

1. 信号记录快捷按钮如图 3-13 所示，四个按钮的功能分别是：

（1）示波按钮　启动示波按钮，信号实时动态地显示在"信号显示记录区"内，此时可进行系统参数设置、"采样频率"调节、打开"实时显示"、定标等操作。但系统不保存数据。

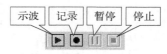

图 3-13　示波记录按钮

（2）记录按钮　启动记录，信号实时动态显示在"信号显示记录区"内同时将数据保存在计算机硬盘上。

（3）暂停按钮　点击暂停按钮，停止数据采集存盘，屏幕显示暂停前所采集的数据。如再点击记录，信号继续采集存盘于同页内。屏幕显示新采集的数据。

（4）停止按钮　点击停止按钮，停止数据采集和存盘，并将已经记录的数据静态地显示于"信号显示记录区"。如再点击记录，信号将换页显示和存盘（可用键盘上的"Page Up"和"Page Down"键显示各记录页）。

2. 同步触发记录　　打开刺激器窗口（图 3-14），选中"触发同步"功能，此时记录观察信号需要点击"开始刺激"按钮，信号从左至右显示一"屏"。信号显示的"屏"数由"重复次数"决定。选中"记录当前波形"功能，信号同步显示和存盘。每一"屏"波形存放一子文件。

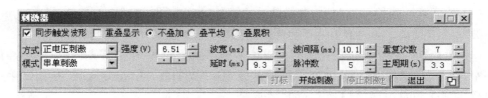

图 3-14　刺激器窗口

（三）刺激器功能及设置

需要对实验对象进行刺激时，可打开刺激器（图 3-14），选择刺激方式，调节刺激参数,设置完成后,启动"刺激"按钮,刺激器按设定的刺激方式和刺激参数输出刺激脉冲。

1. 功能选项

(1) 同步触发　一旦选择同步触发,系统采集信号和刺激器发刺激脉冲同步进行,每发一次刺激,系统采集并显示一屏波形。

(2) 记录当前波形　选中此项,系统以子文件形式保存当前屏幕波形。每点击一次该键,即保存一屏波形,子文件以数码号 1、2、3…编号。可通过键盘上的"Page Up"和"Page Down"键依次查看各子文件的实验波形。在退出系统前,若选择保存命令保存实验结果,系统将全部子文件保存在同一文件内。

(3) 不叠加　每发一次刺激,显示一屏最新采集的原始波形。

(4) 叠平均　每发一次刺激,以当前采集的一屏波形和此前同步采集的所有波形叠加平均再显示。

(5) 叠累积　以当前采集的一屏波形和此前同步采集的波形叠加后再显示。

(6) 开始刺激按钮　点击按钮,刺激器按设定的刺激方式和刺激参数发出刺激脉冲。

(7) 停止刺激按钮　点击按钮,刺激器停止发出刺激脉冲。

2. 刺激参数　　刺激器输出的刺激脉冲的波形是方波。刺激器的基本参数如下(图 3-15):

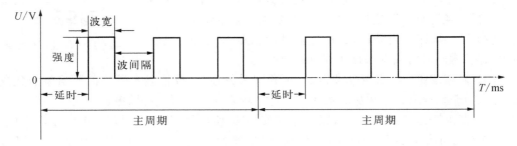

图 3-15　刺激脉冲参数图

(1) 强度　输出脉冲的电压或电流的强度。脉冲电压范围为 0~50 V,0~10 V 内以步长 0.005 V 增减,10~50 V 内以步长 0.05 V 增减。脉冲电流范围为 0~10 mA。

(2) 波宽　单个脉冲(方波)高电平的持续时间,即刺激的持续时间,波宽可在 0.1~1 000 ms 调节。

(3) 波间隔　连续脉冲刺激,刺激脉冲之间的时间间隔,波间隔在 0.1~1 000 ms 调节。波间隔与波宽之和的倒数可理解为刺激频率,调节范围为 1~3 000 Hz。

(4) 主周期　刺激器以周期为时间单位输出序列脉冲,一个主周期内,刺激脉冲可以是一个、数个,甚至数百个,且波间隔可因需设定。"周期数"或"重复次数"是指以主周期为单位序列脉冲的循环输出次数,如"主周期"＝1 s、脉冲数＝3、"延迟"＝5 ms、"波间隔"＝200 ms、"波宽"＝1 ms、"强度"＝1 V、"重复次数"＝7,点击"刺激按钮",刺激器在 1 s 内发出强度为 1 V、波宽为 1 ms 的 3 个脉冲,脉冲的时间间隔为 200 ms,第一个脉冲在开始刺激的第 5 ms 发出。如此重复 7 次。主周期、延迟、波宽、波间隔和脉冲数设置要符合:主周期(s)＞延时(s)＋[波宽(s)＋波间隔(s)]×脉冲数。

（5）脉冲数　刺激器在设定的时间内发出刺激脉冲的个数。

（6）延迟　延迟是指刺激器启动（触发脉冲）到刺激脉冲输出的延搁时间。在触发同步记录时，延迟可用来调节反应信号在屏幕上的水平位置。

3. 输出方式　刺激器有恒压（电压）和恒流（电流）两种输出方式，刺激脉冲的波形是方波，恒压输出方式有正电压和负电压两种脉冲，恒流输出方式也有正电流和负电流两种脉冲。

4. 刺激模式　将刺激脉冲按一定的主周期、脉冲数、波间隔等参数编组成某种特定脉冲序列，这种特定脉冲序列称刺激模式。该仪器基本的刺激模式如图 3-16 所示，可适用各种实验的需要。

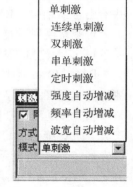

图 3-16　刺激模式

（1）单刺激　一个主周期内输出一个刺激脉冲，可调节参数有强度、波宽、延时、主周期、重复次数。可采用同步触发的方式记录。该刺激模式常用于神经干动作电位、骨骼肌单收缩、期前收缩、诱发电位等实验。

（2）连续单刺激　主周期等于 1 s，无限循环的连续刺激，一个主周期内输出的脉冲数等于频率，脉冲的波间隔相等。该刺激模式常用于刺激减压神经、迷走神经，刺激频率对骨骼肌收缩的影响实验。

（3）双刺激　一个主周期内输出两个刺激脉冲，可调节参数有强度、波宽、延时、波间隔、主周期、重复次数。可采用同步触发的方式记录。该模式常用于骨骼肌收缩、不应期测定等实验。

（4）串单刺激　一个主周期内输出一系列刺激脉冲，序列脉冲的脉冲数为 3～999 个，可调节参数有强度、波宽、延时、波间隔、主周期、脉冲数、重复次数。可采用同步触发的方式记录。该刺激模式常用于刺激减压神经、迷走神经，刺激频率对骨骼肌收缩的影响实验。

（5）定时刺激　在设定的刺激持续时间内，刺激脉冲按设定的频率输出，常用于观察同一刺激时间内，不同刺激频率的刺激效果。如刺激减压神经、迷走神经，刺激频率对骨骼肌收缩的影响实验。可调节参数有延时、波宽、幅度、刺激时间、频率、主周期、重复次数。

（6）强度自动增减　单刺激或双刺激模式下，刺激强度从首强度按强度增量自动递增或递减至末强度。该模式常用于刺激强度与反应自动测定实验。

（7）频率自动增减　连续单刺激和定时刺激模式下，刺激频率从首频率按频率增量自动递增或递减至末频率。该模式常用于刺激频率与反应自动测定实验。

（8）波宽自动增减　单刺激和连续单刺激模式下，刺激波波宽从首波宽按波宽增量自动递增或递减至末波宽。该模式常用于基强度和时值自动测定实验。

（9）串双刺激　由两个刺激脉冲组成一个脉冲组，一个主周期内可输出数个至数百个脉冲组，可调节参数有强度、波宽、延时、波间隔、频率、组数、主周期、重复次数。

（10）连续双刺激　连续双刺激与串双刺激作用基本相同，主周期内的脉冲组数用频率表示。

(11) 高级功能　可根据需要将不同主周期、强度、波间隔、脉冲数等刺激模式组成刺激序列,构成功能强度的程控刺激器。

(四) 数据分析测量

微机生物信号采集处理系统将采集到的数据以波形的形式实时显示于屏幕上,系统可实时分析处理数据并显示主要生理指标数据,对已存盘的数据可进行可视化分析处理并给出各项指标。RM6240 多道生理信号采集处理系统提供信号动态实时分析测量和静态分析测量两种功能。

1. 通用测量工具

RM6240 多道生理信号采集处理系统数据分析测量工具见图 3 - 17,作用及使用方法分述如下:

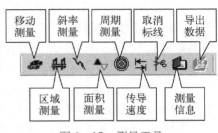

图 3 - 17　测量工具

(1) 移动测量　鼠标器左键点击压下移动测量工具。选择绝对测量,鼠标移动到信号的某一点,系统在通道左上角显示该点的时刻和幅度;选择相对测量,鼠标在信号区用左键点击某一点作为参照点(基准),再移动鼠标器到信号的另一点,系统在通道左上角显示该点以参照点为基准的相对时间和幅度。

(2) 区域测量　鼠标器左键点击压下区域测量工具,用鼠标在需要测量的区域两端各点击一次打上标志线,则系统自动完成该区域数据分析测量和计算,并将对应该信号的生理指标(如平均收缩压、平均舒张压、平均脉压、心率、dP/dt、$t - dP/dt_{max}$ 等)导入数据板,数据板自动开启。

进行区域测量时,鼠标在信号区移动,系统自动在通道左上角显示鼠标箭头所在位置的时刻及幅度值;此时可将鼠标用作移动标尺。在需测量的区域内点击第一点之后,系统将给出鼠标当前点与第一点的相对时间差与幅度差,此时可作相对测量。点击第二点后,将得到区域测量结果。

(3) 斜率测量　鼠标移动到信号的某一点,系统就在屏幕上显示该点的斜率。

(4) 面积测量　选择面积测量工具后,界面出现"面积参数设置"的对话框,有三种方式可供选择,即正波方式(计算零线以上波形的面积)、负波方式(计算零线以下波形的面积)和绝对值方式(计算整个波形的面积)。方式选定后,用鼠标在需要测量的区域两端各点击一次即可完成该区域的面积测量。

(5) 周期测量　用鼠标左键在若干个连续的周期波的相同位置各点击一次,然后点击鼠标右键,系统即自动测量出若干个波的平均周期、频率和波动率。例如:在一段波形上选择两个连续的波峰(或波谷)各点击一次,这时再点击鼠标右键即可测量出这段波形的周期、频率和波动率。

(6) 传导速度测量　用鼠标左键选择传导速度测量工具,在对话框中输入引导电极间距离,选择"自动测量",系统在数据板上显示:传导时间、电极距离和传导速度;若选择"手动测量",则用鼠标器在两动作电位起始点各点击一次(也可选同一动作电位的刺激伪迹和动作电位的起始点),系统在数据板上显示:传导时间、电极距离和传导速度。

(7) 取消标志线 在进行上述各种测量时,会留下各种测量标志线,点击该键即可清除所有的标志线。

(8) 测量信息 点击测量信息工具,打开或关闭"数据板"。测量数据显示于"数据板"的"测量数据显示框"内,数据板除"测量数据显示框"外,还带有数据操作工具(图 3 - 18),其作用和使用方法简述如下:

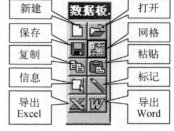

图 3 - 18 数据板工具

新建 清除"测量数据显示框"中的数据,并新建文档(尚未保存的数据将丢失)。

打开 在"测量数据显示框"中打开以文本文件保存的测量数据。

存盘 将"测量数据显示框"中以文本(. txt)文件形式保存。

网格 数据显示在网格中。

复制 选取所需数据,点击该键将数据复制到"剪贴板"。使用 Office 等文档中"粘贴"功能便可将数据复制到文档中,也可粘贴到本系统的实验信息栏。

粘贴 可将复制的内容粘贴到"测量数据显示框"中。

信息 选中"测量数据显示框"中的数据(测量数据或用户编写的文字),点击该键,所选数据粘贴到"实验信息"的"实验评注"中。

标记 选择"测量数据显示框"中的信息,点击该键,被选中的信息进入"标记输入框"。可作标记之用。

导出 Excel "测量数据显示框"中的所有信息以 Excel 文件格式导出。

导出 Word "测量数据显示框"中的所有信息以 Word 文件格式导出。

(注:在"测量数据显示框"内输入文字时,请使用"Ctrl + Enter"实现回车。)

2. 分析测量 点击"标尺和处理区"中"选择"按钮,出现一下拉式菜单,菜单分四个功能块,依次为标定、标注显示、分析测量和数据处理。此处先介绍分析测量(标定、标注显示和数据处理功能之后介绍)。分析测量即对记录信号进行分析处理并计算出各项生理指标。分析测量有实时分析测量和静态分析测量两种。

实时测量也可称在线分析测量,即指系统实时监测显示实验对象的主要观察指标,同时采集和保存信号数据。静态测量也可称离线分析测量,即系统在数据记录完毕后,对数据进行分析。

(1) 通用实时测量 选择该项中的"全屏",在相应的通道左上部将实时显示当前屏波形的数据的最大值、最小值、平均值和峰峰值。选择该项中的"快速",则显示两大格内最新波形的数值。

(2) 专用实时测量

心率和呼吸率 实时显示波动率(频率)或间期(周期)。选中波动率/间期选项后,在所选通道用鼠标左键确定基线,系统即自动计算出当前屏信号的平均波动频率或间期。

血压、心室内压、肌肉收缩 选中所选测量项目后,在弹出的对话框中输入测量时间长度(应大于 4 个信号周期),系统将定时在所选通道左上角显示上述时间间隔内的测量结果。

(3) 专用静态测量　用于张力、压力、呼吸、分析生物电的多指标的分析测量。

(4) 专用静态统计　该测量功能可对较长时间区间内的数据进行自动测量和统计，测量的指标有"放电事件统计"、"波动率/间期"、"放电事件概率调节"、"血压平均值"、"血压原始值"、"左心室内压平均值"、"左心室内压原始值"。

(5) 波动率/间期测量　用于测量当前屏信号的平均波动频率或间期，如对心电，波动率代表心率，对呼吸代表呼吸率等。

(6) 心电测量　选择该项中的"心率自动测量"，且通道模式设置为"心电"，记录心电图时，在通道左上部分实时显示心率。

(五) 数据处理

用数学的方法对观察记录的生物信号进行分析计算和处理，给出分析计算结果或衰减信号中的某些成分。

1. 微分分析　对信号进行微分计算，并将计算结果以波形形式显示于物理通道或模拟通道中。微分分析可在实时或静态下进行。在微分分析的对话框中，放大倍数用于调节微分波的幅度。高频截止频率用于调节微分通道的数字滤波截止频率，以滤除微分波中不需要的高频信号。

2. 积分分析　对信号进行积分分析，并将计算结果以波形形式显示于物理通道或模拟通道中。积分分析可在动态或静态下进行。如果选择时间回零，则在到达规定时间后重新从零值开始积分，如果选择满度归零，则在积分值积至满度值后，重新从零值开始积分。

3. 频率谱分析　对信号进行频率谱分析，即对某一通道内的频率成分进行分析。值得注意的是：输入信号频率应低于采样频率的二分之一。

4. 相关图分析　对信号进行相关图分析，此时该通道相当于 X–Y 记录仪。

5. 原始波形　显示通道原始波形，即退出微分、积分、相关等状态回到原始状态。

6. 直方图分析

(1) 面积直方图　对信号进行面积直方图处理，每一直方的高度反映了该直方时间段内原始波形的面积(由积分方式可确定正面积、负面积或绝对面积)，直方图可用于对放电波形进行各时间段内的放电强度分析。参数中，放大倍数用于调节直方图的幅度。对正面积和负面积积分方式，可用鼠标在通道内确定阈值线位置，此时小于阈值的面积作为基础值被扣除。

(2) 频率直方图　对信号进行频率直方图处理，每一直方的高度反映了该直方时间段内，处于单阈值线之上或双阈值线之间的信号脉动频率，可用于对放电波形进行各时间段内的放电频率分析。

7. 数字滤波　对生物信号进行数字(软件)滤波。数字滤波有"低通"、"高通"、"带通"和"带阻"四种滤波模式。数字滤波处理后通过选择"原始波"选项可恢复原始信号。

8. 零相移滤波

零相移滤波器采用有限冲击滤波法(FIR)滤波器的设计，提供了 8 种滤波窗函数，可以让用户自己设计所需的滤波器。该滤波器适用于静态分析。

五、标记

在实验过程中,对实验对象的反应及各种处理进行标注,有利于准确地进行实验数据的整理。快捷地对数据进行浏览和标记搜索,可大大提高实验数据整理的效率。RM6240多道生理信号采集处理系统具有灵活的信号标记及方便快捷的数据浏览和标记搜索功能。

(一)字符标记

如图 3-19 所示,以"字符标记输入、显示框"中的字符进行打标。在标记类型的下拉菜单中选择"字符标记",在"字符标记输入、显示框"输入字符,在记录状态下点击"打标记"按钮即可在每个通道上同时打上字符标记。

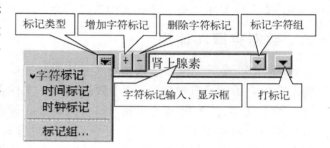

图 3-19 字段标记功能区

1. 字符标记输入　鼠标器移动到"字符标记输入、显示框"点击,即可输入字符。

2. 标记组　系统内置了 12 个实验项目的字符标记组和 12 个用户定义实验项目标记组,并可对内置字符标记进行增删。在"标记类型"下拉菜单中选择"标记组"即可选择实验项目标记组。选择完毕,实验项目标记组加载到"字符标记库",点击"标记字符组"按钮,在"字符标记库"中选择要标记的字符标记即可。

3. 字符标记增删　点击"增加字符标记"按钮,在弹出的输入框能输入字符,按"确定"按钮,字符就添加到"字符标记库"。点击"字符标记组"按钮,在"标记字符库"中选中某一字符标记,该字符显示于"字符标记输入、显示框",点击"删除字符标记"按钮,该字符标记即被删除。

4. 右键打标法　用鼠标右键(记录、暂停或分析状态)在记录波形的任意位置点击,标记即被打在点击处。

5. 修改标记　在已有标记的周围用右键点击,在弹出的移动菜单选择"修改"项,并在弹出的对话框中输入新标记字符,按"确定"新标记字符替代了原标记。

6. 删除标记　在已有标记的周围用右键点击,在弹出的移动菜单选择"删除"项,标记即被删除。

7. 重叠标记　在已有标记的周围用右键点击,在弹出的移动菜单选择"打标"项,右键点击处添加新的标记。

(二)时间标记

以当前记录时间(起始记录时间为 0 秒)为标记进行打标。系统在记录状态,在"标记类型"下拉菜单中选择"时间标记"。在需要标记时刻,用鼠标右键在记录波形的任意位置点击,时间标记即被打在点击处。

（三）时钟标记

以计算机的时钟为标记进行打标。系统在记录状态，在"标记类型"下拉菜单中选择"时钟标记"，在弹出的对话框中输入标记的间隔时间，并选中"自动打标"，点"确定"，系统按设定的时间间隔在各记录通道打上计算机的时钟标记。

（四）显示刺激标注

刺激器发出刺激脉冲的同时系统自动记录刺激脉冲参数，在"标尺和处理"下拉菜单，选择显示刺激标注菜单，刺激参数罗列其中，选中一个参数或几个参数组合，被选中的刺激脉冲参数即显示于每一刺激发出的时间点上。

六、数据存取和输出

RM6240 多道生理信号采集处理系统的数据以文件的形式保存于计算机硬盘上，一个数据用同一文件名保存于两个文件，其扩展名分别是 .lsd 和 .dat，lsd 是系统信息文件，dat 是数据文件，文件存取操作的对象是 lsd 文件。数据的存取操作与 Windows 系统的文件操作相同，其命令和快捷键也相同。文件操作菜单见图 3－20。

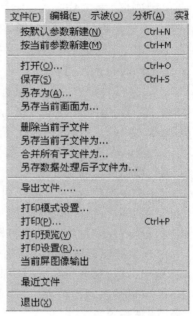

图 3－20　RM6240 文件菜单

（一）数据的存储

1. 新建命令

（1）按默认参数新建　按系统设置参数建立一个数据文件。

（2）按当前参数新建　按当前实验设置的参数或当前打开的数据文件参数建立一个数据文件。

2. 打开　　打开一个已存储的数据文件。

3. 保存　　将记录的数据或经过处理的数据保存到当前路径的文件名。

4. 另存为　　改变当前路径或文件名存储数据。

5. 存当前画面为　　保存当前屏幕显示的波形。

6. 删除当前子文件　　间断记录情况下，系统将一次记录开始到停止阶段所记录的数据作为一个数据片断，并存储在一个子文件中。一项实验进行 n 次记录和停止操作，就有 n 个数据片断和子文件。子文件的编号显示于左上角工具栏的下方。当记录文件包含多个子文件时，该功能用于删除当前屏所在的子文件。

7. 另存当前子文件为　　当记录文件包含多个子文件时，该功能可将当前屏所在的子文件存为一个新的记录文件，以便以后单独使用。

8. 合并所有子文件为　　当记录文件包含多个子文件时，该功能用于将所有的子文件按编号顺序合并为只有一个子文件的新记录文件（注意：各子文件的采样频率、通道数目、扫描速度、灵敏度、时间常数、导联项目等参数必须一致）。

9. 另存数据处理后子文件为　　当记录文件包含多个子文件时,该功能可将当前屏经过数据处理后(滤波、微分等)的数据片断存为一个新的记录文件。

(二) 数据的输出

1. 导出文件　　该项功能可以导出当前子文件中任意通道的数据以数据文本文件(＊.txt)和参数文本文件(＊.doc)形式保存。"数据文本"记录波形数据的时刻和对应该时刻的数值,并可以用于 Matlab、SPSS、SAS 等著名的数据分析软件进行分析;"参数文本"记录波形数据所在通道的采样频率、时间常数、灵敏度、滤波常数和导联方式。

2. 数据打印

(1) 打印模式设置　　选中该菜单,在弹出的"打印模式设置"框中可设置需要打印的通道、数据打印范围和相同数据的打印份数等。

1) 打印通道设置　　选择需要打印数据的通道。

2) 当前屏多块打印　　将当前屏选中通道的数据打印在一张 A4 纸上,拷贝数在"打印块数"中选择。

3) 当前屏整体打印　　将当前屏选中通道的数据打印在一张 A4 纸上。打印的份数为 1。

4) 区域打印　　将当前屏选中通道中的一个区域里的数据打印在一张 A4 纸上,拷贝数在"打印块数"中选择。

5) 多通道连续屏打印　　打印当前子文件被选中通道的数据,以当前屏数据为打印的第一页,每屏数据打印一页(一张 A4 纸),连续打印至数据结束,每屏数据宽度由扫描速度决定。

6) 单通道连续屏打印　　打印当前子文件被选中一个通道的数据,以当前屏数据为打印的第一页,每屏数据打印一页(一张 A4 纸),连续打印至数据结束,每屏数据宽度由扫描速度决定。选择多行,每屏数据在一页纸上打印 4 份拷贝。

(2) 打印预览　　在屏幕显示被打印数据的排版格式,打印前一定要"打印预览",如果对排版格式和打印份数不满意,可在"打印模式设置"重新设置。

(3) 打印　　将数据输出到打印机进行打印。

(4) 打印设置　　一般情况下,不要改变"打印设置"窗口中的设置。

七、数据编辑

在"编辑"菜单选择"数据编辑"或在工具栏点击"数据编辑"工具"I",系统即进入数据编辑状态,并在屏幕右上角弹出浮动的数据编辑工具小窗口(图 3 - 21)。

1. 数据选取　　鼠标移到欲编辑波形的始端,压下鼠标左键,按住左键并向左或右拖动鼠标至欲编辑波形的末端,释放鼠标器左键,欲编辑波形的背景呈黑色。

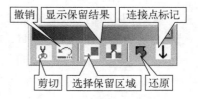

图 3 - 21　数据编辑工具

2. 数据剪切　　用鼠标器点击"剪切"工具,当前选取的数据段即被删除。

3. 撤销剪切　　用鼠标器点击"撤销"工具,恢复上一次被剪切数据(该功能只能撤销一次剪切）。

4. 保留剪切   当数据中只需要少量数据时，选取需要数据，删除其余不需要的数据。其操作方法如下：

（1）选择保留数据   选取一段数据后点击"选择保留区域"工具，以确定一段数据。反复操作即可选取多段欲保留数据段。

（2）显示保留结果   当选取完欲保留数据段后点击"显示保留结果"，即可将所选取的数据段自动连接并显示。

5. 还原   用鼠标器点击"还原"工具，取消所有的编辑，数据恢复到原始状态。

6. 退出编辑   点击"数据编辑"工具"I"，使其弹出，系统退出"数据编辑"状态。

（孙霞，饶芳）

第四节   MedLab 生物信号采集处理系统

一、仪器面板

外置式 MedLab 仪器面板如图 3-22 所示。

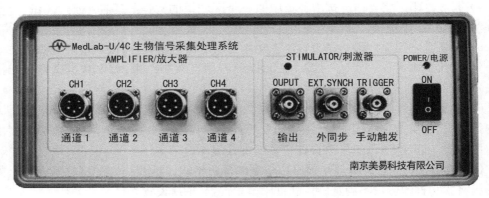

图 3-22   外置式 MedLab 仪器面板

（1）通道输入接口   从左至右分别是通道 1、通道 2、通道 3、通道 4 四个物理通道，四个通道输入端子采用五芯插座。

（2）四个通道的频率范围为 DC～30 kHz，时间常数为 0.08 s、0.8 s、8 s、80 s 程控调节，上限频率为 10 Hz、30 Hz、100 Hz、300 Hz、1 kHz、3 kHz、10 kHz、30 kHz 程控调节。

（3）输出   输出刺激电压，刺激波形为方波。

（4）外同步   外部触发信号输入口，由外部信号控制扫描。

（5）手动触发   手控开关触发器信号输入口，由手控开关控触发器触发扫描。

二、软件窗口界面

MedLab 软件窗口界面如图 3-23，可划分为 6 个功能区：

（1）菜单条   显示顶层菜单项。选择其中的一项即可弹出其子菜单。

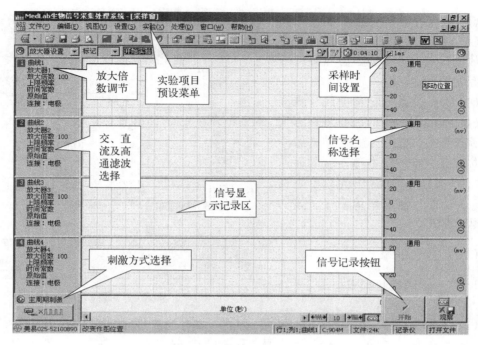

图 3 - 23 MedLab 软件窗口界面

（2）工具条 工具条位于菜单条的下方。工具条提供仪器基本功能的快捷按钮。

（3）数据显示区 该区位于窗口中央,实验数据以波形的形式显示于该区域内。

（4）标尺及处理区 该区位于窗口右面,显示各通道对应信号量纲的标尺,鼠标点击"通用"按钮,弹出信号实时和静态分析功能选项菜单。

（5）信号调节区 该区位于窗口左面,显示各通道号,进行参数设置。

（6）刺激器 刺激器参数设置和刺激控制在窗口左侧底部。

（7）采样时间设置则位于窗口右侧通道标尺区的上方。

三、基本功能及使用

（一）仪器参数及设置

1. 仪器参数的快捷设置方法

通过调用仪器内置的实验项目或配置文件,就可进行实验,无须进行各项参数设置。方法:在软件窗口界面的"实验"菜单选择所需实验项目或在"文件"菜单中,选择"打开配置"菜单,选择实验项目配置文件,系统自动将仪器参数设置为该实验项目所要求的状态。

2. 仪器参数的通用设置方法

（1）信号名称选择 根据输入信号的类型,在窗口界面右侧对应的通道点击"通用"标签,在弹出的菜单中选择"处理方法"。出现处理方法窗,见图 3 - 24。在处理名称栏选择信号名称如"血压",换能器、生理指标等选择,设置完毕,按确定关闭对话框。

（2）根据信号频率选择采样时间。

（3）放大器参数设置　在信号调节区（图3-23），在对应的通道点击打开的放大器设置框，根据信号特性设置时间常数、上限频率、放大倍数。

（4）零点设置　记录基线在直流耦合（换能器）零载荷时和交流耦合情况下偏离零位，需进行调零，使基线回到零位。在采样窗口右侧对应的通道点击"通用"标签，在弹出的菜单中选择"零点设置"，通道基线归零。该功能为数字调零。

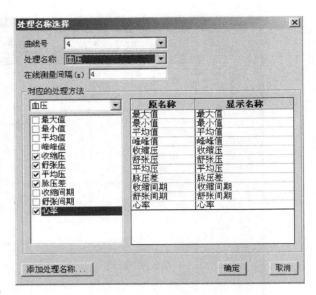

图3-24　处理方法

（二）信号记录

1. 信号记录控制按钮如图3-23所示。

（1）开始/停止按钮　按压"开始"按钮，信号实时动态地显示在"信号显示记录区"内，此时系统按设定的参数记录信号，采集的数据自动储存在预设路径下名为Tempfile.add的文件，保留本次实验数据。为保证数据不丢失，在关闭系统或进行新建文件操作前应将临时文件另存为其他文件名。按压"开始"按钮，按钮变成"停止"。按压"停止"按钮，系统停止采集数据，并显示最后一屏数据。

（2）观察按钮　在系统采集数据时，如果需要保留当前显示段的数据，按下"观察"按钮，第1次按下"观察"按钮，系统自动将数据储存于Temp000.add的临时文件。第2次按下"观察"按钮，数据储存于Temp001.add文件，以此类推。停止记录后，应及时将这些临时文件更名，以防止被新的数据覆盖。

2. 同步触发记录　工具栏左侧第1个快捷键"新建"下拉菜单中选择"示波器"，弹出一示波器采样设置窗口，在"触发方式"栏设置为"刺激器触发"时，此时记录观察信号须点击刺激器的"刺激"按钮，启动系统采集显示信号。也可点击"开始"按钮。

（三）刺激器功能及设置

刺激器的刺激方式选择在软件窗口界面的左下角，点击左侧箭头，弹出的刺激器参数设置框（图3-25），默认刺激方式为"主周期刺激"，可根据需要选择刺激方式及各刺激参数。刺激方式及采集参数请参见本章第三节的刺激功能及设置。

（四）数据分析测量

1. 分析测量设置　根据输入信号的类型，在窗口界面右侧对应的通道点击"通用"标签，在弹出的菜单（图3-24）中选择处理名称

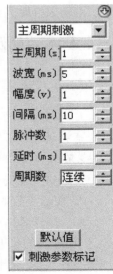

图3-25　刺激器

及指标。

2. 实时分析测量　　按上述方法设置完数据分析测量,系统在记录信号同时在窗口界面的右侧标尺处理区实时显示对应通道信号的主要指标。

3. 静态分析测量工具及使用　　点击工具栏的"观察"快捷键,下拉菜单如图 3-26 所示,功能和使用方法如下:

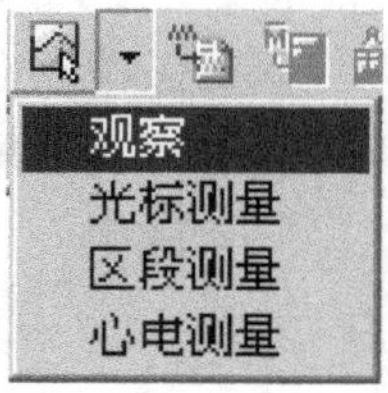

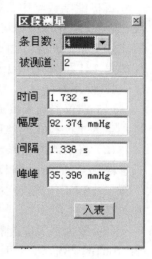

图 3-26　测量工具

(1) 观察　屏幕出现两条虚线,其横线的高度与曲线幅度一致,且右边会提示 Y 的数值;竖线的左右位置随鼠标而动,且右上的小显示框里显示此位置的时间值。

(2) 光标测量　在曲线上单击鼠标左键将出现一道竖线及一个数据报告小框。数据同时列出 X 和 Y 的值。鼠标点到哪儿数据就报到哪儿。在有第一个光标情况下,按住"Shift"键的同时再点曲线的某位置,将报告出此处与第一光标的相对值。

(3) 区段测量　选择此项,在屏幕的右方弹出区段测量结果的报告窗(图 3-27)。提供 4～12 个基本参数。"被测道"是指当前测量的通道。"条目数"和"被测道"选择完成后,用鼠标器在对应的通道的波形曲线上压下左键拖动选中一段波形曲线,鼠标器拖动经过的一段曲线背景色变成蓝色,当鼠标器左键抬起时,该段曲线的指标显示在报告窗中。处理结果入表将测量的数据导出到"数据窗"中。按上述进行分析测量设置,在波形曲线上选取需要的波形,用鼠标器点击"入表"按钮,数据导出到"数据窗",逐一选取需要的数据,每选取一次,点击一次"入表"按钮,数据按测量顺序导出到"数据窗"。点击"数据窗"快捷工具按钮进入"数据窗","数据窗"的表格已填入各项测量指标及依次进入的数据。点击"采样窗"按钮,可返回采样窗。

图 3-27　数据报告窗

四、标记

在顶层菜单下的"标记内容"左侧设置标记字符输入框。输入标记内容,按"新增标记"快捷键打标。其他功能参考用户手册。

五、数据编辑

"数据编辑"工具位于工具栏(图 3-28)。

1. 编辑数据的选取　　打开数据文件,在需要编辑的波形曲线起点压下鼠标器左键并拖动至终点,选取需要编辑的数据段。按下键盘上的"Ctrl"键不放开,同时多次拖动鼠标可选中多段不同段波形曲线。

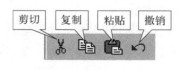

图 3-28　编辑工具

2. 数据复制　　选取需要编辑的数据段后,点击"复制"工具按钮,被选数据段被复制到剪贴板上。

3. 数据粘贴　　在需要粘贴数据的起点用鼠标器左键点击一下,点击"粘贴"工具按钮。复制的波形数据就粘贴到选定的位置。

4. 数据剪切　　选取需要编辑的数据段后，点击"剪切"工具按钮，被选数据段从波形曲线上被删除。

5. 保留粘贴　　按下键盘上的"Ctrl"键不放开，同时多次拖动鼠标选中不同段的波形曲线，选择完成后另存为其他文件名，被选取的波形曲线自动连接并以新数据文件显示。

6. 撤销　　撤销前一次（只有一次）剪切或粘贴操作。

（周新妹，汤伯瑜）

第五节　　721 分光光度计

在机能学实验中常常需要测定一些物质的浓度或含量，如测定血浆中某种药物的浓度、血液二氧化碳分压等。机能学实验常用分光光度计测定物质的浓度或含量，而对有一些比较特殊的对象如血气参数等的测定则需要专用仪器。分光光度计种类很多，但最常用的是 721 型分光光度计。

1. 使用方法

（1）在仪器尚未接通电源时，电表的指针必须位于"0"刻线上，若不是这种情况，则可以用电表上的校正螺丝进行调节。

（2）将仪器的电源开关接通，打开比色皿暗箱盖，选择需用的单色波长，灵敏度选择请参照第 3 项操作，调节"0"电位器使电表指"0"，然后将比色皿暗箱盖合上，比色皿座处于蒸馏水校正位置，使光电管受光，旋转调"100％"电位器使电表指针到满度附近，仪器预热约 20 分钟。

（3）放大器灵敏度有五挡，应逐步增加，"1"最低，其选择原则是保证使空白挡良好调到"100"的情况下，尽可能采用灵敏度较低挡，这样仪器将有更高的稳定性。所以使用时一般置"1"，灵敏度不够时再逐渐升高，但改变灵敏度后须按第 2 项重新校正"0"和"100％"。

（4）预热后，按第 2 项连续几次调整"0"和"100％"，仪器即可以进行测定工作。

（5）如果大幅度改变测试波长时，在调整"0"和"100％"后，稍等片刻（钨灯在急剧改变亮度后需要一段热平衡时间），当指针稳定后重新调整"0"和"100％"即可工作。

2. 仪器使用注意事项

（1）该仪器应安放在干燥的房间内，使用时放置在坚固平稳的工作台上，室内照明不宜太强。

（2）热天时不能用电扇直接向仪器吹风，防止灯泡灯丝发光不稳。

（3）尽量远离高强度的磁场、电场及发生高频波的电器设备。

（4）避免在有硫化氢、亚硫酸氟等腐蚀性气体的场所使用。

第六节　　恒温器和人工呼吸机

在进行哺乳类动物离体器官实验时，给离体组织器官提供在体时的恒温环境是非常重要的。超级恒温器是一种比较好的恒温仪器,能满足离体组织器官生理恒温环境要求。超级恒温器规格型号很多,其主要功能是保持容器内水的温度恒定,用水泵提供恒温水循环。

动物实验常常需对动物进行麻醉,有些麻醉剂有抑制呼吸中枢作用,影响动物的呼吸运动;有些动物实验使用肌松剂,动物不能自行呼吸;做开胸腔手术时,动物的胸腔被打开,肺不能进行扩张和收缩。采用人工呼吸机为动物提供呼吸动力,可保证实验动物呼吸的正常进行。

一、HSS‐1B 型数字式超级恒温浴槽

HSS‐1B 超级恒温浴槽采用数字控制技术,温度采用数字设定,数字显示,操作方便,温度范围为室温～100℃,温度波动度±0.03℃,温度显示分辨率0.1℃,循环水流量6 L/min。该装置既可作痛觉及肠平滑肌等离体器官实验,又可单独作为通用恒温循环浴槽使用。

使用方法

1. 使用前槽内加入清水,水面不得低于工作台面 30 mm,否则通电工作时会损坏加热器。

2. 用胶管连接好灌流装置。

3. 开启"电源"开关。

4. "设定"开关拨向"设定"一侧,旋转温控旋钮至数字显示需要的工作温度。

5. "设定"开关拨向"显示"一侧,此时温控器显示的是当前槽内水的温度。此后温控器进入自动控制状态。

二、HX‐200 动物人工呼吸机

HX‐200 动物人工呼吸机(图 3‐29)主要用于生物医学实验室,可为麻醉、肌松或开胸动物提供机控呼吸。该呼吸机适用动物为:大鼠、豚鼠、仓鼠、兔、猫、猴及小中型狗等常用实验动物。

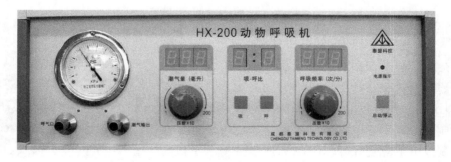

图 3‐29　动物人工呼吸机

(一) 使用方法

1. 准备:主机平置,接上电源,然后将两皮管分别插入潮气输出及呼气口接头。

2. 操作：首先估计实验动物所需潮气量，呼吸频率，呼吸时比，然后操作呼吸机，步骤如下：

（1）打开电源开关。

（2）将吸呼时比、呼吸频率调到所需位置：按下吸呼比下面相应按钮可对吸呼比例进行调节，吸呼比可设定为 1～5 之间的任意比例关系。呼吸频率通过下方旋钮进行调节，顺时针旋转频率增加，逆时针旋转频率减小。

（3）将潮气量调到所需位置：调节方法同呼吸频率的调节。

（4）将三通一头用软胶管与动物气管插管接通，这时即开始作控制呼吸。

（5）当动物进行机控呼吸时，应及时注意观察所选各参数对动物是否合适，在一般情况下，主要是潮气量的选择是否合适，如觉不适，应及时修正。

（二）注意事项

1. 在系统运行中，改变潮气量后，无须按动启动按钮系统即可按最新设置运行。若改变其他参数，则须按启动按钮系统方可运行。

2. 潮气量多数与呼吸频率及呼吸时比的参数之间有一定的关系，如果在实验中需要将后二者进行再一次调整的话，那么应将潮气量输出值重新修正到所需值。

第七节　实验装置和器械

一、换能器

在生物医学中传感器又称为换能器（transducer）。换能器是一种能将机械能、化学能、光能等非电量形式的能量转换为电能的器件或装置。

在生物医学上，换能器能将人体及动物机体各系统、器官、组织直至细胞水平及分子水平的生理功能或病理变化所产生的如体温、血压、血流量、呼吸流量、脉搏、生物电、渗透压、血气含量等非电量转换为电量，然后送至电子测量仪器进行测量、显示和记录。

（一）应变式换能器的工作原理

机能学实验中使用的张力换能器和压力换能器属应变式换能器，这类换能器是根据导电材料在受力变形时，材料电阻率发生变化或其几何尺寸变化使电阻改变的原理制成的。用导电材料制成电阻丝或喷涂于弹性材料上制成电阻应变片（图 3-30），应变片受水平拉力时，应变片的电阻丝长度（L）变长，截面（S）减小。根据 1 式，应变片的电阻（R）增大，同理，应变片受水平压力，其 R 减小。

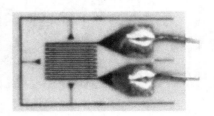

图 3-30　电阻应变片

以张力换能器为例，应变片粘贴在弹性悬臂梁上（图 3-31），贴在梁上面的应变片为

R_1、R_4,贴在梁下面的应变片为 R_2、R_3,用 R_1、R_4、R_2、R_3 构成惠斯登电桥的四臂(图 3 - 32),悬臂梁无外力作用时,$R_1=R_2$,$R_3=R_4$。根据 2 式,输出电压 $U_{out}=0$

$$R = \rho\frac{L}{S} \tag{1}$$

$$U_{out} = E\Big(\frac{R_2}{R_1 + R_2} - \frac{R_4}{R_3 + R_4}\Big) \tag{2}$$

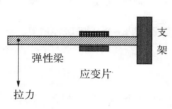 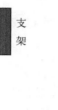

图 3 - 31 张力换能器结构　　　　图 3 - 32 换能器的电桥线路

悬臂梁受力(如向下),悬臂梁向下位移变形,贴在梁上面的应变片(R_1、R_4)受力被拉长,电阻增大,贴在梁下面的应变片(R_2、R_3)受力被缩短,电阻减小,电桥平衡被改变,电桥就输出一个电压,这个电压的值与电阻应变片所受力的大小成比例。力的变化转换成电桥输出电压的变化。测量血压、呼吸的换能器,基本的工作原理与张力换能器相似。

(二)常用的换能器

在机能学实验中,常用的换能器有:

1. 生物电的引导电极　　它能将离子电流转换成电子电流。电极多选用银、不锈钢、铂等材料制成,实验室引导动物心电图时常采用注射器针头作引导电极。

2. 张力换能器(图 3 - 33)　　它能将各种张力转换成电信号。张力换能器有多种规格,根据被测张力的大小选用合适量程的换能器。常用的有 5 g、10 g、50 g 和 100 g 等。

3. 压力换能器　　它能将各种压力如血压、呼吸道气压转换成电信号。压力换能器根据测量对象的不同,可分为血压换能器(图 3 - 34)和呼吸换能器(图 3 - 35),血压换能器用于测量高的压力($-50\sim360$ mmHg),而呼吸换能器用于测量低的压力($-10\sim50$ cmH$_2$O)。

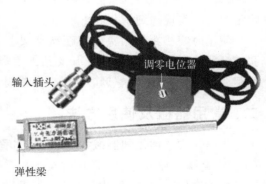

图 3 - 33 张力换能器

4. 流量传感器　　它能将各种流体的流量转换成电信号。此类传感器应用光电或磁电原理工作。

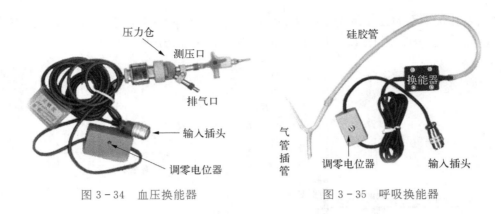

图 3-34　血压换能器　　　　　图 3-35　呼吸换能器

（三）换能器使用注意事项

1. 在使用时不能用手牵拉弹性梁和超量加载。张力换能器的弹性悬臂梁其屈服极限为规定量程的 2～3 倍，如 50 g 量程的张力换能器，在施加了 150 g 力后，弹性悬臂梁将不能恢复其形变，即弹性悬臂梁失去弹性，换能器被损坏。

2. 防止水进入换能器内部。张力换能器内部没有经过防水处理，水滴入或渗入换能器内部会造成电路短路，损坏换能器，累及测量的电子仪器。

3. 压力换能器不能碰撞，应轻拿轻放。压力换能器的内部由应变丝构成电桥，应变丝盘绕在应变架上，应变架结构精密，应变丝和应变架在碰撞和震动时，会发生断丝或变形。

4. 压力换能器施加的压力不能超过其量程规定的范围。换能器的弹性膜片在过载情况下将不能恢复其形变，过载会发生应变丝断丝或应变架变形。

（四）微距调节夹

微距调节夹是张力换能器专用调节夹具。张力换能器用普通双凹夹固定和调节张力时，张力的大小很难控制，而且很容易损坏张力换能器。采用微距调节夹可对张力换能器的张力大小实现精细调节。

使用时将微距调节夹固定在铁支架上，换能器固定杆插入微距调节夹的换能器固定孔，旋紧换能器固定螺母。松开支架固定螺母，根据标本系线的长度，粗调标本与换能器的距离，旋紧支架固定螺母。转动调节螺母，调节标本和换能器系线的张力。

二、常用器械及使用方法

机能学实验常用的器械如图 3-36 和图 3-37 所示，用途如下：

1. 金属探针　　　用于破坏蛙类脑和脊髓。

2. 锌铜弓　　　锌铜弓用金属锌和铜铆接而成，锌铜弓在极性溶液中形成回路时，锌与铜两极产生约 0.5～0.7 V 的直流电压，因此可用来刺激神经和肌肉，使神经或肌肉兴奋。这种刺激仅在锌铜弓与神经或肌肉接触瞬间产生，持续接触不能使神经或肌肉兴奋。

3. 刺激电极　　　刺激电极一般用铜或不锈钢丝制成，两极分别接刺激器输出的正极

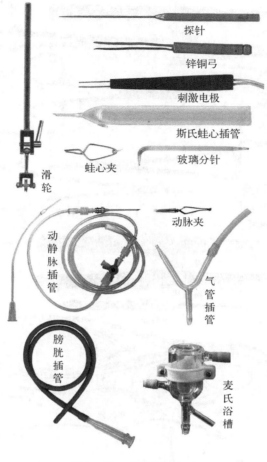

探针

锌铜弓

刺激电极

斯氏蛙心插管

玻璃分针

滑轮

蛙心夹

动静脉插管

动脉夹

气管插管

膀胱插管

麦氏浴槽

图 3 - 36 常用器械(一)

和负极。刺激电极有双极刺激电极、保护电极和锁定电极等多种。

4. 蛙心插管　　蛙心插管有斯氏和八木氏插管两种。斯氏蛙心插管用玻璃制成,尖端插入蟾蜍或青蛙的心室,突出的小钩用于固定离体心脏,插管内充灌生理溶液。

5. 玻璃分针　　用以分离神经肌肉标本等组织,因其光滑故对组织不易产生损伤。用时应沾少许任氏液或生理盐水。

6. 蛙心夹　　使用时将一端夹住标本(如蛙心的心尖),另一端借缚线连于换能器(或杠杆),以进行标本(如心脏)活动的记录。

7. 滑轮　　用来改变力的方向,多用在张力换能器与标本之间的连接。

8. 血管插管　　血管插管常采用 PVC 管、静脉留置针、大号不锈钢注射器针头(磨去锋口),后接三通和动脉测压管。动脉插管在急性动物实验时插入动脉,另端接压力换能器或水银检压计,以记录血压。静脉插管,插入静脉后固定,以便于记录静脉压或在实验过程中随时用注射器通过插管向动物体内注射各种药物和溶液。

9. 动脉夹　　用于阻断动脉血流。

10. 气管插管　　急性动物实验时插入气管,以保证呼吸通畅,或做人工呼吸。一端

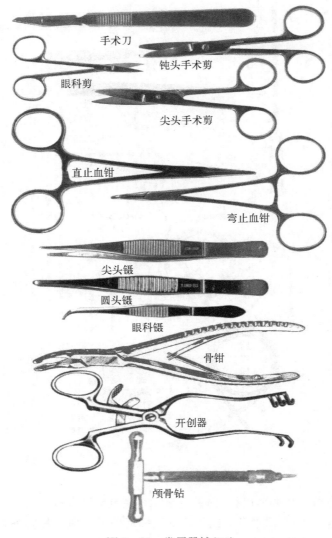

手术刀

钝头手术剪

眼科剪

尖头手术剪

直止血钳

弯止血钳

尖头镊

圆头镊

眼科镊

骨钳

开创器

颅骨钻

图 3-37　常用器械(二)

接气鼓或呼吸换能器可记录呼吸运动。

　　11. 膀胱插管　　用玻璃制成的插管,后接导尿管,用于引流膀胱内的尿液和尿的流量的测定。

　　12. 麦氏浴槽　　用玻璃制成的双层套管,内管放置标本和灌流液,内壁和外壁间通恒温水以保持内管中标本的恒温。

　　13. 手术刀　　用于切开皮肤和脏器,不要随意用它切其他软组织,以减少出血,注意刀刃不要碰及其他坚硬物质,用毕单独存放,保持清洁干燥。手术刀刀片的安装见图3-38。常用的手术刀执刀方法有 4 种(图 3-39)。

　　(1) 执弓式是一种常用的执刀方法,动作范围大而灵活,用于腹部、颈部、股部的皮肤切口。

　　(2) 握持式用于切口范围大,用力较大的操作,如截肢、切开较长的皮肤切口等。

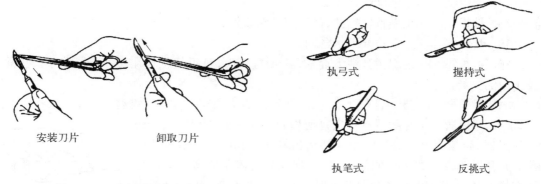

图 3 - 38　手术刀刀片的安装　　　　　　图 3 - 39　执刀方法

（3）执笔式用力轻柔而操作精巧，用于小而精确的切口，如眼部手术、局部神经、血管、腹部皮肤小切口等。

（4）反挑式使用时安装适合的刀片，刀口朝上，常用于向上挑开组织，以避免损伤深部组织。

14. 剪刀　　实验用剪刀有手术剪刀、眼科剪刀和普通粗剪刀，又有大小、类型（直、弯、尖头、钝头）、长短之分。

（1）手术剪用于剪切皮肤、肌肉、血管等软组织。钝头手术剪的钝头端可插入组织间隙，分离、剪切无大血管的肌肉和结缔组织。

（2）眼科剪刀常用于剪神经、血管、包膜，如剪破血管、胆管、输尿管等以便插管。禁止用眼科剪刀剪切皮肤、肌肉、骨组织。

（3）普通粗剪刀用来剪毛、皮肤、肌肉、骨和皮下组织。

持剪的方法是以拇指和无名指分别持剪刀柄的两环，中指放在无名指指环的外侧柄上，食指轻压在剪刀柄和剪刀口连接部（图 3 - 40）。

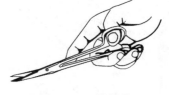

图 3 - 40　持剪法

15. 止血钳　　有大、小，有齿、无齿，直形、弯形之分。根据不同操作部位选用不同类型的止血钳。持止血钳的方法与手术剪相同。

（1）直止血钳和无齿止血钳用于手术部位的浅部止血和组织分离，有齿止血钳主要用于强韧组织的止血、提拉切口处的部分等。

（2）弯止血钳用于手术深部组织或内脏的止血，有齿止血钳不宜夹持血管、神经等组织。

（3）蚊式止血钳较细小，适于分离小血管及神经周围的结缔组织，用于小血管的止血，不适宜夹持大块或较硬的组织。

16. 镊子　　分有齿和无齿两类，大小长短不一。主要用于夹捏或提起组织。圆头镊子用于较大或较厚的组织及牵拉皮肤切口，眼科镊子或钟表镊子用于夹捏细软组织。执镊方法为用拇指对食指和中指（图 3 - 41）。

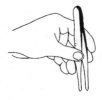

图 3 - 41　执镊法

17. 颅骨钻　　用于动物开颅钻孔。

18. 骨钳　　先用颅骨钻钻孔,然后用骨钳咬切骨质,扩大骨孔。

19. 开创器　　用于撑开手术创面。

20. 组织钳　　组织钳弹性大而软,尖端有细齿,对组织损伤比较小,用于皮下组织及水巾的夹持。

21. 持针器　　持针器有大小之分,持针器的头端较短,内口有槽。

22. 注射器　　注射器有可重复使用的玻璃注射器和一次性塑料注射器,容量有 0.1 mL 的微量注射器和 100 mL 的大容量注射器。常用的有 1～20 mL 的注射器,根据注射溶液量的多少选用合适容量的注射器。注射器抽取药液时应将活塞推到底,排尽针筒内的空气,安装针头,注射器针头的斜面与注射器容量刻度标尺在同一平面上,旋力压紧针头。注射器握持方法有平握法和执笔法两种(图 3-42)。

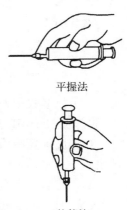

平握法

执笔法

图 3-42　注射器握持方法

23. 手术台　　动物实验用手术台有蛙手术台(蛙板)、兔手术台和狗手术台。

(1) 蛙板　　蛙板(图 3-43)一般用平整的松木板制成,长宽约 20 cm×15 cm,用白漆粉刷。蛙板用来固定蛙体及标本制备,可用蛙钉或大头针将蛙体或标本钉在蛙板上。有的蛙板上开有一圆孔,将蛙的肠系膜覆盖在圆孔上,通过显微镜可观察微循环。

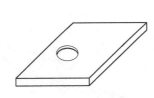

图 3-43　蛙板

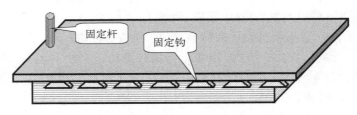

固定杆

固定钩

图 3-44　兔手术台

(2) 兔手术台　　兔手术台(图 3-44)有木手术台和金属手术台,构造基本相同,固定杆用于固定兔的头部,固定钩用来固定动物的四肢。为了防止动物的体温降低,手术台的底部安装了加热装置。

(梅汝焕,陆源)

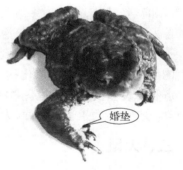

第四章

实验动物基本知识

实验动物(laboratory animal)是指经人工培育,对其携带微生物实行控制,遗传背景明确,来源清楚,可用于科学实验、药品、生物制品的生产和检定及其他科学研究的动物。实验用动物(animal for research)是指一切能用于科学实验的动物,其中除实验动物外,还包括野生动物、经济动物和观赏动物。

第一节 常用实验用动物的种类

一、蟾蜍

蟾蜍属两栖纲,无尾目,蟾蜍科。蟾蜍品种很多,中华蟾蜍指名亚种(*Bufo gargarizans gargarizans Cantor*,Zhoushan Toad,见图 4-1)是我国大陆地区分布最广的品种之一。

图 4-1 中华蟾蜍指名亚种

(一)生物学特性

蟾蜍用肺呼吸。蟾蜍和蛙的身体背腹扁平,左右对称,头为三角状,眼大并突出于头部两侧,有上、下眼睑和瞬膜,以及鼻耳等感受器官。前肢有 4 趾,后肢有 5 趾,趾间有蹼。背部皮肤上有许多疣状突起的腺体,分泌蟾蜍素,尤以眼后的椭圆状耳腺,分泌液多。雄性蟾蜍皮肤光滑,前肢 3 趾上有黑色、粗糙的斑块称婚垫(或婚刺),会鸣叫。雌性蟾蜍皮肤粗糙,前肢趾上无婚垫,不会鸣叫。

(二)在生物科学研究中的应用

蟾蜍的一些基本生命活动和生理功能与温血动物近似,其离体组织和器官所需的生活条件比较简单(无须人工给氧和恒温环境),易于控制和掌握。蟾蜍常用于神经生理、肌肉生理、心脏生理、微循环、水肿、肾功能不全等实验,蟾蜍是教学实验常用的小动物。

二、小鼠

小鼠(Mouse)是目前世界上用量最大、用途最广、品系最多的实验动物。实验小鼠

（图 4－2）来自野生小鼠，经过人们长期选择培育而成。

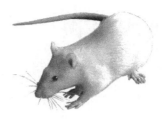

图 4－2　小鼠

（一）生物学特性

1. 小鼠体型较小，是啮齿目实验动物中较小的动物，出生体重 1.5 g 左右，月龄可达 12～15 g，二月龄体重达 25 g 左右。90 日龄昆明小鼠体重可达 37～40 g 左右，体长为 90～110 mm。面部尖突，触须长，耳耸立呈半圆形，尾长与体长约相等。

2. 小鼠性情温顺，胆小易惊，易于捕捉，夜间比较活跃，尤其是傍晚时更为活跃。雄鼠分泌醋酸铵臭气，是引起室内特异臭气的主要原因。不耐饥饿，不耐热，对环境适应性差，对疾病抵抗力低。实验小鼠自发肿瘤多。白化小鼠怕强光。

3. 体温 38(37～39)℃，呼吸频率 163(84～230)次/min，心率 625(470～780)次/分，通气量 24(11～36)mL/min，潮气量 0.15(0.09～0.23)mL，收缩压 113(95～125)mmHg，舒张压 81(67～90)mmHg，血量 7.78％。

（二）在生物科学研究中的应用

小鼠具有广泛的用途，由于其繁殖力强，便于大量人工饲养，可用于需要大量动物的实验，如药物筛选、毒性试验、药物效价比较等，由于其妊娠期短，繁殖力强，也常用于避孕药和营养试验，小鼠对多种疾病比较敏感，如流行性感冒、血吸虫、疟疾、狂犬病和一些细菌性疾病，因此可用于实验治疗，人工接种方法或化学致癌物在小鼠中易引起肿瘤，可用于肿瘤的研究等，小鼠还广泛用于血清、菌苗、疫苗等生物制品的生物鉴定。遗传性疾病的研究，如黑色素病、白化病、遗传性贫血、系统性红斑狼疮等，用于免疫学的研究如利用各种免疫缺陷小鼠研究免疫机理等。总之，小鼠被广泛地用于生物学、医学、兽医学、生理学、遗传学、发生学等方面，为科学研究和生产提供了方便。

三、大鼠

大鼠(Rat)属脊椎动物门、哺乳纲、啮齿目、鼠科、大鼠属的动物。实验大鼠(图 4－3)系由褐色家鼠驯化而成。19 世纪中期开始用于实验动物。欧美等国已培育成无菌大鼠。

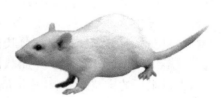

图 4－3　大鼠

（一）生物学特性

1. 大鼠性情温顺，行动迟缓，但捕捉方法粗暴或缺乏维生素 A 时常咬人。喜居安静环境，夜间活跃。嗅觉发达，味觉很差，汗腺不发达，温度过高，会流出唾液调节体温。大鼠不能呕吐，因此不能用作呕吐实验。抵抗力较强，容易饲养，但对营养，维生素缺乏敏感可发生典型缺乏症。有多种毛色，白、黑、棕、黄、斑驳等。

2. 正常生理值　　体温 39(38.5～39.5)℃，心率 475(370～580)次/min，呼吸频率 85.5(66～114)次/min，通气量 73(56.8～98.0)mL/min，潮气量 0.86(0.6～1.25)mL，麻

醉时收缩压 116(88～138)mmHg,血容量占体重的 7.4%。

(二) 在生物医学研究中的应用

在生物医学研究中,大鼠用量仅次于小鼠,占第 2 位。

1. 大鼠在营养学和代谢疾病的研究上,是首选的实验动物。如对维生素 A、B、C、氨基酸、蛋白质缺乏和营养代谢异常研究,是至关重要的。大鼠在免疫学,内分泌学和神经生理的研究中,都有一定的价值。如应用大鼠切除内分泌腺,进行肾上腺、垂体、卵巢等实验及行为表现的研究。筛选新的心血管及老年病药物。

2. 对传染病的研究,如对于支气管肺炎,副伤寒的研究中大鼠是常应用的实验动物。

3. 畸胎、多发性关节炎、化脓性淋巴腺炎、中耳炎的研究,或筛选抗炎药物等研究。因其易患肝癌,应用化学致癌物,诱发肝癌,在培育肿瘤模型方面,应用广泛。

4. 应用于药物的毒理实验,由于大鼠无胆囊,常用于胆管插管、收集胆汁,进行消化功能的研究。大鼠肝切除 60%～70%后,仍能再生,因此常用于肝外科。

四、豚鼠

豚鼠(Guinea pig)属于啮齿目,豚属科,豚鼠属的动物。在分类上更接近于豪猪、栗鼠。原产南美大陆西北部,16 世纪由西班牙人带入欧洲,后向全世界传播。有多种称呼,如荷兰猪、天竺鼠、海猪等。习惯上把应用于动物实验的叫豚鼠(图 4－4)。

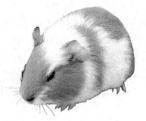

图 4－4　豚鼠

(一) 生物学特性

1. 豚鼠性情温顺,轻易不伤人,胆小易惊,喜群居和干燥清洁的生活环境。嗅觉、听觉较发达,对各种刺激有较高的反应,如空气混浊、气温突变、寒冷或炎热等,都会引起豚鼠体重减轻、厌食、妊娠末期流产、仔鼠发育迟缓,甚至诱发肺炎等多种疾病。受到惊吓,特殊音响持续刺激,以及异形物体的出现等,也会使动物出现一系列不良反应。

2. 对抗生素极为敏感,尤其是对青霉素及四环素族的致敏性很高。豚鼠调节体温的能力较差,易受外界温度变化的影响,新生仔鼠更为明显,主要依靠室内温度的恒定和母体的抚育来维持其正常的体温。温度过高或过低都会降低豚鼠的抵抗力。

3. 正常生理值　　体温 38.6(37.8～39.5)℃,心率 280(200～360)次/分,呼吸频率 90(69～104)次/分,潮气量 1.8(1.0～3.9)mL,通气量 160(100～280)mL/分,血压 75～120 mmHg,血容量占体重的 6.4%。

(二) 在生物医学中的应用

豚鼠在实验和研究中的用途不断被人们所发现和利用。根据豚鼠的固有特性,很多实验必须使用豚鼠而不能用别的动物代替。

1. 豚鼠对很多致病菌和病毒十分敏感,是微生物感染试验中常用的实验动物。如对结核杆菌、白喉杆菌、鼠疫杆菌、布氏杆菌、沙门氏菌、霍乱弧菌、Q 热、淋巴细胞性脉络丛脑膜炎病毒、钩端螺旋体等易感,常用于上述传染病的研究,以及病原的分离、鉴别和诊断。

2. 豚鼠是研究维生素 C 的生理功能的重要动物模型。由于豚鼠体内不能合成维生素 C，如果饲料中缺乏维生素 C 就会出现维生素 C 缺乏症，故常用于研究实验性坏血症。

3. 在免疫学研究中常使用豚鼠进行过敏性反应和变态反应的研究。如给豚鼠注射马血清，很容易复制成过敏性休克动物模型，豚鼠迟发型超敏反应性的反应与人相似。另外豚鼠的血清可为免疫学补体结合试验提供所需的补体。

4. 豚鼠的耳蜗发达，故听觉敏锐，听觉音域广，可用于听力试验以及一些内耳疾病的研究。

5. 具有对某些药物、毒物非常敏感，对缺氧耐受性强等特点，常用于有关方面的实验。

五、兔

兔（Rabbit）属于哺乳纲，兔形目，兔科的动物。作为实验动物主要使用真兔属中的家兔，也使用野兔属和白尾棕色兔属的兔。家兔是由野生穴兔在欧洲驯化而成，我国养兔已有几千年的历史，但现在用作实验动物的兔（图 4-5）都是欧洲兔的后代。我国在 1985 年已培育出无菌兔和 SPF（无特殊病原体）兔。

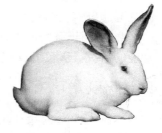

图 4-5　兔

（一）生物学特性

1. 家兔是草食性动物，喜食粗饲料，齿尖，喜磨牙，有啃木，扒土的习惯。夜间活跃，吃食多，白天多处于假眠和休息状态。听觉、嗅觉灵敏，胆小易惊。喜居安静、清洁、干燥、凉爽、空气新鲜的环境，耐冷不耐热，耐干不耐湿，有良好的卫生习惯。有夜间直接从肛门口吃粪的食粪癖。白天排圆形颗粒状硬粪，夜间排软粪。乳兔也有吃食母兔粪的习性。

2. 刚出生仔兔体裸无毛，闭眼，体重 40～100 g。兔生长很快，4 周龄可达成年体重的 12%。寿命可长达 8 年，甚至 10 年。

3. 被毛较厚，依靠耳和呼吸散热，易产生发热反应，对热源反应灵敏典型，恒定。有特殊的血清型和唾液型。小肠不能吸收大分子物质，仔兔不能从初乳中得到抗体，而是在胚胎期从母体获得抗体。有能产生阿托品脂酶的基因，因此，吃了含有颠茄叶的饲料不会出现中毒症状。同胞兄妹交配容易产生近亲退化。

4. 正常生理值　　体温 39.0(38.5～39.50)℃，心率 258±2.8 次/min，动脉血压 110(95～130)mmHg，血量 59±2.3 mL/kg 体重，呼吸频率 51(38～60)次/min，潮气量 21.0(19.3～24.6)mL，通气量 1070(800～1 140)mL/min。尿液呈碱性，pH8.2，但饥饿时尿液变酸，pH 在 6～7 之间，幼兔尿偏酸。

（二）在生物医学科学中的应用

1. 生殖生理研究　　由于雌兔只能在交配后排卵、能准确判定其排卵时间，故可用于胚胎学的妊娠诊断等方面的研究。

2. 遗传性疾病　　如软骨发育不全、血管性血友病、青光眼、高血压等症的研究。

3. 制造生物制品及各类抗血清的制剂　　耳静脉粗,抽取血样方便,其血清量与其体重相比较其他的动物多,广泛地用于各种抗血清的制备,制造预防家畜疫病的疫苗,如兔化猪瘟弱毒疫苗等。

4. 在实验生理学方面的应用　　机能学实验教学常采用家兔作为实验用动物。

5. 研究代谢失常　　如低淀粉酶血症、生素 A 缺乏、脑水肿和动脉硬化。

6. 肿瘤疾病和免疫学方面的研究　　如肿瘤的移植,在免疫学的研究中,尤其是涉及对抗原刺激的抗体应答保护方面,以兔为实验动物。

7. 其他　　广泛应用于研究药物的致畸作用或其他干扰正常生殖过程的现象。食品药物的毒理学试验。

六、猫

猫(Cat)属哺乳纲,食肉目,猫科,猫属动物。

(一)生物学特性

1. 猫的大脑和小脑较发达,其头盖骨和脑具有一定的形态特征,对去大脑实验和其他外科手术耐受力也强。平衡感觉、反射功能发达,瞬膜反应敏锐。

2. 猫的循环系统发达,血压稳定,血管壁较坚韧,对强心甙比较敏感。

3. 猫对吗啡的反应和一般动物相反,狗、兔、大鼠、猴等主要表现为中枢抑制,而猫却表现为中枢兴奋。猫对呕吐反应灵敏。猫的呼吸道黏膜对气体或蒸气反应很敏感。猫对所有酚类(Phenol)都敏感,如对杀蠕虫剂酚噻嗪(Phenothiazine)非常敏感。

4. 猫在正常条件下很少咳嗽,但受到机械刺激或化学刺激后易诱发咳嗽。

5. 猫的眼睛能按照光线强弱的程度灵敏地调节瞳孔,白天光线强时,瞳孔可以收缩成线状,晚上视力很好。猫舌的形态学特征是猫科动物所特有的。舌表面有无数突起的乳头能舔除附在骨上的肉。猫的大网膜也非常发达。

6. 正常生理值　　猫正常体温 38.7(38.0～39.5)℃,心率 120～140 次/分,收缩压 120～150 mmHg,舒张压 75～100 mmHg,呼吸频率 26(20～30)次/min,潮气量 12.4 mL,通气量 322 mL/min,血量占体重的 5%。

(二)在生物医学科学中的应用

猫主要用于神经学、生理学和毒理学的研究。猫可以耐受麻醉与脑的部分破坏手术,在手术时能保持正常血压,猫的反射机能与人近似,循环系统、神经系统和肌肉系统发达。实验效果较啮齿类更接近于人,特别适宜作观察各种反应的实验。

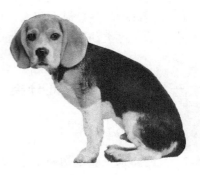

图 4-6　Beagle 犬

七、狗

狗(Dog)属哺乳纲,食肉目,犬科,犬属的动物(图 4-6)。

(一) 生物学特性

1. 具有发达血液循环和神经系统,内脏与人相似,比例也近似。胸廓大,心脏较大。肠道短,尤其是小肠。肝较大,胰腺分两支,胰岛小,数量多。眼水晶体较大。嗅脑、嗅觉器官、嗅神经发达,鼻黏膜上布满嗅神经。食管全由横纹肌构成。皮肤汗腺极不发达。雄狗无精囊和尿道球腺,有一块阴茎骨。

2. 正常生理值　　体温 39(38.5～39.5)℃,心率 80～120 次/min,呼吸频率18(15～30)次/min,潮气量 320(251～432)mL,通气量 5 210(3 300～7 400)mL/min,收缩血压 149(108～189)mmHg,舒张压 100(75～122)mmHg,血量为体重的7.7(5.6～8.3)％,心输出量 14 mL/次,尿量 25～41 mL/kg/24 h,尿 pH 值为 6.1。

(二) 在生物科学研究中的应用

1. 实验外科学　　临床研究新的手术或麻醉方法时往往选用狗来作动物实验,取得经验和技巧后用于临床。如心血管外科、脑外科、断肢再植、器官和组织移植等。

2. 基础医学研究　　是目前基础医学研究和教学的首选动物,尤其是生理、病理生理研究。狗的神经、血液循环系统发达,适合作失血性休克,弥漫性高血压,脊髓传导实验,大脑皮层定位试验,条件反射实验,内分泌腺摘除实验,各种消化道和腺瘘、肠瘘、胃瘘、胆囊瘘、唾液腺瘘、胰液管瘘等。

3. 药理、毒理学实验　　各种化学物品和药品临床前的毒性实验。

4. 某些疾病研究　　如高胆固醇血症、动脉粥样硬化、糖原缺乏综合征、先天性白内障、先天性心脏病、淋巴肉瘤、中性粒细胞减少症、肾盂肾炎、狂犬病等。

5. 行为学、肿瘤学研究以及核辐射研究等。

(陆源,汤伯瑜)

第二节　实验动物的分类

科学研究须有可比性、可重复性和科学性。应用动物进行生物医学研究,其可比性、可重复性和科学性首先要求研究对象的同一性。从遗传学、微生物学、营养和环境生态学等方面进行严格控制而培育的同一品系实验动物,它们的生物学特性基本相同或差异较小。采用这类动物进行生物医学研究,才有可能使同类的动物实验获得可比性或可重复性。

一、按遗传学特征分类

(一) 近交系

近交系一般是指采用 20 代以上全同胞兄弟姊妹或亲子(子女与年青的父母)进行交配,而培养出来的遗传基因纯化的品系(图 4-7)。因全同胞兄弟姊妹交配较为方便而多被采用。如以杂种亲本作为基代开始用上述近交方式,至少要连续繁殖20代才初步育成近交系。因到此时基本接近纯化,品系内个体间差异很小。一般用近交系数(F)代表纯化程度,全同胞兄弟姊妹近交一代可使异质基因(杂合度)减少19%,即可使纯化程度增加19%。全同胞兄妹或亲子交配前20代纯合度的理论值可达$F=98.6\%$,然而纯与不纯仅从近交系数来说明并不足为凭。还要用许多检测遗传学纯度的方法加以鉴定。人们曾经习惯用"纯种"称呼近交系。

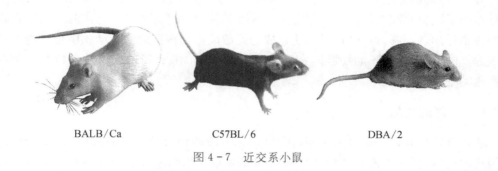

| BALB/Ca | C57BL/6 | DBA/2 |

图4-7 近交系小鼠

(二)突变品系

在育种过程中,由于单个基因的突变,或将某个基因导入,或通过多次回交"留种",而建立一个同类突变品系,此类个体中具有同样遗传缺陷或病态。如侏儒、无毛、肥胖症、肌萎缩、白内障、视网膜退化等。现已培育成的自然具有某些疾病的突变品系有:贫血鼠、肿瘤鼠、白血病鼠、糖尿病鼠、高血压鼠和裸鼠(无胸腺无毛)(图4-8)等。这些品系的动物大量应用于相应疾病的防治研究,具有重大的价值。

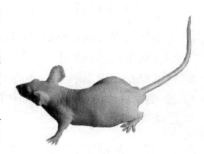

图4-8 BALB/cA裸鼠

(三)杂交一代

由两个近交系杂交产生的子一代称为杂交一代。它既有近交系动物的特点,又获得了杂交优势。杂交一代具有旺盛的生命力、繁殖率高、生长快、体质健壮、抗病力强等优点。它与近交系动物有同样的实验效果。杂交一代又称为系统杂交性动物。

(四)远交系

远交系,又称封闭群。在同一血缘品系内,不以近交方式,而进行随机交配繁衍,经五年以上育成的相对维持同一血缘关系的种群,如Sprague-Dawley (SD)大鼠。我国已大量繁殖封闭群新西兰白兔和封闭群青紫蓝兔,可用于教学科研实验。

(五)非纯系

即一般任意交配繁殖的杂种动物。杂种动物具有旺盛的生命力,适应性强,繁殖率高,生长快,易于饲养管理。个体差异大,反应性不规则,实验结果的重复性差,其中包含有最敏感的与最不敏感的两种极端的个体。适用于筛选性实验。杂种动物比较经济,在教学实验中最常用。

二、实验动物的微生物学分类

动物体内外存在着许多细菌、病毒、寄生虫等生物体,其中一部分是动物生存所必需的,一部分对动物体是有害的,而实验动物所带的一些病原体不但影响动物本身,更重要的是影响了试验的准确性。为了保证实验的准确性、可重复性,必须对实验动物所携带的其他生物体加以控制,特殊情况下,使之成为无菌动物。根据对实验动物所带生物体控制范围的不同,我国将实验动物群体分普通动物、清洁动物、无特殊病原体动物和无菌动物及悉生动物。

(一)普通动物

普通动物(conventional animals,CV)又称一级动物,是微生物控制要求中最低的一个级别的动物,要求不带有动物烈性传染病和人畜共患病原体。普通动物对实验的反应性较差,因价格低,是教学实验中常用的动物。

(二)清洁动物

清洁动物(clean animals,CL)又称二级动物,除不带有普通动物应排除的病原体外,还不应携带对动物危害大和对科学实验干扰大的病原体。清洁动物外观健康无病,主要器官组织在病理组织学上不得有病变发生。清洁级动物是我国自行设立的一种等级动物,这类动物适宜于用作短期和部分科学研究,其敏感性和重复性较好,目前我国已逐步广泛应用。

(三)无特殊病原体动物

无特殊病原体动物(specific pathogen free animals,SPF 动物)又称三级动物,除不带有普通动物、清洁动物应排除的病原体外,还应排除有潜在感染或条件性致病的病原体,以及对实验干扰大的病原。如 SPF 动物小鼠应排除金黄色葡萄球菌、绿脓杆菌、小鼠肺炎病毒、小鼠腺病毒、小鼠微小病毒、毛滴虫、鞭毛虫等。这类动物是目前国际公认的标准级别的实验动物,适合于所有科学实验。这种动物因其繁殖饲养条件复杂,价格昂贵,故不适用于教学。

(四)无菌动物和悉生动物

无菌动物(germfree animals,GF)和悉生动物(gnotobiotic animals,GN)属四级动物。无菌动物是指采用当前的技术手段无法在动物体表、体内检出一切其他生物体。这种动物系在无菌条件下剖腹取出,又饲养在无菌的、恒温、恒湿的条件下,食品饮料等全部无菌。悉生动物又称已知菌动物,悉生动物是将已知菌植入无菌动物体内,因植入的菌类数量不同可分为单菌动物、双菌动物和多菌动物。

第三节 实验动物选择的一般要求

根据不同的实验目的,选择使用相应的种属、品系和个体实验动物,是实验研究成败的关键之一。

一、种属的选择

实验动物选择,应注意影响动物实验效果的各种因素。以医学为目的的实验尽可能选择其结构、功能和代谢特点接近于人类的动物。不同种属的动物对于同一刺激的反应也不同。例如:过敏反应或变态反应的研究宜选用豚鼠,因为豚鼠易于致敏;因家兔体温变化灵敏,故常用于发热、热原检定、解热药和过热的实验;狗、大白鼠、家兔常用于高血压的研究;肿瘤研究则大量采用小白鼠和大白鼠。

二、品系的选择

同一种属不同品系的动物,对同一刺激的反应也有很大差异。例如:津白 2 号小鼠容易致癌,津白 1 号小鼠就不易致癌;以嗜酸性粒细胞为变化指标,$G_{57}BL$ 小鼠对肾上腺皮质激素的敏感性比 DBA 小鼠高 12 倍。

三、个体的选择

同一品系的实验动物,对同一刺激物反应存在着个体差异。年龄、体重、性别、生理状态和健康状况不同,往往导致对同一刺激的不同结果。

(一)年龄

年幼动物一般较成年动物敏感。应根据实验目的选用适龄动物。动物年龄一般可按体重大小来估计。急性实验选用成年动物。大体上,成年小白鼠为 20～30 g,大白鼠 180～250 g,豚鼠 450～700 g,兔 2.0～2.5 kg,猫 1.5～2.5 kg,狗为 9～15 kg。慢性实验最好选用年轻一些的动物。减少同一批实验动物的年龄差别,可以增加实验结果的正确性。

(二)性别

不同性别对同一刺激的反应也不同。在实验研究中,对性别无特殊需要时,在各组中宜选用雌雄各半。如已经证明无性别影响时,可雌雄不拘。

(三)生理状态

动物的特殊生理状态如妊娠、授乳期机体的反应性有很大变化。在个体选择时,应该予以考虑。

(四)健康状况

动物处于衰弱、饥饿、寒冷、炎热、疾病等情况下,对刺激的反应是很不稳定的。健康

状况不好的动物,不能用作实验。判定哺乳动物健康状况的一般特征:

1. 一般状态　　身体匀称,发育良好,眼睛有神,好动,反应灵活,食欲良好。

2. 头部　　眼结膜不充血,瞳孔清晰。眼鼻部均无分泌物流出。呼吸均匀,无啰音,无鼻翼扇动,不打喷嚏。

3. 皮毛　　皮毛清洁柔软而有光泽,无脱毛、蓬乱现象,皮肤无真菌感染。

4. 腹部　　不膨大,肛门区清洁无稀便、无分泌物。

5. 外生殖器　　无损伤、脓痂和分泌物。

6. 爪趾　　无溃疡和结痂。

（厉旭云,陆源）

第五章

动物实验技术

动物实验技术是进行动物实验时的各种操作技术和实验方法,如动物的捉拿、麻醉、手术、生理指标和生化测定等,也包括实验动物本身的饲养管理技术和各种监测技术等。本章主要介绍与机能学实验相关的动物实验技术。掌握动物实验基本操作技术,并在实验中正确应用是保证实验成功的关键步骤。

第一节 善待实验动物

人类是自然的产物,人类的生存和发展离不开自然,人类在追求自身发展的过程中,对自然要有敬畏之心,要善待自然及自然所孕育的生命。

医学研究离不开实验动物和动物实验,可以毫不夸张地讲,人类今天的医学成就是建立在实验动物和动物实验基础上的。人类在利用实验动物进行科学实验,获得科学研究成果的同时,避免人类自身受到痛苦或伤害,而实验动物却不可避免地受到了生理或心理的伤害,甚至死亡。维护动物福利,是促进人与自然和谐发展的需要。为此,世界多数国家制定了善待实验动物的法律法规,我国科技部于 2006 年发布了《关于善待实验动物的指导性意见》,意见提出善待实验动物的主要要求和措施如下:

1. 使用实验动物进行动物实验应有益于科学技术的创新与发展;有益于教学及人才培养;有益于保护或改善人类及动物的健康及福利或有其他科学价值。

2. 倡导"减少、替代、优化"的"3R"原则,科学、合理、人道地使用实验动物。减少(reduction)是指如果某一研究方案中必须使用实验动物,同时又没有可行的替代方法,则应把使用动物的数量降低到实现科研目的所需的最小量;替代(replacement)是指使用低等级动物代替高等级动物,或不使用活着的脊椎动物进行实验,而采用其他方法达到与动物实验相同的目的;优化(refinement)是指通过改善动物设施、饲养管理和实验条件,精选实验动物、技术路线和实验手段,优化实验操作技术,尽量减少实验过程对动物机体的损伤,减轻动物遭受的痛苦和应激反应,使动物实验得出科学的结果。

3. 使实验动物免遭不必要的伤害、饥渴、不适、惊恐、折磨、疾病和疼痛,保证动物能够实现自然行为,受到良好的管理与照料,为其提供清洁、舒适的生活环境,提供充足的、保证健康的食物、饮水,避免或减轻疼痛和痛苦等。

4. 不得戏弄或虐待实验动物。在抓取动物时,应方法得当,态度温和,动作轻柔,避免引起动物的不安、惊恐、疼痛和损伤。在日常管理中,应定期对动物进行观察,若发现动物行为异常,应及时查找原因,采取有针对性的必要措施予以改善。

5. 实验动物应用过程中,应将动物的惊恐和疼痛减少到最低程度。实验现场避免无关人员进入。

6. 在对实验动物进行手术、解剖或器官移植时,必须进行有效麻醉。术后恢复期应根据实际情况进行镇痛和有针对性的护理及饮食调理。

7. 保定(动物实验时采取适当的方法或设备限制动物的行动)实验动物时,应遵循"温和保定,善良抚慰,减少痛苦和应激反应"的原则。保定器具应结构合理、规格适宜、坚固耐用、环保卫生、便于操作。在不影响实验的前提下,对动物身体的强制性限制宜减少到最低程度。

8. 处死实验动物时,须按照人道主义原则实施安死术(用公众认可的、以人道的方法处死动物的技术,使动物在没有惊恐和痛苦的状态下安静地、无痛苦地死亡)。处死现场,不宜有其他动物在场。确认动物死亡后,方可妥善处置尸体。

9. 在不影响实验结果判定的情况下,应选择"仁慈终点"(动物实验过程中,选择动物表现疼痛和压抑的较早阶段为实验的终点),避免延长动物承受痛苦的时间。

10. 灵长类实验动物的使用仅限于非用灵长类动物不可的实验。除非因伤病不能治愈而备受煎熬者,猿类灵长类动物原则上不予处死,实验结束后单独饲养,直至自然死亡。

第二节　动物实验的基本操作

一、常用实验动物的捉拿和固定方法

(一) 蟾蜍

捕捉时可持其后肢。操作者以左手食指和中指夹住动物前肢,用左拇指压住动物脊柱,右手将其双下肢拉直,用左无名指和小指夹住(图 5-1A),此法用于毁蟾蜍脑脊髓。作注射操作时,将蟾蜍背部紧贴手心,实验者左手用拇指及食指夹蟾蜍头及躯干交界处,左手其他三指则握住其躯干及下肢(图 5-1B)。

在捉拿蟾蜍时,注意勿挤压两侧耳部突起的耳后腺,以免毒液射到实验人员的眼中引起损伤。

对蟾蜍进行手术或其他复杂操作时,则按实验需要的体位,用蛙钉或大头针将四肢钉于蛙板上(图 5-2)。

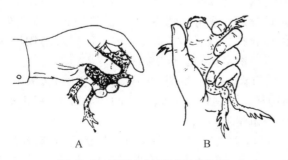
图 5-1　青蛙(或蟾蜍)捉拿法图

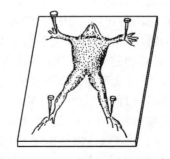
图 5-2　青蛙(或蟾蜍)固定法

（二）小鼠

捕捉时可持其尾部末端。作腹腔穿刺或测量体温时,可按下法固定:实验者以右手拇指及食指抓住其尾巴,并令其在粗糙台面上或鼠笼上爬行,轻轻向后拉鼠尾,这样小鼠会四肢紧紧抓住笼面,起到暂时固定的作用。以左手拇指、食指沿其背向前抓住其颈部皮肤,拉直鼠身,以左手中指抵住其背部,翻转左手,小鼠腹部向上。然后以左手无名指及小指固定其躯干下部及尾部。右手可进行其他简单实验操作(图5-3)。

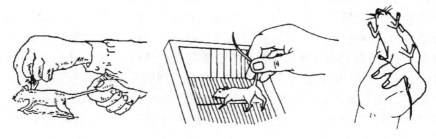

图 5-3　小鼠的捉拿法

（三）大鼠

大鼠被激怒后易咬人,所以实验前应尽量避免刺激它。捉拿时最好不用止血钳夹其皮肤,戴纱手套或用一块布盖住后捉拿,这样对大鼠的刺激小,并可防止被咬伤。

对大鼠进行注射、灌胃操作等时,用右手将鼠尾抓住提起,放在较粗糙的台面或鼠笼上,抓住鼠尾向后轻拉,左手抓紧两耳和头颈部皮肤,余下三指紧捏鼠背部皮肤,如果大鼠后肢挣扎厉害,可将鼠尾放在小指和无名指之间夹住,将整个鼠固定在左手中,右手进行操作(图5-4A)。

若进行手术或解剖,则应事先麻醉或处死,然后用绳缚四肢,用棉线固定门齿,背卧位固定在手术台上。需取尾血及尾静脉注射时,可将其固定在大鼠固定盒里,将鼠尾留在外面供实验操作。

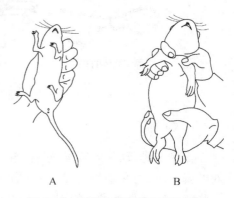

图 5-4　大鼠和豚鼠的捉拿和固定

（四）豚鼠

豚鼠具有胆小易惊的特性,因此抓取时要求快、稳、准。先用右手掌轻轻地扣住豚鼠背部,抓住其肩胛上方,以拇指和食指环握颈部,对于体形较大或怀孕的豚鼠,可用另一只手托住其臀部(图5-4B)。

（五）家兔

捕捉时以右手抓住其颈背部皮肤(不能抓两耳),轻轻把动物提起,迅速以左手托住其臀部,使动物体重主要落在抓取者的左掌心上,以免损伤动物颈部(图5-5)。家兔一般不咬人,但脚爪锐利,在挣扎反抗时容易抓伤捕捉者,所以捕捉时要特别注意其四肢。此外,抓动物的耳朵、腰部或四肢造成动物耳、颈椎或双侧肾脏的损害。

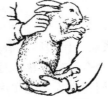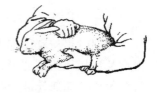

图5-5　兔捉拿方法

对家兔施行手术,须将兔固定于手术台上。多数实验采用仰卧位固定,缚绳打套结绑缚四肢在踝关节上(打活结便于解开),然后将两后肢拉直,把缚绳的另一头缠绕于家兔手术台后缘的钩子上打结固定,再将绑前肢的绳子在家兔的背部穿过,并压住其对侧前肢,交叉到兔手术台对侧的钩上打结固定。最后固定头部。兔头夹固定时先将兔颈部放在半圆形的铁圈上,再把铁圈推向嘴部压紧后拧紧固定螺丝,将兔头夹的铁柄固定在兔手术台的固定柱上(图5-6)。棉绳固定头部时,用一根粗棉绳勾住兔两颗上门齿,将棉绳拉直后在手术台的固定柱上绕两圈后打结固定。做颈部手术时,可将一粗注射器筒垫于动物的项下,以抬高颈部,便于操作。以上方法较适于仰卧位固定。动物取俯卧时(特别头颅部实验),常用马蹄形头固定器固定。

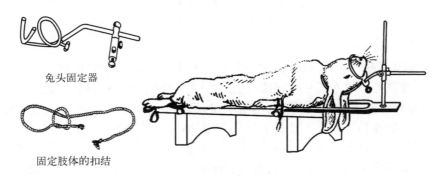

兔头固定器

固定肢体的扣结

图5-6　兔仰位固定于手术台

(六) 猫

捉拿猫时,动作应轻慢,轻抚猫的头,颈及背部,抓住其颈背部皮肤,另一手抓其背部。对凶暴的猫,可用套网捉拿,注意猫的利爪和牙齿,避免被其抓伤或咬伤。必要时可用固定袋将猫固定。手术时的固定方法与家兔相同。

(七) 狗

1. 捕捉　　捉狗时,首先是用狗头钳捕捉,用一长棉带(约1 m 长)打一空结绳圈,操作者从狗背面或侧面将绳圈套在其嘴面部,迅速拉紧绳结,将绳结打在上颌,然后绕到下颌再打一个结,最后将棉带引至后颈部打结把带子固定好,防止其被挣脱。也可用狗头钳捕捉后,直接进行腹腔麻醉。当动物麻醉后,应立即解绑,尤其用乙醚麻醉时更应特别注意。因狗嘴被捆绑后,动物只能用鼻呼吸,如此时鼻腔有多量黏液填积,可能会造成窒息。

2. 头部固定　　麻醉后,将动物以仰卧位或俯卧位固定在手术台上。仰卧便于进行颈、胸、腹、股等部的实验,后者便于脑和脊髓实验。固定狗头可用特别的狗头夹。狗头夹为一圆铁圈,圈的中央横有一根铁条和固定弧圈,固定弧圈与一螺杆相连,下面的一根铁条平直并可抽出。固定时先将狗舌拽出,将狗嘴伸进铁圈,再将平直铁条插入上下颌之间,然后下旋螺杆,使固定弧圈在鼻梁上(俯卧位固定时)或下颌上(卧位固定时)。铁圈附有铁柄,用以将狗头夹固定在手术台上。

3. 四肢固定　　头部固定后,再固定四肢。先用粗棉绳的一端缚扎于踝关节的上方。将两后肢左右分开,将棉绳的另一端分别缚在手术台两侧木钩上,而前肢须平直放在躯干两侧。将缚左右前肢的两根棉绳从狗背后交叉穿过,压住对侧前肢小腿,分别缚在手术台两侧的木钩上。

二、实验动物性别的辨别

(一)蟾蜍

雄性者背部有光泽,前肢的大趾外侧有一直径约 1 mm 的黑色突起——婚垫,捏其背部时会叫,前肢多半呈曲环钩姿势;雌性者无上述特点。

(二)小鼠

雄性者外生殖器与肛门之间的距离长,二者之间有毛生长;雌性者外生殖器与肛门之间的距离短,二者之间无毛,能见到一条纵行的沟(图5-7)。此辨别方式亦适用于大鼠。

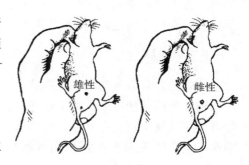

(三)家兔

雄者可见阴囊及其内之睾丸,有突出的外生殖器,雌者无上述特征。

图5-7　小鼠性别的特征

三、实验动物的编号

为了分组和辨别的方便常需要给实验动物编号。动物实验中,常用的编号标记有染色法、挂牌法、烙印法等方法。

(一)染色法

染色法是用化学药品涂染动物体表一定部位的皮毛,以染色部位、染色颜色不同来标记区分动物的方法。

1. 常用染色剂

(1)3%～5%苦味酸溶液,黄色。

(2)0.5%中性红或品红溶液,红色。

(3)20%硝酸银溶液,咖啡色(涂上后需在日光下暴露 10 min)。

(4)煤焦油乙醇溶液,染成黑色。

2. 染色编号方法　　此法对白色毛皮动物如兔、大鼠和小鼠都很实用,常用的染色方法有:

(1) 直接用染色剂在动物被毛上标号码。此法简单,但如果动物太小或号码位数太多,就不可能采用此法。

(2) 用一种染色剂染动物的不同部位,其惯例是先左后右(也可先右后左),从上到下;其顺序为左前腿1号,左腹部2号,左后腿3号,头部4号,腰部5号,尾根部6号,右前腿7号,右腹部8号,右后腿9号,10号不染(图5-8)。

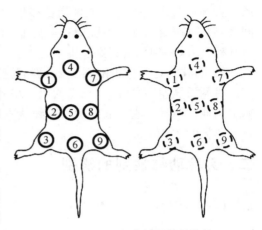

(3) 用多种染色剂染动物的不同部位。可用另一种颜色作为10位数,照(2)法染色,配合(3)法,可编到99号。比如要标记13号,就可以在左前腿涂上0.9%品红(红色),左后腿涂上3%苦味酸(黄色)。

图5-8　小鼠背部的编号方法

染色法虽然简单方便,又不给动物造成损伤和痛苦,但这种标记法对慢性长久实验不适用。因为时间久后,颜色可自行消退,加之动物之间互相摩擦,动物舔毛,尿、水浸湿以及动物自然换毛脱毛,容易造成混乱。

(二) 挂牌法

挂牌法是将编号烙压在金属牌上,挂在动物身上或笼门上以示区别。

狗的号码牌挂在颈链绳上最好。豚鼠可挂在耳朵上,挂时应注意避开血管,将金属小牌直接穿过耳廓折叠在耳部。但挂牌使动物感到不适,会用前爪搔抓金属号牌而致耳部损伤。金属牌应选不易生锈、对动物局部组织刺激较小的金属制造。

四、常用给药方法

机能学实验中,无论是急性动物实验,还是慢性动物实验,都需要对实验动物进行处理,用药物对实验动物进行处理是一种常规方法。对实验动物进行药物处理涉及给药方法。本节主要介绍在机能学实验中常用的一些给药方法。

较常见的给药方法有摄取法给药、注射法给药、涂布法给药和吸入法给药,其中前两种方法较为常用。

在急性实验中所进行的各种注射,一般都不需要无菌操作。作慢性动物实验时,应根据给药途径选择无菌操作。

(一) 经消化道药法

1. 自动摄取法　　把药物放入饲料或溶于动物饮水中让动物自动摄取。此法的优点是操作简便,不会因操作损伤动物。由于不同个体因各种原因其饮水和摄食量有差异,摄入的药量难以控制,不能保证剂量准确。饲料和饮水中的药物容易分解,难以做到平均添加。该方法一般适用于对动物疾病的防治或某些药物的毒性实验,复制某些与食物有关的人类疾病动物模型。

2. 喂药法 如药物为固体,对体形较大的动物如豚鼠、兔、猫和狗,可用喂药法给药。动物抓取固定好,操作者的左手拇、食指压迫动物颌关节处或其口角处,使口张开,用镊子夹住药物,放进动物舌根部,然后闭合其嘴,使动物吞咽药物。

不温顺的猫,可固定在猫固定袋里操作。给狗喂药,先用狗头钳固定其头部,用粗棉带绑住狗嘴,操作者用双手抓住狗的双耳,两腿夹住狗身固定,然后解开绑嘴绳,由另一操作者用木制开口器将狗舌压住,用镊子夹住药物从开口器中央孔放入狗嘴,置舌根部,然后迅速取开开口器,使动物吞下药物。给药前可先用棉球蘸水湿润动物口腔,以利吞咽药片。

3. 灌胃给药法 灌胃给药能准确掌握给药量、给药时间、发现和记录药效出现时间及过程。但灌胃操作会对动物造成损伤和心理影响。熟练的灌胃技术可减轻对动物的损伤。

小动物灌胃用灌胃器,灌胃器由注射器和灌胃管构成,用尖端磨平后稍加弯曲的注射器针头制成灌胃管。小鼠的灌胃管长约 4～5 cm,直径约 1 mm(10～12 号针头),大鼠的灌胃针长约 6～8 cm,直径约 1.2 mm(12～14 号针头)。胃管插入深度大致是从口腔至最后一根肋骨后缘,成年动物插管深度一般是:小鼠 3 cm,大鼠 5 cm,家兔 15 cm,犬 20 cm。

(1)小鼠灌胃 左手拇指和食指捏住小鼠颈背部皮肤,无名指或小指将尾部紧压在手掌上,使小鼠腹部向上,右手持灌胃器经口角将灌胃管插入口腔。用胃管轻压小鼠上腭部,使口腔和食管成一直线,再将胃管沿上腭缓缓插入至预定深度,如稍感有阻力且动物无呼吸异常,可将药注入(图 5-9)。如动物挣扎厉害、憋气,就应抽出重插。胃管插入气管时,动物立即死亡。药液注完后轻轻退出胃管,操作宜轻柔,以防损伤食管及膈肌。灌注量为 0.1～0.3 mL/10 g 体重。

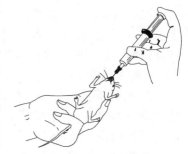

图 5-9 小鼠灌胃法

(2)大鼠灌胃法 一只手的拇指和中指分别放到大鼠的左右腋上,食指放于颈部,使大鼠伸开两前肢,握住动物。灌胃法与小鼠相似。插管时,为防止插入气管,应先回抽注射器针芯,无空气抽回说明不在气管内,即可注药。灌注量为 1～2 mL/100 g 体重。

(3)豚鼠灌胃法 一操作者以左手从动物背部把后肢伸开,握住腰部和双后肢,用右手拇、食指夹持两前肢。另一操作者右手持灌胃器沿豚鼠上腭壁滑行,插入食管,轻轻向前推进(5 cm)插入胃内。

插管时亦可用木制或竹制的开口器,将 9 号导尿管穿过开口器中心的小孔插入胃内。将导管一端置于水杯中,若有连续气泡,说明插入呼吸道,应立即拔出重插,如无气泡,即可注入药物,注药完毕后再注入生理盐水 2 mL,以保证给药剂量的准确。灌胃完毕后,先退出胃管,后退出开口器。拔插管时,应慢慢抽出,当抽到近咽喉部时应快速抽出,以防残留的液体进入咽喉部,返流入气管。灌胃量每次 4～7 mL/只。

(4)兔灌胃法 用兔固定箱,可一人操作。如无固定箱,则需两人协作进行,一人坐好,腿上垫好围裙,将兔的后肢夹于两腿间,左手抓住双耳,固定其头部,右手抓住其两前肢。另一人将开口器横置于兔口中,把兔舌压在开口器下面(图 5-10),将 9 号导尿管自开口器中央的小孔插入,慢慢沿上腭壁插入约 15~18 cm。插管完毕将胃管的外口端放入水杯中,切忌伸入水中过深。如有气泡从胃管逸出,说明胃管在气管内,应拔出来重插。如无气泡逸出,则可将药推入,并以少量清水冲洗胃管,以保证给药剂量的准确。灌胃完毕后,先退出胃管,后退出开口器。灌胃量每次 80~150 mL/只。

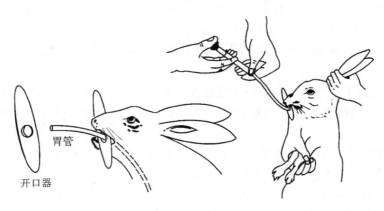

图 5-10　兔灌胃方法

（5）狗灌胃法　给狗灌胃时,用狗头钳捕捉狗,一人坐姿,将狗的后肢夹于两腿间,左手抓住双耳,固定其头部,右手抓住其两前肢。另一人将开口器横置于狗口中,将狗舌压在开口器下面,将 12 号导尿管自开口器中央的小孔插入,慢慢沿口腔上腭壁插入食管约 20 cm 即可入胃内。其余过程与兔灌胃法相同。灌胃量每次 200~500 mL/只。

4. 经直肠给药　　根据动物大小选择不同的导尿管,在导尿管的头部涂上凡士林,使动物取蹲位,一操作者以左臂及左腋轻轻按住动物的头部及前肢,用左手拉住动物尾巴以暴露肛门,右手轻握后肢。另一操作者将导尿管缓慢送入肛门,插管深度以 7~9 cm 为宜。药物灌入后,取生理盐水将导尿管内的药物全部冲入直肠内,然后将导尿管在肛门内保留一会再拔出。

（二）注射给药法

1. 皮下注射法　　在准备注射部位之皮肤后,左手将注射部位附近之皮肤提起,右手握住注射器,斜向刺入。刺入后左手放开皮肤,先用左手将针芯回抽,若无血液流入注射器则表明并未刺伤血管,则可将注射器针芯徐徐推进,将预定剂量的药物注入。若注射针头已刺伤血管,则应将针头拔出,重新注射。

（1）小鼠　用左手拇指和中指将小鼠颈背部皮肤轻轻提起,食指轻按其皮肤,使其形成一个三角形小窝,右手持注射器从三角窝下部刺入皮下,轻轻摆动针头,如易摇动则表明针尖在皮下,回抽无血后可将药液注入。针头拔出后,以左手在针刺部位轻轻捏住皮肤片刻,以防药液流出,大批动物注射时,可将小鼠放在鼠笼盖或粗糙平面上,左手拉住尾部,小鼠自然向前爬动,此时右手持针迅速刺入背部皮下,推注药液。注射量约为 0.1~0.3 mL/10 g 体重。

（2）大鼠 注射部位可在背部或后肢外侧皮下,操作时轻轻提起注射部位皮肤。将注射针头刺入皮下,一次注射量约为 1 mL/100 g 体重。

（3）豚鼠 注射部位可选用两肢内侧、背部、肩部等皮下脂肪少的部位。通常在大腿内侧,注射针头与皮肤呈 45°角的方向刺入皮下,确定针头在皮下推入药液,拔出针头后,拇指轻压注药部位片刻。

（4）兔 注射方法参照小鼠皮下注射法。

2. 腹腔注射法 动物腹部向上固定,腹腔穿刺部位一般多在腹白线偏左或偏右的下腹部。

（1）小鼠 左手固定动物,使鼠腹部面向捉持者,鼠头略朝下。右手持注射器进行穿刺,注射针与皮肤面呈 45°角刺入腹肌,针头刺入皮肤后进针 3 mm 左右,当感到落空感时表示已进入腹腔,回抽无肠液、尿液后即可注射(图 5-11)。注射量 0.1～0.2 mL/10 g 体重。应注意切勿使针头向上注射,以防针头刺伤内脏。

（2）大鼠、豚鼠、兔、猫等皆可参照小鼠腹腔注射法。但应注意家兔与猫在腹白线两侧注射,离腹白线约 1 cm 处进针。大鼠注射量 1～3 mL/100 g 体重。

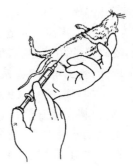

图 5-11 小鼠腹腔注射方法

3. 肌肉注射法 肌肉注射主要用于注射不溶于水而悬于油或其他剂型中的药物。肌肉注射应选择肌肉发达、血管丰富的部位,如大鼠、小鼠和豚鼠的大腿外侧缘。

家兔、猫、犬、猴的臀部或股部。注射时固定动物,剪去注射部被毛,与肌肉层组织接触面呈 60°角刺入注射器针头,回抽针芯无回血后注入药液(小动物可免回抽针芯)。注射完毕后用手轻轻按摩注射部位,促进药液吸收。

小鼠、大鼠、豚鼠一般不做肌肉注射,如需要时,小鼠一次注射量不超过 0.1 mL/只。

4. 静脉注射法 静脉注射应根据动物的种类选择注射的血管。大鼠和小鼠多选用尾静脉,家兔多选用耳缘静脉,犬多选用后肢小隐静脉,豚鼠多选用耳缘静脉或后肢小隐静脉注射。因为静脉注射是通过血管给药,所以只限于液体药物。如果是混悬液,可能会因悬浮粒子较大而引起血管栓塞。

（1）小鼠、大鼠多采用尾静脉注射。鼠尾静脉有 3 根,两侧及背侧各 1 根,左、右两侧尾静脉较易固定,应优先选择。注射时,先将动物固定于固定器内(图 5-12),可采用筒底有小口的玻璃筒、金属或铁丝网笼。将全部尾巴露在外面,以右手食指轻轻弹尾尖部,必要时可用 45～50℃的温水浸泡尾部或用 75% 乙醇擦尾部,使全部血管扩张充血、表皮角质软化,以拇指与食指捏住尾部两侧,使尾静脉充盈明显,以无名指和小指夹持尾尖部,中指从下托起尾巴固定之。用 4 号针头,针头与尾部呈 30°角刺入静脉,推动药液无阻力,且可见沿静脉血管出现一条白线,说明针头在血管内,可注药。如遇到阻力较大,皮下发白且有隆起时,说明针头不在静脉内,需拔出针头重新穿刺。注射完毕后,拔出针头,轻按注射部止血。一般选择尾两侧静脉,并宜从尾尖端开始,渐向尾根部移动,以备反复应用,一次注射量为 0.05～0.1 mL/10 g。

大鼠亦可舌下静脉注射或把大鼠麻醉后,切开其大腿内侧皮肤进行股静脉注射;亦可

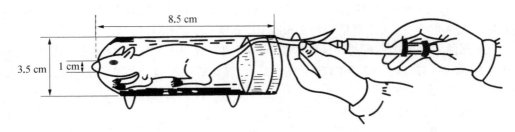

图 5 - 12　小鼠尾静脉注射法

颈外静脉注射。

（2）豚鼠　可选用多部位的静脉注射,如前肢皮下头静脉、后肢小隐静脉。耳壳静脉或雄鼠的阴茎静脉,偶可心内注射。一般前肢皮下静脉穿刺易成功。也可先将后肢皮肤切开,暴露静脉,直接穿刺注射,注射量不超过 2 mL。

（3）家兔　家兔给药一般采用耳缘静脉注射。兔耳缘静脉沿耳背后缘走行(图 5 - 13)。将覆盖在静脉皮肤上的兔毛仔细拔去或剪去,可用水湿润局部,将兔耳略加搓揉或用手指轻弹血管,使兔耳血流增加,并在耳根将耳缘静脉压迫,以使其淤血而发生血管怒张。注射者用左手食指和中指夹住静脉近心端,拇指和小指夹住耳缘部分,以左手无名指和小指放在耳下作垫,待静脉充盈后,右手持注射器使针头尽量由静脉末端刺入,顺血管方向平行、向心端刺约 1~1.5 cm,放松左手拇指和食指对血管的压迫,右手试推注射器针芯,若注射阻力较大或出现局部肿胀,说明针头没有刺入静脉,应立即拔出针头,若推注不大阻力,可将药物徐徐注入,注射完毕后,与血管平行地将针头抽出,随即以棉花一块压迫针眼,以防止出血。

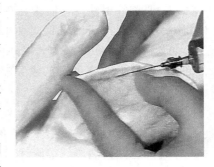

图 5 - 13　兔耳缘静脉注射法

实验过程中需反复静脉给药,也可不抽出针头,用动脉夹将针头与兔耳固定,换一有肝素生理盐水的注射器接上,防止血液流失和凝血,以备下次注射时使用。

（4）狗　用狗头钳夹住狗颈部,将其压倒在地,并固定好,剪去前肢或后肢皮下静脉部位的被毛(前肢多取内侧的头静脉,后肢多取外侧面的小隐静脉),用碘酒消毒,在静脉近心端用胶管绑扎或用手捏紧,使血管充盈,针头自远心端向心刺入血管,待回抽有血后,松开绑扎的胶管,缓缓地注入药液。

5. 淋巴囊注射法　蛙及蟾蜍常经淋巴囊给药。它们有数个淋巴囊,该处注射药物易吸收。一般多以腹淋巴囊作为注射部位,将针头先经蛙后肢上端刺入,经大腿肌肉层,再刺入腹壁皮下腹淋巴囊内,然后注入药液。这种注射方法可防止拔出针头后药液外溢。注射量为 0.25~1.0 mL/只。

（三）涂布法给药

涂布皮肤方法给药主要用于鉴定药物经皮肤的吸收作用、局部作用或致敏作用等。药液与皮肤接触的时间可根据药物性质和实验要求而定。

五、动物被毛的去除法

对动物进行注射、手术、皮肤过敏试验前,应先去除手术部位或试验局部的被毛。常用的除毛法有下列几种:

(一) 拔毛法

将动物固定好后,用食指和拇指将要暴露部位的毛拔去。此法一般用来暴露采血点或动、静脉穿刺部位。如兔耳缘静脉和鼠尾静脉采血法,就需拔去顺静脉走行方向的被毛。拔毛不但暴露了血管,又可刺激局部组织,起到扩张血管、利于操作的作用。

(二) 剪毛法

将动物固定好后,用水润湿要剪去的被毛,备冷水 1 杯,用来装剪下的被毛,以免被毛到处飞扬。然后用剪刀紧贴动物皮肤剪毛。剪毛过程中要特别小心,切不可提起被毛,以免剪伤皮肤。这种方法适用于暴露中等面积的皮肤。做家兔和狗的颈部手术以及家兔的腹部手术常采用这种除毛法。

(三) 剃毛法

动物固定好后,用刷子蘸温肥皂水将所要暴露部位的被毛浸润透,剪去被毛,然后用剃毛刀顺被毛倒向剃去残余被毛。这种除毛法最适用于暴露外科手术区。剃毛时用手绷紧动物皮肤,不要剃破皮肤。剃毛刀除专用的外,可用半片剃胡刀片夹在有齿止血钳上代替。刀片要用新的,钝刀片不但剃毛不方便,还很容易损伤动物皮肤。

(四) 脱毛法

采用化学脱毛剂脱毛。常用的脱毛剂配方有:
1. 硫化钠 8 g 溶于 100 mL 水中。
2. 硫化钠 3 份、肥皂粉 1 份、淀粉 7 份加水调成糊状软膏。
3. 硫化钠 10 g、生石灰 15 g,加水 100 mL。

用脱毛剂前,要剪去脱毛部位的被毛,以节省脱毛剂。切不可用水浸润被毛,否则脱毛剂会顺被毛流入皮内毛根深处,损伤皮肤。动物应放在凹型槽等容器内,以免脱毛剂及洗毛水四处流淌。用镊子夹棉球或纱布团蘸脱毛剂涂抹在已剪去被毛的部位,等 3~5 分钟后,用温水洗去脱下的毛和脱毛剂。操作时动作应轻,以免脱毛剂沾在实验操作人员的皮肤黏膜上,造成不必要的损伤。脱毛剂配方 1 和 2 适用于给家兔和啮齿类动物脱毛,配方 3 适用于给狗脱毛。

第三节　实验动物的麻醉

进行在体动物实验时,宜用清醒状态的动物,这样将更接近生理状态,有的实验则必须用清醒动物。但在进行各类动物实验时,各种强刺激(疼痛)持续地传入大脑皮质,会引起大脑皮质的抑制,使其对皮质下中枢的调节作用减弱或消失,致使机体生理机能发生障碍,甚至发生休克及死亡。另一方面,许多实验动物性情凶暴,容易伤及操作者。因此,动物实验时,动物的麻醉是必不可少的。

实验动物的麻醉就是用物理的或化学的方法,使动物全身或局部暂时痛觉消失或痛觉迟钝,以利于进行实验。

动物的麻醉与人类的麻醉有不同之处,特别是麻醉毒性、副作用、使用剂量等方面是与人类有差别的,不能完全通用。

动物麻醉的方法有全身麻醉、局部麻醉、针刺麻醉、复合麻醉、低温麻醉等。一般实验室所采用的大部分是全身麻醉和局部麻醉。

麻醉药的种类较多,作用原理也各有不同,它们除能抑制中枢神经系统外还可引起其他一些生理机能的变化。所以需根据动物的种类和实验手术的要求加以选择。麻醉必须适度,过浅或过深都会影响手术或实验的进程和结果。

一、常用麻醉药

麻醉药按其使用方法分为局部麻醉药与全身麻醉药两大类。前者常用于浅表或局部麻醉(如1%普鲁卡因局部浸润麻醉、0.1%地卡因黏膜喷洒麻醉等)。后者又分为挥发与非挥发性麻醉药两类。挥发性麻醉药(如乙醚等)作用时间短,麻醉深度易掌握,动物麻醉后苏醒快,但麻醉过程中要随时注意动物的反应,防止麻醉过量或过早复苏。非挥发性麻醉药(如乌来糖、巴比妥、氯醛糖等)作用时间较长,且不一定需专人照管,但苏醒慢,不易掌握麻醉深度。

(一)氨基甲酸乙酯

氨基甲酸乙酯(urethane)又名乌拉坦、乌来糖、脲酯。氨基甲酸乙酯可导致较持久的浅麻醉,对呼吸无明显影响。常用于兔、猫、狗、蛙等动物。氨基甲酸乙酯对兔的麻醉作用较强,是家兔急性实验常用的麻醉药。对猫和狗则奏效较慢,诱发大鼠和兔产生肿瘤,需长期存活的慢性实验动物最好不用它麻醉。氨基甲酸乙酯易溶于水,使用时可配成20%~25%的溶液。优点:价廉,使用简便,一次给药可维持4~5 h,且麻醉过程较平稳,动物无明显挣扎现象。缺点:苏醒慢,麻醉深度较难掌握。

(二)氯醛糖

氯醛糖(α - chloralose)本药溶解度较小,常配成1%水溶液。使用前需先在水浴锅中加热,使其溶解,但加热温度不宜过高,以免降低药效。本药的安全度大,能导致持久的浅麻醉,对植物性神经中枢的机能无明显抑制作用,对痛觉的影响也极微,故特别适用于研究要求保留生理反射(如心血管反射)或研究神经系统反应的实验。

(三)氯醛糖氨基甲酸乙酯混合麻醉剂

1 g氯醛糖和10 g氨基甲酸乙酯,分别用少量0.9%氯化钠溶液加温助溶后再混合,然后加0.9%氯化钠溶液至100 mL。氯醛糖加温过高可降低药效。静脉注射剂量为5 mL/kg混合液,氯醛糖氨基甲酸乙酯混合麻醉剂常用于中枢性实验,如大脑皮层诱发电位等。

(四)巴比妥类

巴比妥类药物(barbiturate)种类很多,是由巴比妥酸衍生物的钠盐组成,是有效的镇静及催眠剂。根据作用的时限可分为长、中、短、超短效作用四大类。戊巴比妥钠作用时间为 3～5 h,属中效巴比妥类,硫喷妥钠作用时间仅 10～15 min,属超短效巴比妥类,适用于较短时间的实验。长、中效作用的巴比妥类药物多用于动物实验抗痉和催眠,实验麻醉所使用的则属于中、短、超短效作用的巴比妥类药物。

巴比妥类药物主要作用是阻碍冲动传到大脑皮质,从而对中枢神经系统起到抑制作用。巴比妥类对呼吸中枢有较强的抑制作用,麻醉过快或过深时,导致呼吸肌麻痹甚至死亡,故应注意防止给药过多过快。对心血管系统也有复杂的影响,抑制微循环导致血压降低,直接抑制心脏的收缩功能,影响基础代谢,降低体温。故这类药物不太适合用于心血管机能研究实验。

戊巴比妥钠(sodium pentobarbital) 最常用的一种动物麻醉剂,白色粉状,毒性小,作用发生快,持续时间约 3～5 h。既可腹腔内注射,又可静脉注射,一般用生理盐水配制成 1%～5% 的溶液,用该药麻醉时中型动物多为静脉给药,也可腹腔给药,小型动物多为腹腔给药。

(五)水合氯醛

水合氯醛(chloral hydrate)为乙醛的三氯衍生物,水合氯醛为白色或无色透明的结晶,有刺激性特臭,味微苦,在空气中渐渐挥发,在水中极易溶解。对中枢神经系统的抑制作用类似于巴比妥类药物。

(六)吗啡

吗啡对中枢抑制作用很强,尤其是对呼吸和心血管中枢。呼吸或循环实验最好不用。慢性实验消毒手术时,常用吗啡作为基础麻醉(2～4 mg/kg,静脉注射),然后再加乙醚。吗啡止痛效力很强,有利于维持动物术后的安静,故在消毒手术时极为有用。猫、兔及鼠等小动物不宜用吗啡。

(七)氯胺酮

氯胺酮主要阻断大脑联络径路和丘脑反射到大脑皮质各部分的径路,选择性地阻断痛觉,是一种具有镇痛效应的麻醉剂。注射后,可使整个中枢神经系统出现短暂的、自浅向深的轻微抑制,称为浅麻醉。

(八)乙醚

乙醚(ether)无色透明,极易挥发,气味特殊,易燃易爆,与空气中的氧接触能产生刺激性很强的乙醛及过氧化物。保存于暗色容器中置阴凉处。乙醚的麻醉作用主要是抑制中枢神经系统,对其他系统影响不明。使用时能刺激呼吸道黏膜使分泌物增加,使用乙醚麻醉时应注意使用阿托品来对抗这一作用。有呼吸道病变的动物禁用乙醚麻醉。

（九）局部麻醉药

1. 普鲁卡因　　用于手术局部浸润麻醉可用 1％溶液，剂量按所需麻醉面的大小而定，骨髓穿刺、局部皮肤切开等均可采用。如用犬作实验时，为避免兴奋躁动，可先给半量吗啡做皮下注射，这种局麻加全身镇静方法，实验结果受麻醉药的影响较小，在急性实验中被广泛使用。还有神经封闭可采用 2.5％普鲁卡因注射，脊髓麻醉可用 1％～2％浓度。

2. 氯乙烷　　氯乙烷的特点是沸点低，在高于 12℃室温中即可沸腾，具有强大的挥发性，故必须装在密闭的瓶内。用时按下瓶上开关，氯乙烷迅速蒸发，皮肤急剧冷却，因而使皮肤感觉神经末梢发生暂时性麻痹。可进行无痛的皮肤切开。氯乙烷获得的麻醉，不向深处扩散，比地卡因和其代用品的麻醉有一定优点，对于炎症组织亦能出现麻痹作用。黏膜麻醉，常用 0.1％地卡因黏膜喷洒麻醉。

二、麻醉方法

麻醉方法可分为全身麻醉和局部麻醉两种。

（一）全身麻醉法

全身麻醉法简称全麻。全麻可使动物意识和感觉暂时不同程度的消失。麻醉动物肌肉充分松弛、感觉完全消失、反射活动减弱。全身麻醉有吸入麻醉和注射麻醉，一般吸入麻醉采用挥发性麻醉药，注射麻醉用非挥发性麻醉药，常用麻醉药的给药剂量和途径见表 5-1。

表 5-1　动物常用麻醉药物的剂量及作用特点

药物(常用浓度)	动　物	给药途径	剂量/(mg/kg)	作用时间及特点
乙醚	各种动物	吸入		实验过程中持续吸入麻醉剂，麻醉时间由实验决定
戊巴比妥钠 (1％～5％)	犬、兔、猫 豚鼠 大鼠、小鼠	静脉、腹腔 腹　腔 腹　腔	30 40～50 40～50	2～4 h，中途加 1/5 量，可增加维持 1 h 以上，麻醉力强，易抑制呼吸
水合氯醛 (10％)	犬、兔、猫 大鼠 小鼠	静　脉 腹　腔 腹　腔	250 350 350	2～3 h，毒性小，较安全，主要适用小动物的麻醉
氨基甲酸乙酯(20％)	犬、兔、猫 大鼠、小鼠 大鼠、小鼠 蛙、蟾蜍	静　脉 皮下或肌肉 腹　腔 淋巴囊注射	750～1 000 1 350 1 000～1 500 2 000～2 500	2～3 h，毒性小，较安全，主要适用小动物的麻醉
氨基甲酸乙酯(10％) 氯醛糖(1％)	兔、猫 大鼠	静脉、腹腔	500＋50	5～6 h，安全，肌松不完全
普鲁卡因(1％～2％)	各种动物	脊髓黏膜	视情况而定	30 min

1. 吸入麻醉　　吸入麻醉是将挥发性麻醉剂或气体麻醉剂经呼吸道吸入动物体内，从而产生麻醉效果的方法。吸入麻醉药常用的有乙醚、氟烷、甲氧氟烷、氯仿等。气体麻醉剂常用氧化亚氮、环丙烷等。现主要介绍乙醚的吸入麻醉。乙醚可用于各种动物，尤其

是时间短的手术或实验。吸入 10～20 min 后开始发挥作用。

（1）大鼠、小鼠、豚鼠　麻醉前准备好一密封、透明的容器（可用大烧杯代替），再将乙醚与动物容器相通，也可用浸润乙醚的棉球或纱布放在密闭的容器内，再将动物放入，并注意动物的行为。开始时动物出现兴奋，进而出现抑制，自行倒下，当动物角膜反射迟钝、肌紧张降低，即可取出动物，若动物逐渐开始恢复肌紧张（重新挣扎）则重复麻醉一次，待平静后即可进行实验。若实验时间长，可先固定动物在实验台上，将乙醚棉球或纱布靠近其鼻部，即可开始实验。实验过程中，应注意动物的反应，适时追加乙醚吸入量，维持其麻醉深度和时间。有些非吸入麻醉的实验，在动物出现苏醒行为时，可施乙醚吸入麻醉，维持实验的顺利进行。

（2）用于狗麻醉时，应提前半小时给动物皮下注射吗啡（1% 盐酸吗啡 0.7～1 mL/kg）和阿托品（0.1～0.3 mg/kg）。吗啡可镇静止痛，阿托品可对抗乙醚刺激呼吸道分泌黏液的作用。然后将狗嘴扎紧，以防麻醉初期动物兴奋时骚动咬人。按动物大小选用合适的麻醉口罩，并在口罩内放浸润乙醚的纱布。一人将狗按倒，用膝盖和两手固定动物的髋部及四肢。麻醉者一手握住下颌以固定头部（注意防止窒息），另一手将口罩套在狗嘴上，使其吸入乙醚。动物吸入乙醚后，常先有一个兴奋加强期，动物开始挣扎，同时呼吸变得不规则，有时甚至出现呼吸暂停。此时应移开口罩，待动物呼吸恢复后，再继续吸入乙醚。随着麻醉加深，动物可出现呼吸加深和肌张力增强的现象。深呼吸有吸入过量乙醚的危险，此时可让动物每呼吸数次乙醚后，取下口罩，呼吸一两次新鲜空气，则可避免这种危险。等度过这一时期后，麻醉将逐渐加深，动物呼吸渐趋平稳，肌张力逐渐降低，瞳孔缩小。如果出现角膜反射消失时，表示麻醉已达足够深度，可以进行手术。这时应立即解去狗嘴上的绑绳，开始手术。

（3）给猫作乙醚麻醉时，可将其罩在特制的玻璃罩（或密闭箱等代用物）中，将浸有乙醚的脱脂棉花或纱布放入罩内。麻醉时间不可过长，以免缺氧。麻醉兔亦可用口罩法。在进行手术或实验过程中，需要继续吸入少量乙醚以维持麻醉。此时，仍可采用口罩给药。如实验中行气管切开术，则可通过气管插管用麻醉瓶滴加给药。

乙醚麻醉的优点　麻醉深度易掌握，较安全，且麻醉后动物苏醒较快。缺点：需有专人照管，在麻醉初期常出现兴奋加强现象。乙醚可强烈刺激呼吸道，促使黏液分泌增加，从而有堵塞呼吸道的危险，故需特别注意。必要时可皮下或腹腔注射阿托品（0.1～0.3 mg/kg），以减少黏液分泌。

2. 注射麻醉法　通过对动物的肌肉、腹腔、静脉等注射麻醉药，实现麻醉的方法。注射麻醉因给药的部位不同，麻醉药物的剂量、麻醉起效时间和麻醉持续时间都有差异。一般情况下，腹腔给药与静脉给药麻醉比，用药剂量大、起效时间慢、持续时间长，但麻醉深度不易控制，静脉麻醉，起效快、麻醉深度比较容易控制。

大、小鼠和豚鼠多采用腹腔注射给药法进行麻醉。兔、猫和狗等动物，除腹腔给药外，还可静脉注射给药。

（二）局部麻醉法

局部麻醉指在用药局部可逆性地阻断感觉神经冲动的发出和传导，在动物意识清醒的条件下用药使局部感觉消失。局部麻醉药一般在用药后几分钟内起效,药效维持 1 h 左右。局麻药对感觉神经尤其是痛觉神经的作用时间较运动神经长。

局部麻醉方法很多,有表面麻醉、浸润麻醉和阻断麻醉等。应用最多的是浸润麻醉。

浸润麻醉是将药物注射于皮内、皮下组织或手术野深部组织,以阻断用药局部的神经传导,使痛觉消失。常用的浸润麻醉药是 1% 盐酸普鲁卡因。此药安全有效、吸收显效快,但失效也快。注射后 1~3 min 内开始作用,可维持 30~45 min。它可使血管轻度舒张,导致手术局部出血增加,且又容易被吸收入血而失效。

施行局部浸润麻醉时,先把动物抓取固定好,再将进行实验操作的局部皮肤区域用皮试针头先做皮内注射,形成橘皮样皮丘,然后换局麻长针头,由皮丘点进针,放射到皮丘点四周继续注射,直至要求麻醉区域的皮肤都浸润到为止。再按实验操作要求的深度,按皮下、筋膜、肌肉、腹膜或骨膜的顺序,依次分别注入麻醉药,以达到浸润神经末梢的目的。每次注射时必须先回抽,以免把麻醉药注入血管内。注意进针后,如麻醉药用完,又需继续用药,不需拔出针头,只将注射器取下另抽吸麻醉药即可。这样可减少对动物痛觉的刺激,又可减少对局部组织的损伤。

三、麻醉操作要求

(一)麻醉的基本原则

1. 不同动物个体对麻醉药的耐受性是不同的。因此,在麻醉过程中,除参照一般药物用量标准外,还必须密切注意动物的状态,以决定麻药的用量。

2. 麻醉的深浅   可根据呼吸的深度和快慢、角膜反射的灵敏度和有无四肢和腹壁肌肉的紧张性以及皮肤夹捏反应等进行判断。当呼吸突然变深变慢,角膜反射的灵敏度明显下降或消失,四肢和腹壁肌肉松弛,皮肤夹捏无明显疼痛反应时,应立即停止给药。

3. 静脉注药时应坚持先快后慢的原则,一般给药应先一次推入总量的 2/3,待观察动物的行为,若已达到所需的麻醉深度,则不一定全部给完所有药量。动物的健康状况、体质、年龄、性别也影响给药剂量和麻醉效果,因此实际麻醉动物时应视具体情况对麻醉剂量进行调整。避免动物因麻醉过深而死亡。

(二)麻醉并发症和急救

1. 呼吸停止   呼吸停止可出现在麻醉的任何一期,如在兴奋期,呼吸停止具有反射性质。在深麻醉期,呼吸停止是由于延髓麻醉的结果或由于麻醉剂中毒时组织中血氧过少所致。

呼吸停止的表现是胸廓呼吸运动停止、黏膜发绀、角膜反射消失或极低、瞳孔散大等。呼吸停止的初期,可见呼吸浅表、呼吸不规则。此时必须停止供给麻醉剂,先张开动物口腔,拉出舌尖到口角外,立即进行人工呼吸。可用手有节奏地压迫和放松胸廓,或推压腹腔脏器使胸上下移动,以保证肺通气。与此同时,迅速作气管切开并插入气管套管,连接人工呼吸机以代替徒手人工呼吸,直至主动呼吸恢复。还可给予苏醒剂以促恢复。常用的苏醒剂有咖啡因(1 mg/kg)、尼可刹米(2~5 mg/kg)和山梗菜碱(0.3~1 mg/kg)等。

2. 心跳停止　　吸氯仿、乙醚时,有时于麻醉初期出现反射性心跳停止,通常是由于剂量过大的原因。还有一种情况,就是手术后麻醉剂所致的心脏急性变性,心功能急剧衰竭而停跳。

心跳停止的到来可能无预兆。呼吸和脉搏突然消失,黏膜发绀。心跳停止应迅速采用心脏按压,即用掌心(小动物可用指心)在心脏区有节奏地敲击胸壁,其频率相当于该动物正常心脏收缩次数。同时,心室注射强心剂 0.1% 肾上腺素。

(三)补充麻醉

实验过程中如麻醉过浅,可临时补充麻醉药,但一次注射剂量不宜超过总量的 1/5,且须经一定时间后才能补充,如戊巴比妥钠须在第一次注射后 5 min,苯巴比妥钠须在第一次注射后 30 min 以上。

(四)麻醉注意事项

1. 乙醚是挥发性很强的液体,易燃易爆,使用时应远离火源。平时应装在棕色玻璃瓶中,储存于阴凉干燥处,不宜放在冰箱内,以免遇到电火花时引起爆炸。

2. 因麻醉药的作用,致使动物体温缓慢下降。所以应设法保温,不使肛温降至 37℃以下。在寒冷季节,注射前应将麻醉剂加热至与动物体温相一致的水平。

3. 犬、猫或灵长类动物,手术前 8~12 h 应禁食,避免麻醉或手术过程中发生呕吐。家兔或啮齿类动物无呕吐反射,术前无须禁食。

(饶芳,孙霞)

第四节　实验动物手术

动物实验除从动物的体表探测生物信号外,常常需从动物体的深部或将其器官组织取出体外进行生物信号的探测和记录,通过手术的方法将探测装置放置于动物的体内深部或获取动物的器官组织是机能学实验的基本方法和技术。手术质量直接关系到实验结果的可靠性和实验的成败,实验者应高度重视动物手术环节并熟练掌握实验动物的基本手术方法和技术。

一、术前准备

1. 理论准备　　术前应查阅资料,熟悉手术部位的解剖结构,了解麻醉、手术方法及应急措施,制定手术方案和手术材料清单。

2. 材料准备　　根据手术清单准备下述材料。

(1)动物准备　　准备合适的笼具放养动物,术前使动物保持安静。必要时对动物进行清洁消毒处理。犬、猫或灵长类动物,术前 8~12 h 应禁食,避免麻醉或手术过程中发生呕吐。家兔或啮齿类动物无呕吐反射,术前无需禁食。

(2)器械准备　　根据手术要求准备手术刀、手术剪等手术器械及动物实验专用的头夹、玻璃分针、动脉夹、颅骨钻、骨钳等。器械准备要充分、完整,避免临时找器械而延误手术进程。

    (3) 药品准备   麻醉药品、生理盐水、肝素、急救药、消毒及抗菌药物等实验药品和试剂。

    (4) 其他准备   手术台、手术灯、解剖显微镜、纱布、手术线、棉线、骨蜡等。

    (5) 仪器准备   仪器应在术前连接、调试完毕,处于待机状态,人工呼吸机备用。

二、手术

    1. 麻醉动物   按实验要求麻醉动物。

    2. 固定动物   动物被麻醉后,动物的肢体会呈现软弱无力和角膜反射减弱或消失。此时可将动物四肢套上(活扣)绑带,以仰卧或俯卧位将动物固定于手术台上。

    3. 备皮   选定手术部位,左手绷紧皮肤,用粗剪刀紧贴皮肤,将手术部位及其周围的被毛剪去(不可用手提起被毛,以免剪破皮肤)。

    4. 皮肤切开   选好切口部位和范围,必要时做出标志。切口的大小,既要便于实验操作,又不可过大。术者先用左手拇指和另外四指将预定切口上端两侧的皮肤绷紧固定,右手持手术刀,以适当的力量,一次全线切开皮肤和皮下组织,直至肌层表面。手术切口较大时,也可以用止血钳提起皮肤,用手术刀或手术剪切一小口,从切口处用止血钳分离皮肤和皮下组织,再用钝头手术剪剪开所需长度的皮肤。

    5. 组织分离   根据实验需要从浅部向深部逐一分离组织。结缔组织用止血钳或玻璃分针作钝性分离。作肌肉分离,若肌纤维走行方向与切口方向一致,可剪开肌膜,用玻璃分针顺肌纤维方向钝性分离至所需长度,将肌肉逐块分离,否则用两把止血钳夹住肌肉或用线作双结扎从中横行切断。用止血钳或玻璃分针分离血管,分离神经最好采用玻璃分针。

    6. 结扎   在切除组织、切断神经、血管时,应先用手术线作双结扎,而后在两结扎处的中间切除组织或切断神经、血管。

    7. 止血   在手术过程中必须注意及时止血。微血管渗血,用温热盐水纱布压迫止血。不可揩擦组织,以防组织损伤和血凝块脱落。较大血管出血需先用止血钳将出血点及其周围的少许组织一并夹住,然后用线结扎。

    8. 手术部位保护   手术部位需暴露较长时间时,应用浸有生理盐水纱布覆盖或在创口内滴加适量温热(37℃左右)石蜡油,以防组织干燥、失去生理活性。

    9. 消毒   术后需饲养的动物,备皮处应消毒处理并覆盖手术巾,手术器械、敷料应消毒处理,术中,手术器械用碘酒消毒。

    10. 缝合抗菌   术后需饲养的动物,手术部位应从里到外逐层缝合,肌肉注射抗菌素。

三、颈部手术及插管方法

    大鼠、兔、猫和狗的颈部解剖结构比较相似,它们的颈部手术比较常见的有颈外静脉、颈总动脉和气管的暴露、分离及相应的插管术。

(一) 术前准备

    1. 理论准备

    (1) 颈部的解剖结构(图 5 - 14)

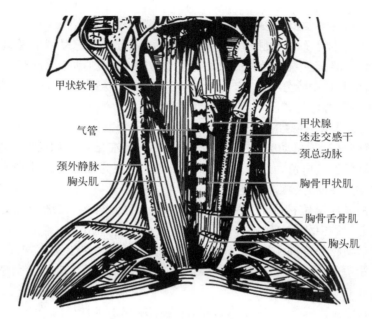

甲状软骨

气管

颈外静脉

胸头肌

甲状腺

迷走交感干

颈总动脉

胸骨甲状肌

胸骨舌骨肌

胸头肌

图 5-14 狗颈部解剖结构(右侧颈部浅层、左侧颈部深层)

① 浅层肌肉 在兔、猫、狗,颈部腹面浅层肌肉的分布基本相同,仅个别肌肉名称有异。自浅入深有 3 对肌肉。

胸骨乳突肌 起自胸骨,斜向外侧方,止于头部颞骨的乳突处(在狗颈部称为胸头肌),左右胸骨乳突肌呈"V"形斜向分布。

胸骨舌骨肌 位于颈腹面正中线,左右两条互相接触,平行排列,起自胸骨,止于舌骨体。覆盖于气管腹面。该肌的胸骨端置于胸骨乳突肌的深处,其外侧的深面则有胸骨甲状肌平行排列。

胸骨甲状肌 起自胸骨和第一肋软骨,止于甲状软骨后缘正中处。在靠近胸骨的一部分,完全被胸骨舌骨肌所覆盖,仅在向前至喉的部位才渐渐显露出来。

② 颈外静脉 兔、猫、狗的颈外静脉很粗大,是头颈部静脉的主干。其前端在下颌腺的后缘,它是由上颌外静脉和上颌内静脉联合而成的。颈外静脉分布很浅,在颈部的皮下、胸骨乳突肌(狗为胸头肌)的外缘。

③ 气管 气管位于颈部正中位,起自喉头环状软骨的下缘,向后伸展,呈圆筒状。颈部气管全部被胸骨舌骨肌和胸骨甲状肌所覆盖。

猫和狗的胸骨舌骨肌的腹侧,有较大面积被胸骨乳突肌(在狗为胸头肌)所覆盖。

气管的背侧为食管。喉头以下气管的两侧有甲状腺紧贴于气管壁上。左右各一叶,两叶之间可连接一个很窄的峡部,横跨在气管的腹侧面。甲状腺的侧叶多为长圆形,狗的甲状腺侧叶自喉的后端向后可达到第 6 或第 7 个气管软骨环处。每叶的侧面被胸头肌(猫为胸骨乳突肌)所覆盖,而其腹侧缘与胸骨甲状肌相接触。

④ 颈总动脉 颈总动脉位于气管外侧,其腹面被胸骨舌骨肌和胸骨甲状肌所覆盖。分离胸骨舌骨肌与胸骨甲状肌之间的结缔组织,在肌缝下可找到呈粉红色较粗大的血管,用手指触之有搏动感,此即为颈总动脉。颈总动脉与颈部神经被结缔组织膜束在一起。

在甲状腺附近颈总动脉发出一较大的侧支,为甲状腺前动脉。

⑤ 颈动脉窦　位于颈内动脉基部的稍膨大处。在分离颈总动脉的基础上,沿着颈总动脉继续向头端分离,至甲状腺附近处,注意勿损伤甲状腺前动脉,分离至下颌骨后缘附近时,注意分离至颈总动脉分叉处,较粗大的一支为颈外动脉,较小的一支并向深层移行为颈内动脉,在其基部可见稍膨大部,即为颈动脉窦。

⑥ 颈部神经　颈部神经的分布因动物种类而异。

兔　在气管外侧,颈总动脉与 3 根粗细不同的神经在结缔组织膜的包绕下形成血管神经束。其中最粗者呈白色为迷走神经;较细者呈灰白色为颈部交感神经干;最细者为减压神经,居于迷走神经和交感神经之间。

猫　迷走神经与交感神经干并列而行,粗大者为迷走神经;较细者为交感神经,主动脉神经并入迷走神经中移行。

狗　在颈总动脉的背外侧仅见一较粗大的神经干,称为迷走交感神经干。迷走神经与交感神经干紧靠而行,并被一总鞘所包。进入胸腔后,迷走神经与交感神经即分开移行。

（2）施行全身静脉麻醉,制定手术方案、应急措施和手术材料清单见下述。

2. 材料准备

（1）动物准备　健康家兔一只、雌雄不拘、体重 2.5 kg。

（2）器械准备　手术刀柄及刀片各 1,手术剪 1 把,眼科手术剪 1 把,粗剪刀 1 把,直、弯、蚊式止血钳各 2 把,圆头镊 1 把,弯头眼科镊 1 把,1 mL、5 mL、20 mL 注射器各 1 副,6、7 号针头各 3 枚,兔头夹 1 个,玻璃分针 2 支,动脉夹 1 个,气管插管、动脉插管各 1 支,静脉插管、心导管(直径 1.2 mm 聚乙烯导管)各 1 支,三通阀 2 个。

（3）药品准备　氨基甲酸乙酯(乌拉坦)溶液,生理盐水,肝素(或 5% 枸橼酸钠),肝素生理盐水(125 U/mL),液体石蜡。

（4）其他准备　实验动物手术台、手术灯、医用纱布,2 - 0 手术线,棉球,绑带。

（5）仪器准备　呼吸换能器 1 个、压力换能器 2 个、微机生物信号采集处理系统 1 台,人工呼吸机 1 台备用。

（二）颈静脉和右心导管插管术

颈外静脉插管可用于注射、取血、输液和中心静脉压测量。

1. 插管(心导管)及仪器准备　静脉导管长 10 cm,用连接管接三通阀,管内充满 125 U/mL 肝素生理盐水,关闭三通阀。心导管长 20 cm,用连接管接三通阀,三通阀通过测压管连接压力换能器,管道排尽气体并充满 125 U/mL 肝素生理盐水。换能器和微机生物信号采集处理系统在实验前连接调试并定标,处于工作状态。

2. 麻醉、固定和备皮　用 200 g/L 氨基甲酸乙酯 1 g/kg 剂量行耳缘静脉麻醉,动物仰卧固定,左手绷紧颈部皮肤,用粗剪刀紧贴皮肤,将手术部位及其周围的被毛剪去(不可用手提起被毛,以免剪破皮肤)。

3. 切开皮肤　术者先用左手拇指和另外四指将颈部皮肤绷紧固定,右手持手术刀,沿颈部正中线切开皮肤,上起甲状软骨,下达胸骨上缘,长度约 5～7 cm。实验后创口不需缝合的,也可用止血钳提起两侧皮肤,距胸骨上 1 cm 处的正中线剪开皮肤约 1 cm 的切口,用止血钳贴紧皮下向头部钝性分离皮下筋膜,再用钝头剪刀剪开皮肤 5~7 cm。用止血钳提起皮肤并分离结缔组织,将皮肤向外侧牵拉。

4. 颈外静脉分离　　颈部皮肤切开后,用左手拇指和食指捏住颈部右侧缘皮肤切口,其余三指从皮肤外向上顶起外翻,可清晰地看见位于颈部皮下,胸骨乳突肌外缘的颈外静脉。沿血管走向,用玻璃分针钝性分离颈外静脉两侧的皮下筋膜,仔细分离 3~5 cm 长,在血管的远心端穿丝线(或 2-0 手术线),在靠近锁骨端用动脉夹夹闭颈外静脉的近心端,待血管内血液充盈后用手术线结扎颈外静脉的远心端。

5. 颈外静脉插管　　靠远心端结扎线处用眼科剪向心方向呈 45°角在静脉上剪一"V"形小口(约为管径的 1/3 或 1/2),用弯型眼科镊挑起血管切口,向心插入导管 2.5 cm。用线将血管和插管结扎在一起,此线在导管固定处打一活结,绕导管两圈打结固定。

6. 右心导管插管　　测量颈外静脉的远心端结扎点到心脏的距离,并在心导管上做好标记,作为插入导管长度的参考。靠远心端结扎线处用眼科剪向心方向呈 45°角在静脉上剪一"V"形小口(约为管径的 1/3 或 1/2),用弯型眼科镊挑起血管切口,向心插入导管 2.5 cm。用线将血管和插管结扎,去掉动脉夹(结扎血管的结既要血管切口处无渗血,又要使心导管可以继续顺利地插入),打开三通阀。

将心导管向心沿血管平行方向轻缓地推送导管 5~6 cm。如在此处固定心导管,可测量中心静脉压。

监视微机生物信号采集处理系统上波形,向前推送导管 5~6 cm,此时会遇到(接触锁骨的)阻力,应将心导管提起呈 45°的角度后退约 0.5 cm,再继续插入导管,插管时出现一种"脱空"的感觉,表示心导管已进入到右心房。微机生物信号采集处理系统出现右心房压力波形(图 5-15),表明导管已进入右心房。如导管推送的长度超过标记处,导管仍未进入心房,此时应将导管退出 1~2 cm,改变导管方向后再推送导管,可反复多次,直至导管进入心房。

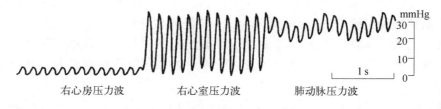

图 5-15　右心各部位血压波形图

在近心端处重新牢固地结扎血管。在远心端处将结扎血管的线再结扎到导管上,可防止导管从心房滑出的作用。清理手术视野,闭合颈部皮肤。

(三) 气管插管术

气管插管可用于气道压力、通气量测定及给动物进行人工呼吸。

1. 插管及仪器准备　　"Y"形气管插管用连接管接呼吸换能器。换能器和微机生物信号采集处理系统在实验前连接调试并定标,处于工作状态。

2. 麻醉、固定和备皮　　用 200 g/L 氨基甲酸乙酯 1 g/kg 剂量行耳缘静脉麻醉,动物仰卧固定,左手绷紧颈部皮肤,用粗剪刀紧贴皮肤,将手术部位及其周围的被毛剪去。

3. 切开皮肤　　用止血钳提起两侧皮肤,距胸骨上 1 cm 处的正中线剪开皮肤约 1 cm 的切口,用止血钳贴紧皮下向头部钝性分离皮下筋膜,再用钝头剪刀剪开皮肤 5～7 cm。用止血钳提起皮肤并分离结缔,将皮肤向外侧牵拉。

4. 气管分离　　气管位于颈腹正中位,全部被胸骨舌骨肌和胸骨甲状肌所覆盖,用玻璃分针或止血钳插入左右两侧胸骨舌骨肌之间,作钝性分离,将两条肌肉向两外侧缘牵拉并固定,再在喉头以下分离气管两侧及其与食管之间的结缔组织,使气管游离开来,并在气管下穿两根较粗结扎线。

5. 气管插管　　提起结扎线,用手术刀或手术剪在甲状软骨下缘 1～2 cm 处的气管两软骨环之间横向切开气管前壁(横切口不能超过气管口径的一半),再用剪刀向气管的向头端做一小的 0.5 cm 纵向切口,切口呈一"⊥"形,如气管内有血液或分泌物,应先用棉签揩净,将气管插管由切口处向胸腔方向插入气管腔内(图 5-16),用一结扎线结扎导管,结扎线绕插管分叉处一圈打结固定,另一结扎线将头断的气管切口结扎,以免气管切口处渗血。

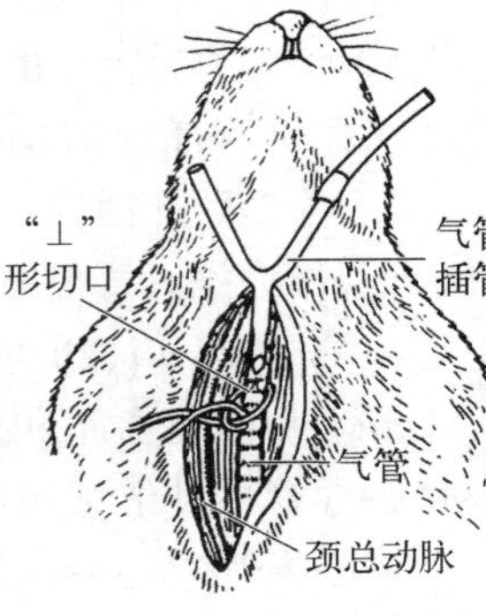

图 5-16　兔气管插管

6. 连接　　记录呼吸运动时,将连接呼吸压力换能器的软管接在气管插管一叉管口,另一叉管用于动物通气,连接流量换能器时,流量换能器的软管接气管插管一叉管口,封闭插管另一叉管口。进行人工呼吸时,将气管插管的两个叉管分别接人工呼吸机吸气和呼气管。

(四) 颈动脉和左心导管插管术

颈动脉和左心导管插管可用于动脉血压、心功能测定和采集动脉血。

1. 插管(心导管)及仪器准备　　动脉插管长 5～10 cm(可用 12～16 号注射器针头,尖端锋口磨钝),接三通阀,管内充满 125 U/mL 肝素生理盐水,关闭三通阀。心导管长 20 cm,接三通阀,三通阀通过测压管连接压力换能器,管道排尽气体并充满 125 U/mL 肝素生理盐水。换能器和微机生物信号采集处理系统实验前连接调试并定标,处于工作状态。

2. 麻醉、固定和备皮　　用 200 g/L 氨基甲酸乙酯 1 g/kg 剂量行耳缘静脉麻醉,动物仰卧固定,左手绷紧颈部皮肤,用粗剪刀紧贴皮肤,将手术部位及其周围的被毛剪去。

3. 切开皮肤　　用止血钳提起两侧皮肤,距胸骨上 1 cm 处的正中线剪开皮肤约 1 cm 的切口,用止血钳贴紧皮下向头部钝性分离皮下筋膜,再用钝头剪刀剪开皮肤 5～7 cm。用止血钳提起皮肤并分离结缔,将皮肤向外侧牵拉。

4. 颈动脉分离　　颈总动脉位于气管外侧,其腹面被胸骨舌骨肌和胸骨甲状肌所覆盖。在这两条肌肉组织的汇集点上插入玻璃分针或弯止血钳,以上下左右的分离方式分离肌肉组织若干次后,分离左、右胸骨舌骨肌和胸骨甲状肌,用左手拇指和食指捏住颈部皮肤和肌肉,其余三指从皮肤外向上顶起外翻,可清晰地看见总动脉及在其内侧与之伴行的三根神经。在距甲状腺下方较远的部位,右手用玻璃分针轻轻分离颈总动脉与神经之间结缔组织,分离出 3～4 cm 长的颈总动脉,在其下穿两根线备用。动脉插管前应尽可能将动脉分离得长些。一般狗 4～5 cm,兔 3～4 cm,豚鼠和大鼠 2～3 cm。

5. 颈动脉插管　　在分离出来的动脉的远心端,用线将动脉结扎,在动脉的近心端,用动脉夹将动脉夹住,以阻断动脉血流。两者之间的另一线打一活结。在紧靠结扎处的稍下方,用眼科剪向心方法与动脉呈 45°角在动脉上作一"V"形切口,切口约为管径的 1/2,用弯型眼科镊夹提切口边缘,将动脉插管由切口向心脏方向插入动脉约 2.5 cm 后(图 5-17)。用备用线将插管固定于动脉血管内。并将余线结扎于插管的固定环上以防滑出。然后将插管放置稳妥,适当固定,以免扭转。去掉动脉夹,打开三通阀,观察动脉血压波形。

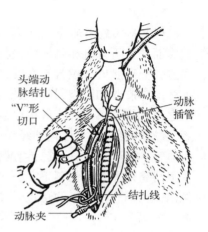

图 5-17　颈总动脉插管

6. 左心导管插管　　测量颈动脉的远心端结扎点到心脏的距离,并在心导管上做好标记,作为插入导管长度的参考。靠远心端结扎线处用眼科剪向心方向呈 45°角在颈动脉上剪一"V"形小口(约为管径的 1/3 或 1/2),用弯型眼科镊提起血管切口边缘,向心插入导管 2.5 cm。用线将血管和插管结扎,去掉动脉夹(结扎血管的结既要血管切口处无渗血,又要使心导管可以继续顺利地插入),打开三通阀。

监视微机生物信号采集处理系统上的波形,可以看到动脉压的曲线图形变化。当心导管到达主动脉入口处时,即可感觉到脉搏搏动,继续推进心导管。若遇到较大阻力,切勿强行推入,此时可将心导管略微提起少许呈 45°角,再顺势向前推进。如此数次可在主动脉瓣开放时使心导管进入心室。插管时出现一种"脱空"的感觉,表示心导管已进入到心室部位。同时,在计算机屏幕上也即可见到血压波幅将突然下降,脉压差则明显加大的心室压力波形(图 5-18)。

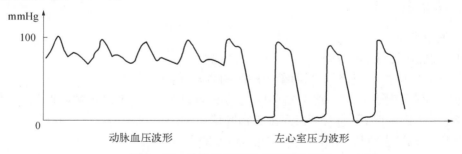

图 5-18　动脉血压和左心室压力波形

(五) 颈部神经分离

1. 麻醉、固定和备皮　　用 200 g/L 氨基甲酸乙酯 1 g/kg 剂量行耳缘静脉麻醉,动物仰卧固定,用左手绷紧颈部皮肤,用粗剪刀紧贴皮肤,将手术部位及其周围的被毛剪去。

2. 切开皮肤　　用止血钳提起两侧皮肤,距胸骨上 1 cm 处的正中线剪开皮肤约 1 cm 的切口,用止血钳贴紧皮下向头部钝性分离皮下筋膜,再用钝头剪刀剪开皮肤 5～7 cm。用止血钳提起皮肤并分离结缔,将皮肤向外侧牵拉。

3. 神经分离

(1) 颈部减压神经(主动脉神经)、迷走神经和交感神经的分离方法　　右手持玻璃针在腹面胸骨舌骨肌和胸骨甲状肌的汇集点上插入玻璃分针或弯止血钳,以上下左右的分离方式分离肌肉组织若干次后,分离左、右胸骨舌骨肌和胸骨甲状肌,用左手拇指和食指捏住颈部皮肤和肌肉,其余三指从皮肤外向上顶起外翻,可清晰地看见总动脉及在其内侧与之伴行的三根神经。最粗白色者为迷走神经;较细呈灰白色者为颈部交感神经干;最细者为减压神经,位于迷走神经和交感神经之间,但位置常有变异。用玻璃分针在气管外侧距血管神经鞘 0.5 cm 处分离筋膜并从血管神经鞘下穿过,在血管神经鞘外侧穿破筋膜,用眼科镊在血管神经鞘下穿一线,此线可防止血管神经鞘被打开后神经与筋膜、结缔组织混淆。根据三根神经的特点,用玻璃分针按先后次序将主动脉神经、迷走神经和交感神经逐一分离 2～3 cm,各穿两根线,打虚结备用。神经分离完毕,及时用生理盐水润湿,并闭合伤口。

(2) 颈部膈神经的分离方法　　用止血钳在颈外静脉和胸骨乳突肌之间向深处分离,分离到气管边缘近脊柱处,可见到较粗的臂丛神经从外方行走,在臂丛的内侧有一条较细的神经-膈神经,该神经大约在颈下 1/5 处横跨臂丛并与臂丛交叉,向内侧、后向行走,用玻璃分针细心地将膈神经分离出 1～2 cm,在神经下穿一线,打活结备用。

四、腹部手术

腹腔脏器众多,结构复杂,实验涉及神经、循环、消化、泌尿、内分泌、免疫系统等。本书仅介绍胆汁、胰液和尿液引流手术。

(一) 术前准备

1. 理论准备

(1) 腹腔脏器(图 5-19)

① 肝　肝脏位于腹腔前部,附着于膈肌的后方,前表面突出。

② 胆囊　位于肝的方形叶与右中叶之间的沟裂处,是一个绿色梨状的囊袋,胆汁经胆总管排入十二指肠,胆总管开口在十二指肠球部(幽门下 1 cm)。

③ 胃　胃呈囊袋状,横卧于腹部的前方,肝的下方。

④ 肠　成年兔肠管长 5 m,十二指肠长约 50 cm,空肠 200～230 cm,回肠 35 cm,盲肠 50～60 cm,结肠 25 cm,直肠 65～70 cm。

⑤ 胰　兔胰腺大部分呈单独的小叶状,色呈浅粉黄,与脂肪相似。基本上可聚集成两叶,右叶沿着十二指肠襻内的肠系膜分布,从右叶的中间部分向前分出另一小部分分布

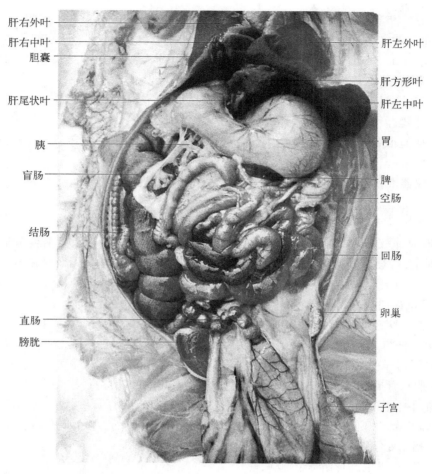

肝右外叶 —
肝右中叶 —
胆囊 —

肝尾状叶 —

胰 —

盲肠 —

结肠 —

直肠 —
膀胱 —

— 肝左外叶

— 肝方形叶
— 肝左中叶

— 胃

— 脾
— 空肠

— 回肠

— 卵巢

— 子宫

图 5-19　家兔腹腔器官

至胃小弯和十二指肠的起始端,而且继续左侧顺胃小弯至与胃相连的脾的前端,即为左叶。

　　胰导管是一条薄壁的小导管,在十二指肠襻的后部,从胰腺右叶发出并立即开口十二指肠的后段 1/3 处。

　　⑥ 脾　兔的脾脏长 5.2 cm,宽 1.5 cm,脾悬挂在大网膜上,紧贴于胃大弯的左侧部,其长轴与胃大弯的方向一致,而曲度与胃大弯相适应。

　　⑦ 肾　兔肾呈豆形,深红褐色,位于腹腔的背壁,分布在腰椎两侧并由脂肪组织包埋。右肾处于末肋和第 1、2 腰椎的横突的腹面,前端伸至肝的尾叶处。左肾的位置靠后外侧,位于第 2、3、4 腰椎横突的腹面。

　　⑧ 膀胱　膀胱是一梨形肌质囊,位于腹腔后部。输尿管从肾发出,斜行至膀胱,开口于膀胱基部背侧。

　　(2) 施行全身静脉麻醉,制定手术方案、应急措施和手术材料清单见下述。

　　2. 材料准备

　　(1) 动物准备　健康家兔一只、雌雄不拘、体重 2.5 kg。

(2) 器械准备　手术刀柄及刀片各 1,手术剪 1 把,眼科手术剪 1 把,粗剪刀 1 把,直、弯、蚊式止血钳各 2 把,圆头镊 1 把,弯头眼科镊 1 把,持针器 1 把,小圆针,开创器 1 把,量筒 1 个,1 mL、5 mL、20 mL 注射器各 1 副,6、7 号针头各 3 枚,兔头夹 1 个,玻璃分针 2 支,胆管、胰管插管、膀胱插管各 1 支。

(3) 药品准备　200 g/L 氨基甲酸乙酯(乌拉坦)溶液,生理盐水,肝素(或 5% 枸橼酸钠),肝素生理盐水(125 U/mL),液体石蜡。

(4) 其他准备　实验动物手术台,手术灯,医用纱布,3 - 0 手术线,棉球,绑带,棉线。

(5) 仪器准备　微机生物信号采集处理系统 1 台,人工呼吸机 1 台备用。

(二)腹部手术

1. 麻醉、固定和备皮　用 200 g/L 氨基甲酸乙酯 1 g/kg 剂量行耳缘静脉麻醉,动物仰卧固定,行颈迷走神经分离术。左手用绷紧腹部皮肤,用粗剪刀紧贴皮肤,将腹部被毛剪去。

2. 胆总管插管

(1) 打开腹腔　术者先用左手拇指和另外四指绷紧腹部皮肤,左手持手术刀沿剑突下正中切开长约 10 cm 的切口,用止血钳将皮肤与腹壁分离,用手术刀或手术剪沿腹白线自剑突向下切开长约 10 cm。

(2) 胆总管插管　打开腹腔,用手轻轻地将肝脏向胸腔部位推移,将胃向左下方推移,找到胃幽门端,将胃幽门端向左下方翻转,可见与胃幽门连接的十二指肠,其始部有一圆形隆起,与圆形隆起相连向右上方行走的一黄绿色较粗的肌性管道,则为胆总管。用玻璃分针在近十二指肠处仔细分离胆总管并在其下方置一棉线(或用圆形缝针在胆总管穿线),轻轻提起胆总管,在靠近十二指肠处的胆总管用眼科剪与胆总管呈 30°角剪一斜口,向右与胆总管相平行方向插入直径 1.5 mm 聚乙烯管结扎固定(图 5 - 20)。管子插入胆总管后,可见绿色胆汁从插管流出,如不见胆汁流出,可按压胆囊,如仍不见胆汁流出,则可能是未插入胆总管内,应取出重插。

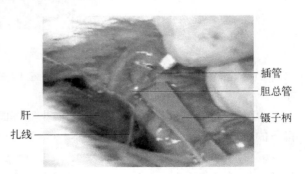

图 5 - 20　胆总管插管

3. 肠系膜微循环标本

(1) 寻找小肠肠襻　按胆总管插管方法切开腹腔后,用手轻轻地将肝脏向胸腔部位推移,寻找到胃幽门,沿十二指肠找到十二指肠与小肠交界处后约 5 cm 的部位,轻轻地牵拉出一段肠襻,置于微循环观察台上。一旦将小肠置于微循环观察台上后,立刻启动灌流装置(用克氏液灌流)。

(2) 微循环观察部位　在低倍镜下,调试微循环观察盒,选择一个理想的微循环观察视野(镜下范围内肠襻血管中包括动脉、静脉和毛细血管)。

4. 膀胱、输尿管插管

（1）打开腹腔 剪去耻骨联合以上腹部的被毛，在耻骨联合上缘处向上切开皮肤 4～5 cm，用止血钳分离皮肤与腹壁，用手术剪或手术刀沿腹白线切一 0.5 cm 小口，用止血钳夹住切口边缘并提起。然后向上、向下切开腹壁层组织 4～5 cm。

（2）膀胱插管 双手轻轻地按压切口两侧的腹壁，如膀胱充盈，膀胱会从切口处滑出。如未见膀胱滑出，用止血钳牵拉两侧切口，寻找膀胱，用止血钳提起膀胱移至腹外，用两把止血钳相距 0.5 cm 对称地夹住膀胱顶，用手术剪在膀胱顶部剪一纵行小口，将膀胱插管插入（图 5-21），用一棉线将膀胱壁结扎在插管的颈部处。膀胱上翻，在膀胱颈部穿线，结扎尿道。完成上述操作后，将膀胱插管平放在耻骨处，引流管自然下垂，管口低于膀胱水平。

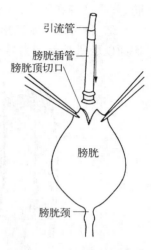

图 5-21 膀胱插管示意图

（3）如行输尿管插管术，将膀胱移至腹外，在膀胱背侧的部位（即膀胱三角）可见输尿管进入膀胱，在输尿管靠近膀胱处，细心地用玻璃分针分离出一侧输尿管（或用圆针通过输尿管下穿线），穿一丝线扣一松结备用，用眼科弯镊托起输尿管，持眼科剪使其与输尿管表面呈 45°角剪开输尿管（约输尿管管径的二分之一），用镊子夹住切口的一角，向肾脏方向插入输尿管导管（事先充满生理盐水），用丝线结扎固定，防止导管滑脱，平放插管（图 5-22）。同样方法插入另一侧输尿管导管。

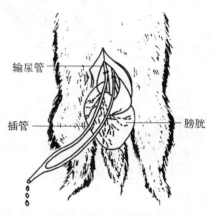

图 5-22 输尿管插管

手术完毕后，用温热（38℃左右）生理盐水纱布覆盖腹部切口。如果需要长时间收集尿样，则应关闭腹腔。

注意：输尿管分离、插管操作应轻巧，不能过度牵拉输尿管，防止输尿管挛缩导致尿液排出受阻，输尿管严重痉挛时，可在局部滴数滴 2% 普鲁卡因。输尿管导管插入时应防止导管插入输尿管的黏膜下。导管内事先充满生理盐水，不能有气泡，不能扭曲，以免导尿不畅。

五、股部手术及插管方法

股部手术是为了分离股动脉、股静脉，并进行插管，供血压记录、放血、输血、输液及注射药物之用。

（一）术前准备

1. 理论准备

（1）兔股部的解剖结构

① 股部皮下 股部内侧面正中线、腹股沟皮下，有浅层透明筋膜，大鼠有较多的脂

肪,分离筋膜和脂肪,从外至内可见股内侧肌、缝匠肌和股薄肌。

② 股三角 股三角上面以腹股沟韧带为界、外侧面以缝匠肌后部的内侧缘为界、内侧面以耻骨外侧缘为界形成的三角区域(图5-23)。

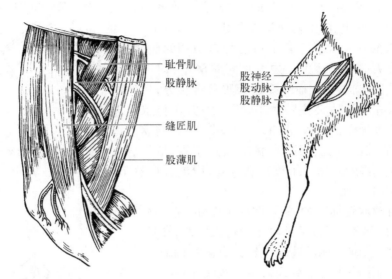

图5-23 股三角和股部神经血管

③ 股神经、股动脉、股静脉 股神经、股动脉、股静脉组成的血管神经束在股三角内通过。由外向内分别为股神经、股动脉、股静脉(图5-23)。股动脉的位置中间偏后,被股神经和股静脉所遮盖,血管神经束暴露时仅见股神经和股静脉。

股动脉血管呈鲜红或淡红色,壁厚、有搏动现象;股静脉颜色为深红或紫红色,壁薄、无搏动感。

(2) 施行全身静脉麻醉,制定手术方案、应急措施和手术材料清单见下述。

2. 材料准备

(1) 动物准备 健康家兔一只、雌雄不拘、体重2.5 kg。

(2) 器械准备 手术刀柄及刀片各1,手术剪1把,眼科手术剪1把,粗剪刀1把,直、弯、蚊式止血钳各2把,圆头镊1把,弯头眼科镊1把,1 mL、5 mL、20 mL注射器各1副,6、7号针头各3枚,兔头夹1个,玻璃分针2支,动脉夹1个,气管插管、动脉插管各1支,静脉插管(直径1.2 mm聚乙烯导管)各1支,三通阀2个。

(3) 药品准备 20%氨基甲酸乙酯(乌拉坦)溶液,生理盐水,肝素(或5%枸橼酸钠),肝素生理盐水(125 U/mL),液体石蜡。

(4) 其他准备 医用纱布,2-0手术线,棉球,绑带,棉线,实验动物手术台,手术灯等。

(5) 仪器准备 压力换能器2个,微机生物信号采集处理系统1台,人工呼吸机1台备用。

(二) 股部手术

1. 插管及仪器准备 动脉插管接换能器,微机生物信号采集处理系统实验前连接调试并定标,处于工作状态,测压管道内充灌肝素生理盐水、排净空气。

2. 麻醉、固定和备皮　用 200 g/L 氨基甲酸乙酯 1 g/kg 剂量行耳缘静脉麻醉,动物仰卧固定。用左手绷紧股部皮肤,用粗剪刀紧贴皮肤,将股部的被毛剪去。

3. 切开皮肤　术者先用左手拇指和另外四指将股部皮肤绷紧固定,右手持手术刀,沿股腹面正中线从腹股沟下缘向膝部切开皮肤 4~5 cm。用止血钳分离皮下组织,暴露股部肌肉。

4. 血管神经分离　用玻璃分针或蚊式钳小心地沿缝匠肌后部内侧缘,暴露缝匠肌下方的血管神经束,用玻璃分针将股神经首先分离出来,然后再分离股动脉与股静脉之间的结缔组织(勿损伤血管小分支),如有渗血或出血的情况需要及时止血,分离出血管约 2~3 cm,在其下面穿入 2 根手术线备用。当确定游离的血管有足够的长度时结扎远心端的血管,待血管内血液充盈后再在近心端用动脉夹夹闭血管。

5. 股动、静脉插管　靠近远心端血管结扎线 0.3 cm 处,用医用眼科直剪呈 45°角剪开血管直径的 1/3,用弯型眼科镊夹住切口游离尖端并挑起,插入血管导管 2~4 cm,在近心端结扎血管导管、放开动脉夹。利用远心端的结扎线再次结扎插管导管。

6. 开启记录仪器即可记录动脉血压或静脉血压。动脉放血、静脉给药可通过开启与插管连接的三通阀进行操作和控制。

(陆源,汤伯瑜)

第五节　实验动物体液的采集方法

无论是来自外界环境,还是机体自身代谢产生的物质,我们都可以在机体的内环境中找到它们的痕迹。采集动物的体液并测定所含细胞或物质成分和含量,可以了解动物的机体功能和代谢变化。采集和测定动物体液的物质成分和含量是机能学实验的基本方法之一。实验动物体液的采集主要包括血液、淋巴液、消化液、脑脊髓液、尿液、精液、阴道内液体等。

一、血液的采集

(一)大鼠、小鼠的采血方法

1. 尾尖采血

(1)剪尾尖采血法　把动物麻醉后,将尾巴置于 50℃热水中浸泡数分钟(也可用二甲苯或酒精涂擦鼠尾),擦干,使尾静脉充血后,剪去尾尖(小鼠约 1~2 mm,大鼠约 5~10 mm 长),用试管接取血液,自尾根部向尾尖按摩,血液会自尾尖流入试管,每次可采血约 0.3 mL。

(2)切割尾静脉采血法　动物麻醉后,如上法使尾部血管扩张,用锐利刀片切割开尾静脉一段,用试管等物接取血液,每次可取血 0.3~0.5 mL。采血后用棉球压迫止血,伤口短时间内即可结痂痊愈。鼠尾的三根静脉可交替切割,由尾尖开始,一根静脉可切割多次。这种方法主要适用于大鼠;小鼠尾静脉太细,不太适用。

2. 眼部采血

(1) 眼眶静脉丛(窦)采血法　用毛细管(玻璃或塑料均可)或特制的眶静脉丛采血器，采血前将毛细管或采血器浸泡在1%肝素溶液中数分钟，然后取出干燥备用。将动物放在实验台上，左手抓住鼠耳之间的头皮，并轻轻向下压迫颈部两侧，致动物静脉血回流障碍，眼球外突。右手持毛细管由眼球和眼眶后界之间其尖端插入结膜，使毛细管与眶壁平行地向喉头方向推进约3～5 mm深，如是小鼠即达其静脉窦，可见血液顺毛细管外流。如为大鼠，需轻轻转动毛细管，使其穿破静脉丛，让血液顺毛细管流出。用纱布轻压眼部止血。同一动物可反复交替穿刺双眼多次，按此法小鼠可一次采血0.2 mL，大鼠0.5 mL。

(2) 眼眶动脉和静脉采血法　用左手抓住鼠，拇指和食指将鼠头部皮肤捏紧，使鼠眼球突出。用眼科弯镊在鼠右侧眼球根部将眼球摘去，并立即将鼠倒置，头朝下，此时眼眶内动、静脉很快流血，将血滴入预先加有抗凝剂的玻璃器皿内，直至动、静脉不再流血为止。此种采血法在采血过程中动物没有死，心脏跳动在继续，因此采集到的血液量比其他方法要多，若实验时需多量血液，此种方法最好。采血毕，立即用纱布压迫止血。这种方法易导致动物死亡，如需继续实验，就不能采用此法。

3. 大血管采血　颈静脉、颈动脉或股静脉、股动脉采血法。把麻醉的动物取仰卧位固定，分离暴露上述任何一条血管，穿一线结扎血管。静脉采血，提起结扎线，待血液充盈血管，注射器向远心端穿刺血管采血。动脉采血，注射器向近心端穿刺血管采血。如果动物血管太细，无法穿刺，可剪断血管直接用注射器或吸管吸血。

4. 断头采血　左手拇指和食指握住鼠颈部，头部朝下，用利剪在鼠颈头间1/2处剪断，提起动物，将血液滴入放有抗凝剂的容器内。小鼠可采血1 mL左右，大鼠可采血10 mL左右。

上述采血法各有其长处，如果少量采血作涂片，可由尾尖采血，如果要求按无菌操作法采血，可由心脏采血。如果实验要求动物继续存活，绝不能用断头法或开胸法采血。注意：如为慢性实验，应严格执行消毒和止血程序。

(二) 豚鼠的采血方法

1. 心腔穿刺采血法　将豚鼠仰卧固定于小手术台上，把左侧心区部位的被毛剪去。用左手触摸动物左侧第3～4肋间，触摸心跳最明显处穿刺进针。进针角度与胸部垂直，当针头接近心脏时，就会感到心脏的跳动，再向里穿刺就可进入心室。若将注射器抽成负压，血液可自动流入注射器内。采血时动作要迅速，缩短留针时间以防止血液凝固。一个星期后，可重复进行心腔穿刺采血。此种方法也适用于兔的心腔穿刺采血。

2. 耳缘剪口采血法　用二甲苯或酒精反复擦拭耳缘使血管充分充盈，然后用刀片或剪刀割(剪)破耳缘血管，血液会从血管中流出，此法可采血0.5 mL左右。

(三) 兔的采血方法

1. 耳(中央)动脉采血法　将兔置于固定器内固定好，用手轻揉或用加热的方法使兔耳充血,可发现在其中央有一条较粗、颜色较鲜红的血管,即为耳中央动脉。左手固定兔耳,右手持注射器在中央动脉末端,使针头沿动脉平行方向穿刺入动脉,血液即可进入注射器内。取血后作压迫止血。另一种方法是:待耳中央动脉充血后,在靠耳尖中央动脉分支处,用锋利的手术刀片轻轻切一小口,血液就会从切破的血管中流出,立即取加有抗凝剂的容器在血管破口处采血。取血后应压迫止血。

2. 兔耳缘静脉采血法　　将动物固定好后,用手轻揉动物耳缘,待耳缘静脉充血后。在靠耳尖部的静脉处,用针头刺破静脉,血液即可流出,也可用 6 号针头沿耳缘静脉远端(末梢)刺入血管,抽取血液。取血后压迫止血。一次可采血 5～10 mL。此法也适用于豚鼠。

3. 兔颈动、静脉采血法　　采血前将动物麻醉固定后,暴露颈部皮肤,做颈侧皮肤切开,分离出颈动、静脉。根据所需血量可用注射器直接采血,也可行动、静脉插管术采血。

用注射器采血。结扎颈动脉远心端,动脉夹夹住颈动脉近心端,用连有 7 号针头的注射器,向心方向刺入血管,放开动脉夹,即可见动脉血流入注射器。静脉采血,结扎静脉近心端,待血液充盈静脉,提起结扎线,注射器针头向远心方向刺入血管,缓缓地抽取血液。动脉采血时要注意止血,可用纱布或动脉夹止血。

4. 兔股动、静脉采血法　　可参照兔颈动、静脉采血法。

二、尿液的采集

1. 代谢笼采尿法　　代谢笼是特别设计的为采集动物各种排泄物的密封式饲养笼。有的代谢笼除可收集尿液外,还可收集粪便和动物呼出的二氧化碳。一般简单代谢笼主要是用来收集尿液,只要将实验动物放在代谢笼内饲养,就可通过其特殊装置采取到动物尿液。

2. 强制排尿法

(1) 压迫膀胱法　在实验研究中,有时为了某种实验目的,要求每间隔一定的时间收集一次尿,可采用人工从体外压迫膀胱的方法来采集尿液。操作人员用手在动物下腹部加压,手法要既轻柔又有力。当增加的压力足以使动物膀胱括约肌松弛时,尿液即会自动由尿道排出。如果事先给动物用了镇静剂或麻醉剂,使膀胱和尿道括约肌麻醉,更易用此法采到尿液。此种采集尿液的方法,适用于兔、猫、犬等较大的动物。

(2) 提鼠采集尿液　鼠类在被抓住尾巴提起时,有排便反射。特别是小鼠的这种反射更明显。要采集少量尿液时,可提起动物,当动物排尿时,尿液不会马上流走,而可看见挂在阴部开口处或其下方的被毛上,所以在提动物的同时,操作人员要很快用吸管或玻璃管接住尿液。

(3) 膀胱导尿法　用导尿管经尿道插入导尿,可采集到没有受到粪便、食物污染的尿。施行导尿术,一般不必麻醉动物。

(4) 穿刺膀胱法　动物麻醉固定,剪去耻骨联合之上腹正中线双侧的被毛,消毒后用注射针头接注射器穿刺,穿刺取钝角角度,入皮肤后针头应稍改变一下角度,这样可避免穿刺后漏尿。猫和狗不用麻醉也很配合。

3. 膀胱瘘和输尿管瘘法　　行膀胱插管或输尿管插管(本章腹部手术),即可采集尿液。这种采尿法一般是用于要精确计量单位时间内动物尿排量的实验。可将插管开口置于计量容器上。在整个观察过程中,要用38℃生理盐水纱布覆盖好切口及膀胱。

采尿之前,可让动物多饮水,特别是沙鼠、小鼠等动物尿量特别少,多饮水后,动物的排尿量增加,有利于采集尿液。

三、消化液的采集

1. 胃液

(1) 胃管法　　灌胃管由动物口内正确插入食管再进入胃内,胃液可自行流出,也可在灌胃管的出口端连接注射器,轻轻抽取,采集胃液。

(2) 胃瘘法　　将特制的金属套管的一端安装在动物的胃大弯处的胃壁上,另一端通至腹壁处。这种方法收集的胃液不够纯净,但比插管法方便,适用于须随时或定时反复抽胃液的实验。

(3) 食管瘘　　在动物食管上造一瘘管,胃上造一胃瘘。动物进食时,食物进入口腔,从食管瘘处流出体外。胃液等消化液却大量分泌。这种方法可收集到较纯净的胃液。

(4) 小胃法　　将动物的胃体分离出一小部分,缝合起来形成小胃,然后在小胃上造有瘘管。并将主胃的切口缝合,但仍与食管及小肠相连,进行正常消化。这样,主胃和小胃互不相通,从小胃可收集到纯净的胃液。

2. 胆汁　　行胆总管插管,即可随时或定时采集。有胆囊的动物也可做胆囊瘘管,这样就可以长期地采取胆汁。

3. 胰液　　将实验动物的十二指肠及与十二指肠连接的胰腺手术方法取出,并把胰腺向上翻过来,仔细分离到胰大管或胰小管。一般从胰大管采集胰液,在胰大管上插入适当粗细的塑料管,就可采集到胰液。

4. 肠液　　在实验动物的小肠上做造瘘手术,把肠瘘管缝到腹壁肌上,瘘管口伸出到动物腹部的皮肤外面。待伤口愈合后,即可从肠瘘管中采集肠液。

5. 腹腔液　　小实验动物无菌腹腔细胞的采集,可用输入无菌盐水再回收腹腔无菌液方法采集,用该法可采集80%～90%的腹腔液。

动物麻醉后腹部剃毛消毒皮肤,用消毒巾擦干。用无菌血管钳小心提起皮肤,用注射器刺入腹腔下部,分别从三个方向注入无菌盐水或培养液,将动物从颈部提起,用无菌血管钳将针头夹住,拔去注射器,无菌盐水洗液由针头流出到消毒容器内。

四、阴道液和精液的采集

1. 阴道液体的采集

(1) 沾取法　　将消毒的细棉签用生理盐水润湿,轻轻插入实验动物阴道内,慢慢转动几下沾取出阴道内含物。用该棉签涂片,即可进行镜下观察。

(2) 冲洗法　　用装有橡皮球的头端光滑的滴管吸少量生理盐水插入动物阴道,挤出盐水冲洗阴道后用该滴管吸出,反复几次后抽出洗液滴在玻片上晾干染色。

2. 精液的采集

(1) 人工阴道法 市售的兽用人工阴道,适用于牛、马、猪、羊等大动物。兔、犬等动物亦可仿制。用人工阴道套在动物的外生殖器上采集精液。也可套在雌性动物的阴道内采集。

(2) 阴道栓采精液 大、小鼠在雌雄交配后,24 h 内可在雌性动物阴道口发现白色稍透明的阴道栓,这是雄鼠的精液和雌鼠阴道分泌物在雌鼠阴道内凝固而成的。可通过阴道栓涂片染色观察凝固的精液。

第六节 实验动物的处死方法

我们应遵循人道主义精神,爱护和善待动物。在实验中应尽可能地减少动物的痛苦。实验结束,也应让动物无痛苦的死亡或尽量减少死亡的痛苦。

1. 蟾蜍的处死方法 蟾蜍可将头部剪去。

2. 大鼠和小鼠的处死方法 尽可能先麻醉动物,再实施下列方法处死动物。

(1) 脊椎脱臼法 右手抓住鼠尾用力后拉,同时左手拇指与食指用力向下按住鼠颈,将脊髓与脑髓拉断,鼠立即死亡。

(2) 断头法 在鼠颈部用剪刀将鼠头剪掉,鼠因断头和大出血而死。

(3) 打击法 用手抓住鼠尾并提起,将其头部猛击桌角,或用小木锤用力敲击鼠头,使鼠致死。

3. 豚鼠、兔、猫的处死方法

(1) 空气栓塞法 向动物静脉内注入一定量空气,使之发生空气栓塞而致死。注入空气量,家兔约 10 mL,可由耳缘静脉注入。

(2) 急性放血法 自动脉(颈动脉或股动脉)快速放血使动物迅速死亡。

(3) 药物法 10% KCl,家兔静脉注射 5~10 mL,可使其心脏停搏而死亡,成年犬前肢皮下静脉注射 20~30 mL 即可处死。

(梅汝焕,汤伯瑜)

第七节 动物实验常用生理溶液

细胞的生命活动受到它所浸浴的环境体液中各种理化因素的影响,如各种离子、渗透压、pH、温度等。无论浸浴离体标本或机体输液,皆须配制各种接近于生理情况的液体,这类液体称之为生理溶液(Physiological solution)。生理溶液的理化性质如各种离子、渗透压、pH、温度等与离体标本或机体的组织液相似。

1. 常用的生理溶液配制 生理溶液由无机盐、葡萄糖和水配制而成。配制生理溶液有两种方法:

(1) 根据用量按表 5-2 计算出各成分的量,用天平称取各成分溶解于蒸馏水(氯化钙单独用一容器溶解),将溶液用蒸馏水稀释至配制量的 80% 左右,再将氯化钙溶液一边搅拌一边缓慢加入。

表 5-2　常用生理盐溶液的成分及配制

成分及基础液浓度		任氏液	拜氏液	乐氏液	台氏液	克氏液	克-亨氏液	豚鼠支气管液	大鼠子宫液
NaCl	(g)	6.5	6.5	9.2	8.0	6.6	6.92	5.59	9.0
20%	(mL)	32.5	32.5	46	40	33.0	3.46	27.95	45
KCl	(g)	0.14	0.14	0.42	0.2	0.35	0.35	0.46	0.42
10%	(mL)	1.4	1.4	4.2	2.0	3.5	3.5	4.6	4.2
$CaCl_2$	(g)	0.12	0.12	0.12	0.2	0.28	0.28	0.075	0.03
5%	(mL)	2.4	2.4	2.4	4	5.6	5.6	1.5	0.6
$NaHCO_3$	(g)	0.20	0.2	0.15	1.0	2.10	2.10	0.52	0.5
5%	(mL)	4	4	3	20	42	42	10.4	10.0
NaH_2PO_4	(g)	0.01	0.01	—	0.05	—	—	0.1	—
1%	(mL)	1	1	—	5	—	—	10	—
$MgCl_2$	(g)	—	—	—	0.1	—	—	0.023	—
5%	(mL)	—	—	—	2	—	—	0.45	—
KH_2PO_4	(g)	—	—	—	—	0.162	0.16	—	—
10%	(mL)	—	—	—	—	1.62	1.6	—	—
$MgHSO_4 \cdot 7H_2O$	(g)	—	—	—	—	0.294	0.29	—	—
10%	(mL)	—	—	—	—	2.94	2.9	—	—
葡萄糖(g)			2.0	1.0	1.0	2	2	—	0.5
pH				7.5	8.0				
蒸馏水		加至1000 mL	加至1000 mL	加至1000 mL	加至1000 mL	加至1000 mL	加至1000 mL	加至1000 mL	加至1000 mL

(2) 按表 5-2 先将各成分分别配成一定浓度的基础溶液,然后按表所载分量混合之,氯化钙溶液在其他成分混合稀释后再一边搅拌一边缓慢加入。

葡萄糖应在临用时加入,加入葡萄糖的溶液不能久置,否则会发生变质。

2. 生理溶液的用途　各种生理溶液都有其适用的对象,实验时应根据实验对象选择合适的生理溶液。

(1) 生理盐水(normal saline)　0.9%NaCl 溶液适用于哺乳类动物的输液、手术部位的湿润等;0.65%NaCl 溶液适用于蛙、龟、蛇等变温动物器官组织的湿润。

(2) 任氏液(Ringer's solution)　适用于蛙类动物组织器官的湿润、离体器官的灌流。

(3) 拜氏液(Bayliss' solution)　适用于离体蛙心。

(4) 乐氏液(Locke's solution)　适用于哺乳类动物心脏、子宫等。

(5) 台氏液(Tyrode's solution)　适用于哺乳类动物,特别适用于哺乳类动物的小肠。

(6) 克氏液(Krebs' solution)　适用于哺乳类动物各种组织。

(7) 克-亨氏液(Krebs-Henseleit's solution)　适用于豚鼠离体气管、大鼠肝脏等。

(8) 豚鼠支气管液(Thoroton's solution)　适用于豚鼠离体支气管。

(9) 大鼠子宫液(De-Jalon's solution)　适用于离体大鼠子宫。

(陆源,李天一)

第六章

机能学基础性实验

第一节 神经肌肉实验

实验 1 蟾蜍坐骨神经腓肠肌标本制备

【预习要求】

1. 实验理论 生理学教材中兴奋性、兴奋、刺激与反应的概念,神经肌接头化学传递的机制。

2. 实验方法 蛙类捉拿、毁脑脊髓和坐骨神经-腓肠肌标本制备方法。

【目的】 掌握制备具有正常兴奋收缩功能的蛙类坐骨神经腓肠肌标本基本操作技术,掌握蛙类手术器械的使用方法。

蛙类的某些基本生命活动和生理功能与哺乳类动物有相似之处,而且其离体组织的生活条件比较简单,易于控制和掌握,因此蛙或蟾蜍的坐骨神经腓肠肌标本常被用来观察神经肌肉的兴奋性、刺激与反应的规律及肌肉收缩特点等实验。

1 材料

蟾蜍或蛙;任氏液;锌铜弓或铝银电极。

2 方法

2.1 毁脑脊髓 取蟾蜍一只,用左手握住,以食指压其头部前端使其尽量前俯(图 6-1),右手持探针自枕骨大孔处垂直刺入,到达椎管,即将探针改变方向刺入颅腔,向各侧不断搅动,彻底捣毁脑组织;再将探针原路退出,刺向尾侧,捻动探针使逐渐刺入整个椎管内,捣毁脊髓。此时蟾蜍下颌呼吸运动应消失,四肢松软,即成为一毁脑脊髓的蟾蜍(pithed toad)。否则须按上法再行捣毁。

2.2 剪除躯干上部及内脏 用粗剪刀在颅骨后方剪断脊柱(图 6-2)。左手握住蟾蜍脊柱,右手将粗剪刀沿腹壁两侧(避开坐骨神经)剪开腹壁。此时躯干上部及内脏即全部下垂(图6-3)。剪除全部躯干上部及内脏组织,弃于瓷盆内。

2.3　剥皮　　避开神经,用右手拇指和食指夹住脊柱,左手捏住皮肤边缘,逐步向下牵拉剥离皮肤(图6-4)。拉至大腿时,如阻力较大,可先剥下一侧,再剥另一侧。将全部皮肤剥除后,将标本置于盛有任氏液的培养皿中。

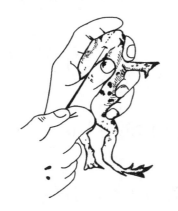

图6-1　蛙脑和脊髓的破坏

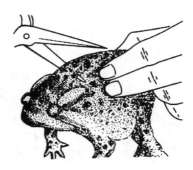

图6-2　横断脊柱

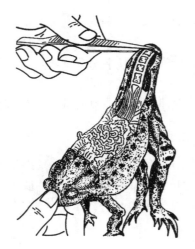

图6-3　剪除躯干上部及内脏

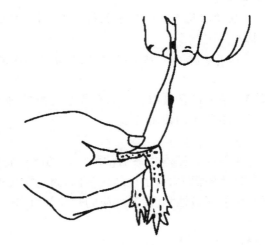

图6-4　剥去皮肤

2.4　洗净双手和用过的全部手术器械,再进行下列步骤。

2.5　分离两腿　　避开坐骨神经,用粗剪刀从背侧剪去骶骨,然后沿中线将脊柱剪成左右两半,再从耻骨联合中央剪开(为保证两侧坐骨神经完整,应避免剪时偏向一侧)。将已分离的标本浸入盛有任氏液的培养皿中。

2.6　游离坐骨神经　　取腿一条,先用玻璃分针沿脊柱侧游离坐骨神经腹腔部,然后用大头针将标本背位固定于干净蛙板上。按图6-5和图6-6所示,用玻璃分针循股二头肌和半膜肌之间的坐骨神经沟,纵向分离暴露坐骨神经之大腿部分,直至分离至腘窝胫神经分叉处。然后剪断股二头肌腱、半腱肌和半膜肌肌腱,并绕至前方剪断股四头肌腱。自上向下剪断所有坐骨神经分支。将连着3~4节椎骨的坐骨神经分离出来。

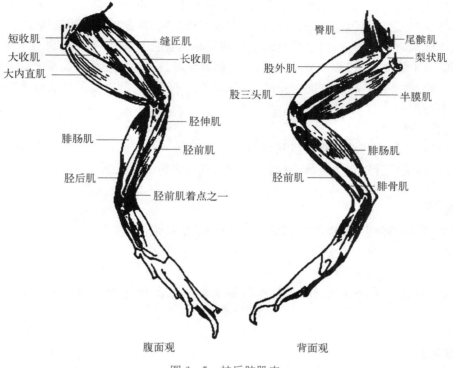

腹面观　　　　　　　背面观

图 6 - 5　蛙后肢肌肉

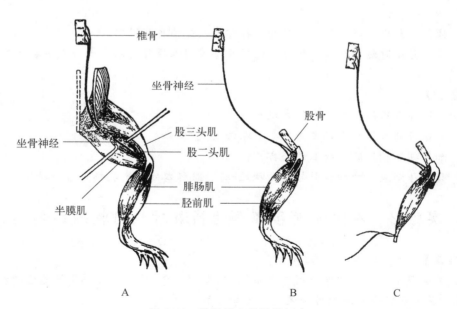

A　　　　　　　　B　　　　　　C

图 6 - 6　腓肠肌坐骨神经标本

2.7　完成坐骨神经小腿标本　　将已游离的坐骨神经搭在腓肠肌上。用粗剪刀自膝关节周围向上剪除并刮净所有大腿肌肉,在距膝关节约 1 cm 处剪断股骨。弃去上段股骨,保留部分即为坐骨神经小腿标本(图 6 - 6)。

2.8　完成坐骨神经腓肠肌标本　　用尖头镊子在上述坐骨神经腓肠肌标本的跟腱下方穿孔，穿线结扎之。提起结扎线，在结扎线下方剪断跟腱，并逐步游离腓肠肌至膝关节处，左手握住标本的股骨部分，使已游离的坐骨神经和腓肠肌下垂，右手持粗剪刀水平方向伸进腓肠肌与小腿之间，在膝关节处剪断，与小腿其余部分分离。左手保留部分即为附着于股骨之上的、具有坐骨神经支配的腓肠肌标本（图 6－6）。将标本浸入盛有新鲜任氏液之培养皿中待用。

2.9　实验观察

2.9.1　蟾蜍毁脑脊髓前后四肢肌张力的变化。

2.9.2　用锌铜弓分别刺激坐骨神经和腓肠肌，观察肌肉的反应。

3　结果

用文字描述锌铜弓刺激神经和肌肉时，腓肠肌的收缩反应。

4　讨论

分析用锌铜弓刺激神经和肌肉时，腓肠肌的收缩反应机理。分析影响实验结果的因素。

【注意事项】

1. 制备神经肌肉标本过程中，要不断滴加任氏液，以防标本干燥，丧失正常生理活性。

2. 操作过程中应避免强力牵拉和手捏神经或夹伤神经肌肉。

3. 毁脑脊髓时防止蟾蜍皮肤分泌的蟾蜍毒液射入操作者眼内或污染实验标本。

【问题探究】

1. 毁脑脊髓后的蟾蜍应有何表现？

2. 制备好的神经肌肉标本为何要放在任氏液中？

3. 如何判断神经肌肉标本的兴奋性？

4. 锌铜弓刺激坐骨神经引起坐骨神经-腓肠肌标本的肌肉收缩是否一种反射？

实验 2　不同强度和频率的刺激对肌肉收缩的影响

【预习要求】

1. 实验理论　　生理学教材中兴奋性、兴奋的概念，神经肌接头化学传递的机制，骨肌的收缩原理和肌肉收缩的外部表现和力学分析。

2. 实验方法　　第三章第三节或第四节微机生物信号采集处理系统；实验 1 坐骨神经-腓肠肌标本制备方法；第二章常用统计指标和统计方法。

3. 实验准备　　绘制实验原始数据记录表和统计表；预测刺激强度和刺激频率对骨骼肌收缩张力及收缩形式影响。

【目的】　观察在刺激时间、强度变化率恒定的条件下,不同强度和频率的电刺激对肌肉收缩的影响。学习微机生物信号采集处理系统和换能器的使用。

肌肉、神经和腺体组织称为可兴奋组织,它们有较大的兴奋性。不同组织、细胞的兴奋表现各不相同,神经组织的兴奋表现为动作电位,肌肉组织的兴奋主要表现为收缩活动。因此,观察肌肉是否收缩可以判断它是否产生了兴奋。一个刺激是否能使组织发生兴奋,不仅与刺激形式有关,还与刺激时间、刺激强度、强度-时间变化率三要素有关,用方形电脉冲刺激组织,则组织兴奋只与刺激强度、刺激时间有关。用方形电脉冲刺激组织,在一定的刺激时间(波宽)下,刚能引起组织发生兴奋的刺激称为阈刺激,所达到的刺激强度称为阈强度,能引起组织发生最大兴奋的最小刺激,称为最大刺激,相应的刺激强度叫最大刺激强度;介于阈刺激和最大刺激间的刺激称阈上刺激,相应的刺激强度称阈上刺激强度。

刺激神经使神经细胞产生兴奋,兴奋沿神经纤维传导,通过神经肌接头的化学传递,使肌肉终板膜上产生终板电位,终板电位可引起肌肉产生兴奋(即动作电位),传遍整个肌纤维,再通过兴奋-收缩耦联使肌纤维中粗、细肌丝产生相对滑动,宏观上表现为肌肉收缩。肌肉收缩的形式与刺激频率有关。当刺激频率较小,刺激的间隔大于一次肌肉收缩舒张的持续时间,则肌肉收缩表现为一连串的单收缩;增大刺激频率,使刺激的间隔大于一次肌肉收缩的收缩时间、小于一次肌肉收缩舒张的持续时间,则肌肉产生不完全强直收缩;继续增加刺激频率,使刺激的间隔小于一次肌肉收缩的收缩时间,则肌肉产生完全强直收缩。

1　材料

蟾蜍或蛙;任氏液;微调固定器,张力换能器,微机生物信号采集处理系统。

2　方法

2.1　实验系统连接和参数设置　　张力换能器的输出端与生物信号采集处理系统的输入第1通道相连,刺激输出接标本盒刺激电极(图6-7)。启动RM6240或MedLab系统软件,在系统软件窗口设置仪器参数:

(1) RM6240系统:点击"实验"菜单,选择"刺激强度(或频率)对骨骼肌收缩的影响"项。参数:通道模式为张力,采样频率400 Hz~1 kHz,扫描速度1 s/div,灵敏度10~30 g,时间常数为直流,滤波频率100 Hz。在"选择"下拉菜单中选择"强度/频率"项,显示刺激参数。

(2) MedLab系统:点击"实验"菜单,选择"刺激强度(或频率)对骨骼肌收缩的影响"项。仪器参数:放大倍数100,时间常数为直流,上限频率100 Hz,采样间隔1 ms。

2.2　离体蟾蜍腓肠肌实验法　　离体蟾蜍坐骨神经腓肠肌标本制备参见实验1。将离体坐骨神经腓肠肌标本的股骨插入标本盒的固定孔中,旋转固定螺钉固定标本,腓肠肌的跟腱结扎线系于张力换能器的悬臂梁上,此连线应与桌面垂直。坐骨神经放在刺激电极上,保持神经与电极接触良好(图6-7)。调节一维微调器,将前负荷调至2~5 g。

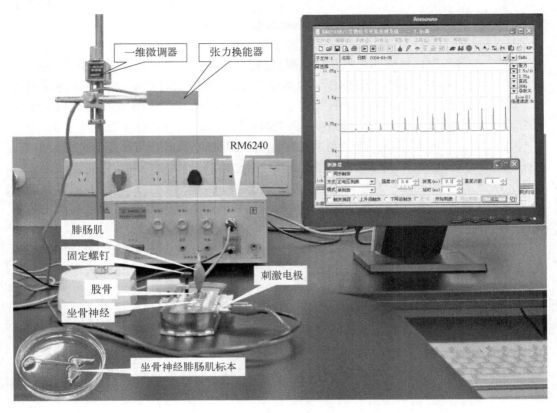

一维微调器　张力换能器

RM6240

腓肠肌
固定螺钉
股骨
坐骨神经
刺激电极

坐骨神经腓肠肌标本

图 6-7　不同刺激强度、频率刺激坐骨神经对骨骼肌收缩的影响实验装置

2.3　在体蟾蜍腓肠肌实验法　　本实验也可采用在体腓肠肌实验法,方法如下:蟾蜍毁脑脊髓(参见实验1)。剥去一侧下肢自大腿根部起的全部皮肤,然后将蟾蜍俯卧位固定于蛙板上。在大腿背内侧的股二头肌与半膜肌之间,纵向分离坐骨神经至腘窝处,并在神经下穿线备用。然后分离腓肠肌的跟腱,穿线结扎,并连同扎线将跟腱剪下,一直将腓肠肌分离至膝关节(局部解剖关系见图 6-5 和图 6-6)。在膝关节旁钉一大头针,折弯压住膝关节,至此在体标本制备完成。将腓肠肌跟腱的扎线固定在张力换能器悬臂梁上,此连线应与桌面垂直,调节微距调节器,将前负荷调至 2～5 g。把穿好线的坐骨神经轻轻提起,放在保护刺激电极上,应保证神经与刺激电极接触良好。

2.4　实验观察

2.4.1　刺激强度对骨骼肌收缩的影响

　　(1)刺激方式:单次,刺激波宽:0.1 ms。

　　(2)开始记录,按"刺激"按钮,刺激强度从 0.1 V 逐渐增大,强度增量 0.01～0.05 V,连续记录肌肉收缩曲线。刺激强度增加至肌肉出现最大收缩反应(肌肉收缩曲线不再增高)(图 6-8)。如采用"强度递增刺激"(RM6240 系统)或"自动强度"(Medlab 系统)刺激方法,设定起始强度 0 V,结束强度 2～3 V,步长 0.05 V。

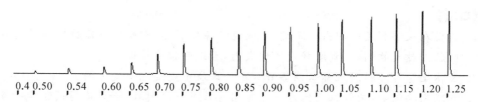

图 6-8 不同刺激强度刺激蟾蜍坐骨神经对骨骼肌收缩的影响

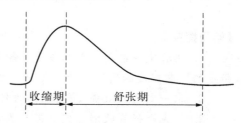

图 6-9 骨骼肌单收缩曲线

（3）测量每一刺激强度所对应的肌肉收缩张力（图 6-8），确定阈强度和最大刺激强度。测量最大刺激时，肌肉的收缩期和舒张期时间（图 6-9）。

2.4.2 刺激频率对骨骼肌收缩的影响

（1）刺激方式：最大刺激强度，波宽：0.1 ms。RM6240 系统采用连续单刺激（或频率递增），MedLab 系统采用串刺激（或连续、自动频率）。采用自动频率方式，起始频率 1 Hz，结束频率 30 Hz，步长 1 Hz，组间延时（串间隔）大于 5 s。

（2）刺激频率按 1 Hz、2 Hz、3 Hz、4 Hz、5 Hz、……、30 Hz 逐渐增加（或刺激间隔逐渐减小），连续记录不同频率时的肌肉收缩曲线（图 6-10），观察不同频率时的肌肉收缩形态和张力变化。

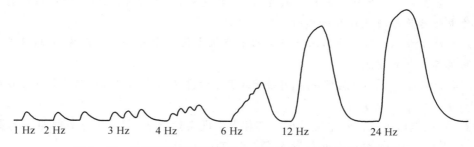

图 6-10 不同刺激频率刺激蟾蜍坐骨神经对骨骼肌收缩的影响

2.5 统计方法 结果以 $\bar{x}\pm s$ 表示，统计采用 Student t test 方法。

3 结果

列刺激强度、刺激频率与肌肉张力，肌肉收缩时间与舒张时间原始数据表格。标注刺激强度、刺激频率与肌肉收缩曲线记录图，绘制刺激强度、刺激频率与肌肉收缩张力曲线。用文字和数据逐一描述实验结果。

4 讨论

对实验结果和现象进行机制分析探讨。分析影响实验的主要干扰因素及改进方法。

【注意事项】

　　1. 肌肉在未给刺激时即出现挛缩,是漏电等原因引起,需检查仪器接地是否良好。

　　2. 做肌肉最大收缩时,刺激强度不宜太大,否则会损伤神经。

　　3. 离体坐骨神经腓肠肌标本制备好需在任氏液中先浸泡一定时间。

　　4. 在肌肉收缩后,应让肌肉休息一定时间再作下一次刺激,特别是高频连续刺激时。

　　5. 实验过程中保持换能器与标本连线的张力保持不变。

【问题探究】

　　1. 实验中观察到的阈刺激是神经纤维的阈刺激,还是肌肉的阈刺激? 如此测出的阈强度的可靠程度如何? 有什么更好的方法?

　　2. 在一定的刺激强度范围内,为什么肌肉收缩的幅度会随刺激强度的增大而增大?

　　3. 不完全强直收缩与完全强直收缩是如何引起的?

　　4. 为什么刺激频率增高肌肉收缩的幅度也增大?

　　5. 连续电刺激神经,坐骨神经腓肠肌标本会出现疲劳现象吗? 为什么?

实验3　神经干动作电位及其传导速度的测定

【预习要求】

　　1. 实验理论　　生理学教材中兴奋性、兴奋的概念,静息电位和动作电位的形成机制,动作电位传导原理及神经纤维的分类。

　　2. 实验方法　　第三章第三节或第四节微机生物信号采集处理系统;实验1坐骨神经-腓肠肌标本制备方法。

　　3. 实验准备　　预测刺激强度、神经干放置方向、机械损伤对神经干动作电位的影响。

【目的】　应用微机生物信号采集处理系统和电生理实验方法,测定蛙类坐骨神经干双相、单相动作电位,测定神经冲动的传导速度。

　　用电刺激神经,在负刺激电极下的神经纤维膜内外产生去极化,当去极化达到阈电位时,膜产生一次在神经纤维上可传导的快速电位反转,此即为动作电位(action potential,AP)。神经纤维兴奋部位膜外电位相对静息部位呈负电性质,当神经冲动通过以后,膜外电位又恢复到静息时水平。

　　如果两个引导电极置于兴奋性正常的神经干表面,兴奋波先后通过两个电极处,便引导出两个方向相反的电位波形,称为双相动作电位。如果两个引导电极之间的神经纤维完全损伤,兴奋波只通过第一个引导电极,不能传至第二个引导电极,则只能引导出一个方向的电位偏转波形,称为单相动作电位。

　　神经干由许多神经纤维组成,故神经干动作电位与单根神经纤维的动作电位不同,神经干动作电位是由许多不同直径和类型的神经纤维动作电位叠加而成的综合性电位变化,称复合动作电位,神经干动作电位幅度在一定范围内可随刺激强度的变化而变化。

动作电位在神经干上传导有一定的速度。不同类型的神经纤维传导速度不同,神经纤维越粗则传导速度越快。蛙类坐骨神经干以 Aα 类纤维为主,传导速度大约 $30\sim40$ m/s。测定神经冲动在神经干上传导的距离(s)与通过这段距离所需时间(t),可根据 $v=s/t$ 求出神经冲动的传导速度。

1 材料

蟾蜍;任氏液;BB-3G 标本屏蔽盒,微机生物信号采集处理系统。

2 方法

2.1 系统连接和参数设置 系统连接按图 6-11 所示连接生物信号采集处理系统与标本盒。启动 RM6240 或 MedLab 系统软件,设置仪器参数:

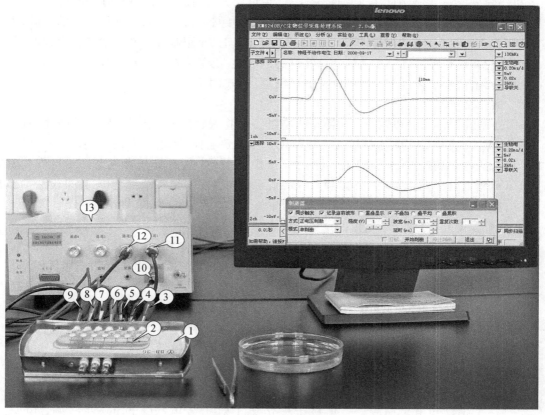

图 6-11 神经干动作电位引导实验仪器和装置

1:BB-3G 标本屏蔽盒;2:蟾蜍坐骨神经干标本;3:S$_+$,刺激电极正极;4:S$_-$,刺激电极负极;5:接地电极;6:R$_{11}$,第 1 对引导电极的负极;7:R$_{12}$,第 1 对引导电极的正极;8:R$_{21}$,第 2 对引导电极的负极;9:R$_{22}$,第 2 对引导电极的正极;10:刺激器输出;11:第 1 通道;12:第 2 通道;13:RM6240 多道生理信号采集处理系统

(1) RM6240 系统:点击"实验"菜单,选择"神经干动作电位"项目。仪器参数:1、2 通道时间常数 0.02 s,滤波频率 3 kHz,灵敏度 5 mV,采样频率 $40\sim100$ kHz,扫描速度 0.2 ms/div。单刺激模式,刺激波宽 0.1 ms,延迟 1 ms,同步触发。

　　(2) MedLab 系统：点击"实验"菜单，选择"神经干动作电位及其传导速度测定"项目。仪器参数：1、2 通道放大倍数 1 000、时间常数 0.2 s、上限 3 kHz，采样间隔 20 μs；单刺激，波宽 0.1 ms，刺激器触发。

2.2　制备蟾蜍坐骨神经干标本

2.2.1　按实验 1 介绍的方法毁脑脊髓和下肢标本制备。

2.2.2　剥皮的下肢标本俯卧位置于蛙板上，用尖头镊子夹住骶骨尾端稍向上提，使骶部向上隆起，用粗剪刀水平位剪除骶骨。标本仰卧置于蛙板上，用玻璃分针分离脊柱两侧的坐骨神经，穿线，紧靠脊柱根部结扎，近中枢端剪断神经干，用尖头镊子夹结扎线将神经干从骶部剪口处穿出。

2.2.3　标本俯卧位置于蛙板上，使其充分伸展呈人字形，用三根大头针将标本钉在蛙板上。然后再用玻璃分针循股二头肌和半膜肌之间的坐骨神经沟，纵向分离暴露坐骨神经大腿部分，直至分离至腘窝胫腓神经分叉处，用玻璃分针将胫神经与胫前肌分离。

2.2.4　用手轻提一侧结扎神经的线头，辨清坐骨神经走向，置剪刀于神经与组织之间，剪刀与下肢成 30°角，紧贴股骨，腘窝，顺神经走向，剪切直至跟腱并剪断跟腱和神经，标本须保留腓浅神经和胫神经。用手捏住结扎神经的线头，用镊子剥离附着在神经干上的组织，将剥离出来的坐骨神经干标本浸入盛有任氏液培养皿中待用。

2.3　实验观察

2.3.1　神经干标本兴奋性　　用镊子夹持神经干扎线，将神经干移入标本屏蔽盒内(见图 6-11)，中枢端置于刺激电极处。使神经干与刺激电极、接地电极、引导电极均接触良好。盖上标本盒盖子。在刺激器功能框，选中触发选项，选择单刺激方式，调节波宽 0.1 ms，刺激电压 1.0 V，按"开始刺激"按钮，观察屏幕上是否有动作电位，如果没有动作电位，且神经干与电极的接触良好，可能是神经干标本无兴奋性，应更换神经干。神经干标本兴奋性良好，继续下一项目。

2.3.2　中枢端引导动作电位　　神经干末梢端置于刺激电极处，刺激电压 1.0 V，波宽 0.1 ms，按"开始刺激"按钮，测定第 1 对引导电极引导的双相动作电位正相波和负相波的振幅和时程。

2.3.3　末梢端引导动作电位和测定动作电位传导速度　　神经干中枢端置于刺激电极处，刺激电压 1.0 V，波宽 0.1 ms，按"开始刺激"按钮，测定第 1 对引导电极引导的双相动作电位正相波和负相波的振幅和时程。分别测量两个动作电位起始点的时间差和标本盒中两对引导电极之间的距离 s(应测 $R_{11}-R_{21}$ 的间距)，计算动作电位传导速度。

2.3.4　单相动作电位引导　　用镊子夹伤第 1 对引导电极之间的神经，刺激电压 1.0 V，波宽 0.1 ms，按"开始刺激"按钮，使荧屏上的动作电位呈现一正相波(不能移动神经干的位置，贴近后一电极处夹伤神经)。测量单相动作电位的振幅和动作电位持续时间。

2.3.5　按一定步长，刺激强度从 0 V 开始逐步增加，每改变一次刺激强度，按"开始刺激"按钮一次，直至动作电位不再增大为止。测量与刺激电压对应的动作电位振幅(如采用自动强度递增刺激，设定起始强度 0.1 V，结束强度 2 V，步长 0.02~0.05 V)。

3 结果

3.1 列阈强度、最大刺激强度、传导速度原始数据表格。列双相动作电位正相、负相振幅及持续时间、单相动作电位振幅及持续时间的原始数据表格。

3.2 绘制刺激强度与动作电位振幅的关系图,标注双相、单相动作电位波形图。

3.3 用文字和数据逐一描述实验结果。

4 讨论

论述双相动作电位形成机制及各项处理引起动作电位参数变化的机制。

【注意事项】

1. 神经干应尽可能分离得长一些,要求自脊椎附近的主干分离至踝关节。

2. 神经干分离过程中勿损伤神经组织,以免影响神经的兴奋性。

【问题探究】

1. 什么叫刺激伪迹?应怎样鉴别?如何发生?

2. 神经干动作电位的幅度在一定范围内随着刺激强度的变化而变化,这是否与神经纤维动作电位的"全或无"性质相矛盾?

3. 调换神经干标本的放置方向的目的是什么?双相动作电位是如何形成的?

实验4 坐骨神经干不应期的测定

【预习要求】

参见实验3。

【目的】 了解蛙类坐骨神经干产生动作电位后其兴奋性的规律性变化。学习绝对不应期和相对不应期的测定方法。

神经组织和其他可兴奋组织一样,在接受一次刺激产生兴奋以后,其兴奋性将会发生规律性的变化,依次经过绝对不应期、相对不应期、超常期和低常期,然后再回到正常的兴奋水平。采用双脉冲刺激。可先给予一个最大强度的刺激,在神经发生兴奋后,按不同时间间隔给予第二个同等强度的刺激,通过调节两刺激脉冲间隔,可测得坐骨神经的绝对不应期和相对不应期。将两刺激脉冲间隔由最小逐渐增大时,开始只有第一个刺激脉冲刺激产生动作电位(action potential, AP),第二个刺激脉冲刺激不产生 AP,当两刺激脉冲间隔达到一定值时,此时第二个刺激脉冲刚好能引起一极小的 AP,这时两刺激脉冲间隔即为绝对不应期。继续增大刺激脉冲间隔,这时由第二个刺激脉冲刺激产生的 AP 逐渐增大,当两刺激间隔达到某一值时,此时由第二个刺激脉冲刺激产生的 AP,其振幅刚好和由第一个刺激产生的 AP 相同,这时两刺激脉冲间隔即为相对不应期。继续增大刺激间隔,此时由两刺激脉冲产生的 AP 将始终保持完全一致。

1　材料

蟾蜍或蛙;任氏液;BB-3G 标本屏蔽盒,微机生物信号采集处理系统。

2　方法

2.1　系统连接和仪器参数设置　仪器按实验 3 的图 6-11 连接。参数设置:

(1) RM6240 系统:点击"实验"菜单,选择"神经干兴奋不应期的测定"项。仪器参数:1 通道时间常数 0.02 s、滤波频率 3 kHz、灵敏度 5 mV,采样频率 100 kHz,扫描速度 1 ms/div。双刺激模式,最大刺激强度,刺激波宽 0.1 ms,起始波间隔 0.5 ms,延迟 2 ms,同步触发。

(2) MedLab 系统:点击"实验"菜单,选择"神经干动不应期测定"项。仪器参数:2 通道放大倍数 1 000、时间常数 0.2 s、上限频率 3 kHz,通道 4 记录刺激标记,放大倍数 50,采样间隔 20 μs;自动间隔刺激方式,最大刺激强度,周期 1 s,波宽 0.1 ms,首间隔 0.5 ms,增量 0.2 ms,末间隔:30 ms,延时 1 ms;记录方式:示波器,刺激器触发。

2.2　蟾蜍坐骨神经干标本制备(见实验 3)。

2.3　实验观察

2.3.1　用单刺激模式,波宽 0.1 ms 脉冲神经干,刺激强度达最大刺激时,在 R_{11}、R_{12} 两电极间夹伤神经干,使双相动作电位变成单相动作电位。

2.3.2　刺激模式改变为双刺激,启动刺激,逐步增加波间隔、观察第二个动作电位幅度的变化。测量第 2 个动作电位出现时的刺激波间隔和第二个动作电位振幅刚开始与第 1 个动作电位振幅相等时的刺激波间隔。

2.4　统计方法　结果以 $\bar{x}\pm s$ 表示,统计采用 Student t test 方法。

3　结果

列第 2 个 AP 出现时和第 2 个 AP 振幅刚开始与第 1 个 AP 振幅相等时的刺激波间隔和对应的 AP 振幅原始数据表格并进行统计,用文字、统计描述和统计结果表述结果。

4　讨论

对实验结果进行机制探讨。

【问题探究】

1. 根据实验数据,如何判定绝对不应期和相对不应期?
2. 绝对不应期和相对不应期的机制是什么?

实验 5　神经干、肌膜动作电位和骨骼肌收缩的同步观察

【预习要求】

1. 实验理论　生理学教材中兴奋性、兴奋的概念,神经肌接头化学传递的机制,骨骼肌的收缩原理和肌肉收缩的外部表现和力学分析。

2. 实验方法　　第三章第三节或第四节微机生物信号采集处理系统；实验 1 坐骨神经-腓肠肌标本制备方法；第二章常用统计指标和统计方法。

3. 实验准备　　预绘制实验原始数据记录表格和统计表格，预测结果。

【目的】　通过同步记录神经干、肌膜动作电位和骨骼肌收缩，学习多信号记录技术。观察神经-肌接头兴奋传递和骨骼肌兴奋的电变化与收缩之间的时间关系及其各自的特点。

　　兴奋的运动神经通过局部电流将神经冲动传导至神经-肌接头，使接头前膜释放神经递质乙酰胆碱(acetylcholine，ACh)，ACh 与接头后膜 N_2 受体结合使后膜去极化，后膜去极化至阈电位水平便爆发动作电位，进而引起肌肉的收缩。上述过程中，骨骼肌兴奋的电变化(action potential，AP)与收缩(长度与张力变化)是两种不同性质的生理过程，但又密切相关。当肌膜产生动作电位后，根据局部电流原理，AP 可沿肌膜迅速传播，并经由横管膜进入肌细胞内到达三联体部位。AP 形成的刺激使终池膜上的钙通道开放，贮存在终池内的 Ca^{2+} 顺浓度差以易化扩散的方式经钙通道进入肌浆到达肌丝区域，使 Ca^{2+} 与细肌丝的肌钙蛋白结合，引发肌丝滑行过程，结果是肌细胞的收缩。

1　材料

　　蟾蜍；任氏液；BB-3G 屏蔽盒，针形引导电极，张力换能器，生物信号采集处理系统。

2　方法

2.1　系统连接和仪器参数设置　　张力换能器输入 RM6240 系统第 1 通道，肌膜 AP 引导电极信号输入第 2 通道，神经干 AP 引导电极信号输入第 3 通道。启动生物信号采集处理系统，仪器参数见表 6-1。

表 6-1　RM6240 系统仪器参数

通道	信号名称	时间常数	滤波频率	灵敏度	采样频率	扫描速度	刺激模式	刺激强度	刺激波宽	波间隔	刺激时间	重复
1	肌肉收缩张力	直流	100 Hz	30 g			双刺激、定时刺激	最大刺激强度	0.1 ms	0.1～1 000 ms	0.1～1 s	1
2	肌膜动作电位	0.02 s	3 kHz	5 mV	100 kHz	20 ms/div						
3	神经干动作电位	0.02 s	3 kHz	5 mV								

2.2　离体蟾蜍坐骨神经腓肠肌标本制备(制备方法见实验 1)。

2.3　实验装置连接　　将离体坐骨神经腓肠肌标本固定在屏蔽盒中，腓肠肌的跟腱结扎线固定在张力换能器的悬臂梁上。坐骨神经放在刺激电极和引导电极上，保持神经与电极接触良好。针形引导电极插入腓肠肌并固定(图 6-12)。

2.4　实验观察

2.4.1　启动刺激，观察记录 0.1～1 000 ms 不同刺激波间隔情况下神经干动作电位、肌膜动作电位波形和腓肠肌的收缩曲线和刺激标记四者之间的时间关系(图 6-12)。

2.4.2　测量腓肠肌不完全强直收缩和完全强直收缩时的刺激波间隔；测量刺激间隔等于

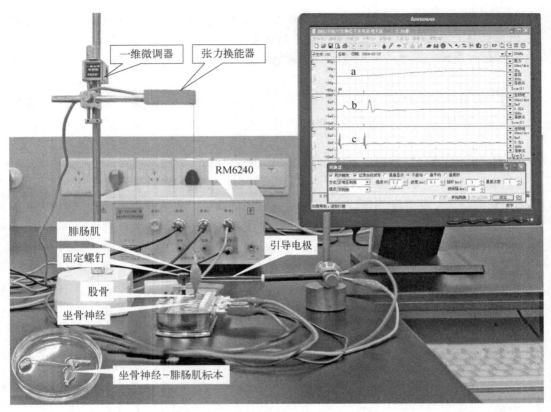

图 6 - 12　神经干动作电位、肌膜动作电位和肌肉收缩同步记录实验装置及波形

a: 肌肉收缩曲线; b: 肌膜动作电位; c: 坐骨神经干动作电位

500 ms 时神经干动作电位起点、肌膜动作电位起点到肌肉收缩起点的时差。

2.4.3　测量第二个动作电位消失时的波间隔。

2.4.4　观察兴奋收缩去耦联现象　用浸泡甘油高渗任氏液的棉花包裹腓肠肌上,每隔 30 s 用单刺激刺激标本一次。记录出现有动作电位无腓肠肌收缩的时间。

2.5　统计方法　结果以 $\bar{x} \pm s$ 表示,统计采用 Student t test 方法。

3　结果

　　列不同刺激波间隔刺激坐骨神经的肌肉收缩张力、肌膜动作电位振幅和坐骨神经动作电位振幅原始数据表格,列刺激间隔等于 500 ms 时神经干动作电位起点、肌膜动作电位起点到肌肉收缩起点的时差和神经干、肌膜绝对不应期和相对不应期原始数据表格,对数据进行统计,绘制刺激波间隔与肌肉收缩张力曲线。用文字和数据逐一描述实验结果。

4　讨论

　　对实验结果进行分析推理。包括分析影响实验结果的主要干扰因素及改进方法。

【问题探究】

1. 肌肉发生强直收缩时,动作电位是否发生融合,为什么?
2. 试分析神经干动作电位起点到肌膜动作电位起点、肌膜动作电位起点到肌肉收缩起点之间的生理学事件和可能的非生物学事件。

(厉旭云,陆源)

第二节　血液实验

实验6　红细胞渗透脆性试验

【预习要求】

1. 实验理论　　血浆晶体渗透压及其生理意义。
2. 实验方法　　第五章第五节的血液采集。
3. 实验准备　　预绘制实验原始数据记录表格。

【目的】　观察不同浓度的低渗盐溶液对红细胞的影响,加深理解血浆渗透压相对恒定对维持红细胞正常形态与功能的重要性。

　　正常情况下,将血液滴入不同浓度的盐溶液中,可以检查红细胞膜对低渗溶液的抵抗力。开始出现溶血现象的低渗盐溶液浓度,为该血液红细胞的最小抵抗力(正常人约为0.4%~0.45%NaCl溶液);出现完全溶血时的低渗盐溶液的浓度,则为该红细胞最大抵抗力(正常人约为0.3%~0.35%NaCl溶液)。对低渗盐溶液的抵抗力小,表示红细胞的脆性大,反之,表示脆性小。

1　材料

　　家兔抗凝血,氯化钠,蒸馏水,吸管2支,吸球,试管架,小试管10支。

2　方法

2.1　溶液配制　　取小试管10支,编号后依次排列在试管架上,并按表6-2配制不同浓度的盐溶液。

2.2　加抗凝血　　用吸管吸取抗凝血,在各试管中各加一滴,摇匀,静置30 min。

2.3　用符号记入原始表格　　未溶血(-);部分溶血(±);全部溶血(+)。

2.4　实验观察

2.4.1　未发生溶血　　液体下层为混浊红色,上层为透明无色液体,说明红细胞没有发生破裂。

2.4.2　部分溶血　　液体下层为混浊红色,上层呈透明淡红色,说明部分红细胞被破坏和血红蛋白逸出溶解。最先出现部分溶血的盐溶液为红细胞的最大脆性(即最小抵抗力)。

2.4.3　完全溶血　　液体呈完全透明红色,管底无红细胞,说明红细胞完全破裂。引起红细胞最先完全溶解的盐溶液的浓度即为红细胞最大抵抗力(表示红细胞的最小脆性)。

3　结果

　　用文字描述实验结果。

4　讨论

　　论述结果的机理。

表6-2　各种低渗盐溶液的配制

试 管 号	1	2	3	4	5	6	7	8	9	10
1%氯化钠(mL)	0.9	0.65	0.6	0.55	0.5	0.45	0.4	0.35	0.3	0.25
蒸馏水(mL)	0.1	0.35	0.4	0.45	0.5	0.55	0.6	0.65	0.7	0.75
氯化钠浓度(%)	0.9	0.65	0.6	0.55	0.5	0.45	0.4	0.35	0.3	0.25

【注意事项】

　　1. 小试管应干燥,蒸馏水和盐溶液的吸管应分别专用,以保证配制溶液的浓度准确。

　　2. 摇匀时用手指指腹堵住试管口,轻轻倾倒试管1~2次。避免人为溶血。

　　3. 抗凝剂最好用肝素,以保持溶液渗透压恒定。

【问题探究】

　　1. 扼要说明红细胞渗透脆性试验的意义。

　　2. 试举几种红细胞渗透脆性增加的原因。

实验7　血液凝固和影响血液凝固的因素

【预习要求】

　　1. 实验理论　　内源性凝血和外源性凝血途径,影响血液凝固的因素。

　　2. 实验方法　　第五章第五节的血液采集。

　　3. 实验准备　　绘制促凝和抗凝试验表,预测各项实验结果。

【目的】　通过测定某些条件下的血液凝固时间,加深理解影响血液凝固的因素。

　　血液凝固过程是由许多凝血因子参加的酶促反应。根据血液凝固过程中凝血酶原激活途径不同,可将血液凝固分为内源性激活途径和外源性激活途径。内源性凝血是指参与血液凝固的凝血因子全部存在于血浆中;外源性凝血是指在组织因子参与下的血凝过程。本实验采用动物颈动脉放血取血,血液几乎未与组织因子接触。因此,凝血过程主要是内源性凝血系统的作用。肺组织浸液中含丰富的组织因子,加入试管观察外源性凝血系统的作用。

1　材料

家兔;石蜡油,冰块,肝素,柠檬酸钠或草酸钾,氯化钙,氨基甲酸乙酯;试管,动脉夹,动脉插管,恒温水浴槽,秒表。

2　方法

2.1　用 200 g/L 氨基甲酸乙酯按 5 mL/kg 体重剂量给家兔耳缘静脉注射麻醉,将兔仰卧固定于兔手术台上。

2.2　切开颈部皮肤后,分离颈外静脉,采血 10 mL,制备血浆和血清。

2.3　分离一侧颈总动脉,头端用线结扎,向心端夹上动脉夹。用眼科剪在近结扎线处的血管壁剪一"V"形小口,向心方向插入动脉插管,用线结扎固定。以备取血之用。

2.4　取 10 支试管,编号。按表 6-3 实验条件准备完毕。

表 6-3　促凝和抗凝试验

试　管	编　号	实　验　条　件	凝血时间(结果)
	1	空管、对照管	
	2	放棉花少许	
	3	石蜡油涂管内壁	
每管加血 2 ml	4	置于 37℃ 水浴槽中	
	5	置于冰浴槽中	
	6	加肝素 8 单位	
	7	加 38 g/L 柠檬酸钠 3 滴	
	8	加肺组织浸液 0.1 ml	
加血浆 2 ml	9	加 30 g/L $CaCl_2$ 溶液 3 滴	
加血清 2 ml	10	加 30 g/L $CaCl_2$ 溶液 3 滴	
小烧杯放血 10 ml		放血时用竹签不断搅动,2～3 min 后用水冲洗竹签后观察之	
小烧杯放血 10 ml		对照	

注：表中"粗糙面"横跨编号 2、3，"温度"横跨编号 4、5。

2.5　1～8 号试管每管加入血液 2 mL,9～10 号试管分别加血浆和血清。立即用秒表计时,每隔 15 s 将试管倾斜一次,观察血液是否凝固,至血液成为凝胶状时,记下所历时间。6～8 管加入血液后,用指腹盖住试管口将试管颠倒两次,使之混匀。

2.6　实验观察

记录各管的凝血时间。

3　结果

用文字描述实验结果。

4　讨论

对实验结果进行对比分析,论述影响凝血时间机理。

【注意事项】

1. 1~8号试管按实验条件要求准备完毕后再加入血液。血清可提前制备,放入冰箱备用。

2. 小烧杯放血后用竹签搅出纤维蛋白一项,可在动物供血充足时做好,存入冰箱。

【问题探究】

影响血液凝固时间的因素有哪些? 试讨论他们的机制。

实验8　家兔急性弥散性血管内凝血

【预习要求】

1. 实验理论　　病理生理学教材有关弥散性血管内凝血内容。
2. 实验方法　　第三章分光光度计;第五章实验动物技术;第二章常用统计。
3. 实验准备　　预绘制实验原始数据记录表格和统计表格。

【目的】　学习用脑粉浸液复制急性实验性弥散性血管内凝血(DIC)动物模型方法,通过观察急性DIC时几项血液学检查结果的改变,分析急性DIC的发病机理,并初步掌握DIC的几项血液学检查的常规方法。

DIC是指在某些致病因子作用下,大量促凝物质入血,使机体凝血系统被激活,引起以广泛的微血栓形成和凝血功能障碍为主要特征的病理过程。由于微血管堵塞、凝血因子消耗和继发性纤维蛋白溶解,表现为严重的出血、休克、器官功能障碍及贫血。

兔脑粉浸液中含有大量的组织凝血活酶(Ⅲ因子)和微小颗粒,当从静脉注入家兔体内后,组织凝血活酶迅速激活外源性凝血系统;其中颗粒成分则可通过激活Ⅻ而启动内源性凝血系统。凝血酶大量生成,在凝血酶作用下,大量纤维蛋白原被分解成纤维蛋白;在凝血系统被激活以后,纤溶系统也随之被激活,所产生的纤溶酶又可促使纤维蛋白原或纤维蛋白分解为纤维蛋白降解产物(FDP)。故在注射兔脑粉液后纤维蛋白原含量明显降低,参与内源性、外源性凝血系统的因子被大量消耗,凝血过程障碍,反应时间延长。

血浆鱼精蛋白副凝固试验(3P试验)是测定血浆中纤维蛋白单体可溶性复合物的指标。FDP能和血浆中的纤维蛋白单体形成可溶性复合物。在含有这种可溶性复合物的血浆中加入鱼精蛋白,则鱼精蛋白可使这种复合物解体,游离出纤维蛋白单体,后者可相互交链成纤维蛋白多聚体沉淀,肉眼观察呈絮状或凝胶状。

1　材料

家兔;电热恒温水浴箱,台式离心机,分光光度计,秒表,显微镜,号码计数器,血球计数板配盖片；普鲁卡因，枸橼酸钠液，兔脑粉浸出液(临用时配制)，饱和氯化钠液，肝素生理盐水，鱼精蛋白液，血小板稀释液。

2　方法

2.1　甲、乙两兔分别仰位固定于兔台，颈部剪毛，皮下 10 g/L 普鲁卡因局部浸润麻醉，作正中纵切口，常规暴露一侧颈总动脉，结扎其远心端，近心端用动脉夹夹闭；在结扎线下方剪口插入动脉插管并固定，松开动脉夹放血 4.5 mL 至盛有 38 g/L 枸橼酸钠液 0.5 mL 的 10 mL 刻度离心管中，立即混匀离心(1 000 rpm，5 min)，分离血浆，备作纤维蛋白原定量与血浆鱼精蛋白副凝试验(3P 试验)。再松动动脉夹放血 2～3 滴于洁净载玻片上，同时按动秒表，随即用血色素吸管(或 10 μl 定量移液器)吸取 10 μl 血液，迅速加入至 2 mL 血小板稀释液中，混匀待计数。载玻片上余血作凝血时间测定。

2.2　复制 DIC 模型　　用 10 mL 注射器抽取 20 g/L 兔脑粉浸液，按 3 mL/kg 向甲兔耳缘静脉内，以每分钟 2 mL 速度推注，同时观察其反应，如出现呼吸急促、躁动不安，即停止注射，迅速进行第二次采血(方法同上)。如未出现反应可于注射毕后采血。重复上述各项指标测定。

2.3　乙兔先按 1 mL/kg 体重注入 2.5 g/L 肝素后再注射兔脑粉浸液，注射途径、速度、采血与各项指标测定均与甲兔同。

2.4　实验观察

2.4.1　凝血时间(CT)测定(玻片法)　　用清洁针头挑拨载玻片上血滴，见有明显血丝出现，迅即停表，记录时间。

2.4.2　纤维蛋白原(FB)含量测定(饱和盐水法)　　取 15×100 mm 试管一支，置 0.5 mL 样本血浆，加入饱和氯化钠溶液 4.5 mL，立即混匀，置于 37℃ 水浴中孵育 3 min 取出，再混匀后以 721 分光光度计，520 nm 波长，测定光密度值。以生理盐水替代饱和氯化钠液作同样操作后为空白对照管调零，测出光密度，按下式计算：

$$纤维蛋白原(mg/dl) = \frac{测定管光密度值}{0.5} \times 1\,000$$

2.4.3　3P 试验　　取 13×75 mm 试管一支，置 0.5 mL 血浆，加入 10 g/L 鱼精蛋白液 0.05 mL，轻轻摇匀，于 37℃ 水浴 15 min 后取出，于黑色背景下观察，如见絮状沉淀或胶冻状即为阳性，清澈则为阴性。

2.4.4　血小板计数(BPC)　　用毛细滴管吸取少量已充分混匀的血液-血小板稀释液，滴到血小板计数池中，静置于有一湿棉球的平皿内约 15 min，于高倍镜下计数中央大方格内血小板数(血小板成圆形或不规则形，淡黄色，轻度折光性，相当于 1/3～1/5 红细胞大小)乘以 2 000，即为血小板数/mm³。

2.5　统计方法　　结果以 $\bar{x} \pm s$ 表示，统计采用 Student t test 方法。

3　结果

列注射兔脑粉浸液前后凝血时间、纤维蛋白原含量、血小板数和 3P 试验的原始数据表格,并进行统计处理和显著性检验。用文字和数据(包括显著性检验结果)逐一描述实验结果。

4　讨论

　　分析讨论注射兔脑粉浸液后凝血时间、纤维蛋白原含量、血小板数和 3P 试验变化的机制。包括分析影响实验结果的主要干扰因素及改进方法。

【注意事项】

　　1. 放血时,切勿移去动脉夹,只能原位松动,便于随时夹闭。

　　2. 注射兔脑粉浸液前,应做好第二次采血的一切准备工作,兔脑粉浸液极易招致兔猝死,如临时准备,常措手不及而耽误取血,导致采不到血样。

　　3. 推注兔脑粉浸液,必须掌握推注速度,并密切注意家兔反应,这是实验成败关键。

　　4. 纤维蛋白原定量检测时,一旦血浆与饱和盐水接触,应立即混匀,否则易致局部沉淀,影响测定。

　　5. 作 3P 试验,应先加血浆,再加鱼精蛋白液,否则易致假阳性。

【问题探究】

　　1. 本实验是否复制了急性 DIC? 有何根据?

　　2. 本实验所致的 DIC 其主要发病机制是什么?

　　3. 用肝素预防 DIC 效果如何? 为什么?

　　4. 急性 DIC 时,本实验的观察指标为什么会改变?

(汤伯瑜,梅汝焕)

第三节　循环系统实验

实验 9　人体动脉血压的测定及运动、体位对血压的影响

【预习要求】

　　1. 实验理论　　生理学教材中动脉血压的神经、体液调节。

　　2. 实验方法　　第三章第三节 RM6240 多道生理信号采集处理系统。

　　3. 实验准备　　预绘制实验原始数据记录表格和统计表格。

【目的】

　　本实验目的是学习袖带法测定动脉血压的原理和方法,测定人体肱动脉的收缩压与舒张压及观察运动、体位对人体血压的影响。

　　动脉血压是指流动的血液对血管壁所施加的侧压力。人体动脉血压测定的最常用方

法是袖带间接测压法,它是利用袖带压迫动脉使动脉血流发生湍流并产生的柯氏声(Korotkoff 声),通过听诊器听取血管音来测量血压的。测量部位一般多在肱动脉。血液在血管内顺畅地流动时通常并没有声音,但当血管受压变狭窄或时断时通,血液发生湍流时,则可发生所谓的柯氏声。用充气袖带缚于上臂加压,使动脉被压迫关闭,然后放气,逐步降低袖带内的压力。当袖带内压力超过动脉收缩压时,血管受压,血流阻断。此时,听不到柯氏声,也触不到远端的桡动脉搏动。当袖带内压力等于或略低于动脉内最高压力时,有少量血液通过压闭区,在其远侧血管内引起湍流,于此处用听诊器可听到血管壁震颤音,并能触及脉搏,此时袖带内的压力即为收缩压,其数值可由压力表或水银柱读出。在血液间歇地通过压闭区的过程中一直能听到声音。当袖带内压力等于或稍低于舒张压时,血管处于通畅状态,失去了造成湍流的因素,声音突然由强变弱或消失,此时袖带内压力为舒张压,数值亦可由压力表或水银柱读出。

在运动和体位变化时,可通过神经和体液调节,使循环机能发生一系列适应性变化而改变收缩压和舒张压。

1　材料

人;血压计,听诊器,秒表,微机生物信号采集处理系统,心音换能器。

2　方法

2.1　听诊法测定动脉血压

2.1.1　血压计有两种,即水银式及表式。两种血压计都包括三部分:袖带、橡皮球和测压计(图 6-13)。水银式检压计在使用时先驱净袖带内的空气,打开水银柱根部的开关。

2.1.2　受试者端坐位,脱去一侧衣袖,静坐5 min。

2.1.3　受试者前臂伸平,置于桌上,令上臂中段与心脏处于同一水平。将袖带卷缠在距离肘窝上方 2 cm 处,松紧度适宜,以能插入两指为宜。

2.1.4　于肘窝处靠近内侧触及动脉脉搏,将听诊器胸件放于上面。

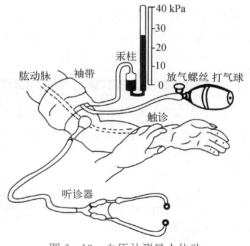

图 6-13　血压计测量人体动脉血压方法示意图

2.1.5　一手轻压听诊器胸件,一手紧握橡皮球向袖带内充气使水银柱上升到听不到柯氏声时,继续打气使水银柱继续上升 2.6 kPa (20 mmHg),一般达 24 kPa(180 mmHg)。随即松开气球螺帽,徐徐放气,以降低袖带内压,在水银柱缓慢下降的同时仔细听诊。当突然出现"崩崩"样的柯氏声时,血压计上所示水银柱刻度即代表收缩压。

2.1.6　继续缓慢放气,这时声音发生一系列的变化,先由低而高,而后由高突然变低钝,最后则完全消失。在声音由强突然变弱这一瞬间,血压表上所示水银柱刻度即代表舒张压。有时亦可以声音突然消失时血压计所示水银柱刻度代表之(二者相差 5~10 mmHg)。可同时记录这两个读数。

2.2 柯氏声电学法测定动脉血压（必须采用可用于人体的有医疗仪器证书的仪器）

2.2.1 按图 6-14 将心音换能器和压力换能器分别插入 RM6240C 型多道生理信号采集处理系统的 1 通道和 2 通道,压力换能器定标,压力换能器的测压口与袖带胶管相连。有源音箱或耳机插入监听插座。

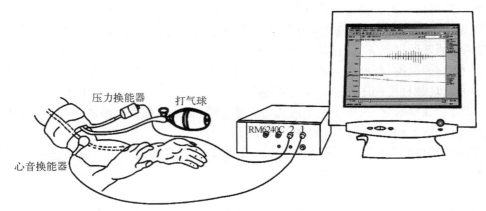

图 6-14 微机生物信号采集处理系统测量人体动脉血压方法示意图

2.2.2 启动 RM6240C 型多道生理信号采集处理系统,第 1 通道模式选择"心音",时间常数为交流低增益,灵敏度 20 mV,滤波频率 100 Hz,数字滤波为高通 200~300 Hz;第 2 通道模式选择"血压",时间常数为直流,灵敏度 90 mmHg,滤波频率 OFF;采样频率 800 Hz,扫描速度 1 s(图 6-15)。

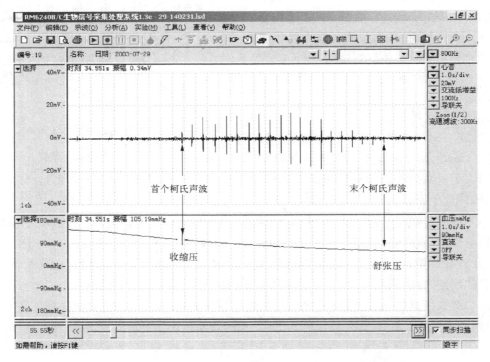

图 6-15 柯氏声电学法测定人体动脉血压实验界面

2.2.3 受试者端坐位,脱去一侧衣袖,静坐 5 min。

2.2.4 受试者前臂伸平,置于桌上,令上臂中段与心脏处于同一水平。将袖带卷缠在距离肘窝上方 2 cm 处,松紧度适宜,以能插入两指为宜。

2.2.5 于肘窝处靠近内侧触及动脉脉搏,将心音换能器放于上面。启动记录按钮。

2.2.6 一手轻压心音换能器,一手紧握橡皮球向袖带内充气使 2 通道压力显示 24 kPa (180 mmHg)。随即松开气球螺帽,徐徐放气,使袖带内压缓慢下降,当突然出现"崩崩"样的声音时,第 1 通道出现首个柯氏声波,该柯氏声波所对应的第 2 通道的压力即为收缩压。

2.2.7 继续缓慢放气,脉冲波和声音,先由低而高,而后由高突然变低,最后则完全消失。末个柯氏声波所对应的第 2 通道的压力即舒张压。

2.3 实验观察

2.3.1 测定安静坐位状态下的心率、血压。

2.3.2 观察运动对血压和脉搏的影响

(1)受试者左上臂缠上袖带,在安静环境中静坐,不讲话,也不要注意操作过程及水银柱的波动,每隔 2 min 测量血压、脉搏各一次(测 15 秒的脉搏数乘以 4 作为每 min 的值),直至测量数据连续三次稳定(血压波动小于 4 mmHg、脉搏波动小于 2 次/分),取最后三次数据,分别算出脉搏数、血压的平均值。

(2)作蹲下起立运动 以每 2 秒 1 次的速度进行 20 次,在运动后即刻、3 min、5 min 和 10 min 时各测定脉搏与血压一次。

2.3.3 观察体位变化对脉搏和血压的影响

(1)受试者卧床安静 10～30 min 后,每隔 1 min 测定其血压和脉搏数,直至稳定为止。

(2)受试者下床站立于地上。起立后 1 min 内,每隔 30 秒测定其血压和脉搏数,以后每隔 1 min 测定其血压和脉搏数直到立起后 10 min 为止。

2.4 统计方法 结果以 $\bar{x} \pm s$ 表示,统计采用 Student t test 方法。

3 结果

列安静坐位状态下及运动后即刻、3 min、5 min 及 10 min 的心率、收缩压和舒张压数据表或绘制曲线,对数据进行统计和显著性检验。用文字、统计描述、统计结果逐一描述实验结果。

4 讨论

论述正常人群收缩压、舒张压、心率的平均值及变异,论述运动对血压影响的机制。

【注意事项】

1. 室内须保持安静,以利于听诊。袖带不宜绕得太松或太紧。

2. 动脉血压通常连续测 2～3 次,每次间隔 2～3 min。重复测定时袖带内的压力须降到零位后方可再次打气。一般取两次较为接近的数值为准。

3. 上臂位置应与右心房同高；袖带应缚于肘窝以上。听诊器胸件放在肱动脉位置上面时不要压得过重或压在袖带下测量，也不能接触过松以致听不到声音。

4. 如血压超出正常范围，让受试者休息 10 min 后再作测量。休息期间可将袖带解下。

5. 开始充气时，打开水银柱根部的开关，使用完毕后应关上开关，以免水银溢出。

6. 心音换能器轻按压于肱动脉上，不要滑动，以减小噪声。音箱远离心音换能器，音量适当，以避免"啸叫"。

【问题探究】

1. 何谓收缩压和舒张压？其正常值是多少？收缩压和舒张压测定依据什么原理？

2. 测量血压时，为什么听诊器胸件不能压在袖带底下？

3. 为什么不能在短时间内反复多次测量血压？

4. 运动前后血压有何不同？其机制如何？

附录　运动、体位变化对血压和脉搏的影响

健康人在蹲下起立运动试验中，运动刚停止时，心跳数增加 30 次以上，收缩压增加 30～40 mmHg，舒张压增加不到 10 mmHg，在 3 min 内恢复至安静状态，而心功能不全者运动刚结束时，心跳数增加 30 次以上，收缩压仅有轻度增加，舒张压则显著增高，心跳、血压恢复至安静状态都需要 5 min 以上。

起立试验阳性反应判断的标准及生理和临床意义：脉压减小 16 mmHg 以上，收缩压降低 12 mmHg 以上，脉搏数增加 21 次/分以上，符合以上一项者即为阳性反应，本实验阳性反应系交感神经紧张度欠佳所致。有时由于脑贫血，可出现头晕与昏厥。

实验 10　人体心电图的描记

【预习要求】

1. 实验理论　　生理学教材中心电图产生的原理及各波的波形、正常值与生理意义。

2. 实验方法　　第三章第三节 RM6240 多道生理信号采集处理系统。

3. 实验准备　　预绘制实验原始数据记录表格和统计表格。

【目的】　初步学习人体心电图的记录方法，辨认正常心电图波形并了解其生理意义，学习心电波形的测量和分析方法。

在正常人体内，心脏在收缩之前，首先发生电位变化，心电变化由心脏的起搏点-窦房结开始，按一定途径和时程，依次传向心房和心室，引起整个心脏的兴奋。因此，每一心动周期中，心脏各部分兴奋过程中的电变化及其时间顺序、方向和途径等，都有一定规律。心脏犹如一个悬浮于容积导体中的发电机，其综合电位变化可通过体内导电组织和体液-容积导体传导到全身，在体表出现有规律的电变化。将体表电极放置在人体表面的一定部位可记录到的心脏电变化曲线，称心电图（electrocardiogram，ECG），ECG

是心脏兴奋的产生、传导和恢复过程中的生物电变化的反映,与心脏的机械收缩活动无直接关系。心电图对心起搏点的分析、传导功能的判断以及心律失常、房室肥大、心肌损伤的诊断具有重要价值。正常人 ECG 包括 P、QRS、T 三个波形,以及相关的时程(包括间期和段)。P 波表示心房去极化,QRS 波群表示心室去极化,T 波表示心室复极化。

1　材料

人;心电图机或 RM6240 多道生理信号采集处理系统;电极糊(导电膏)。

2　方法

2.1　心电图机记录

2.1.1　接好心电图机的电源线、地线和导联线。接通电源,预热 3～5 min。

2.1.2　受试者静卧于检查床上,全身放松。在手腕、足踝和胸前安放好引导电极。导联线的连接方法是:红色-右手,黄色-左手,绿色-左足,黑色-右足(接地),白色-V1,蓝色-V3,粉色-V5。V1 在胸骨右缘第四肋间,V3 在胸骨左缘第四肋间与左锁中线第五肋间相交处之间,V5 在左腋前线第五肋间(图 6-16)。为了保证导电良好,可在放置引导电极部位涂少许电极糊。

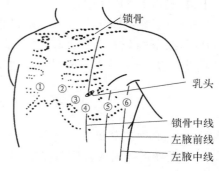

图 6-16　心前导联的电极安置部位

2.1.3　调整心电图机放大倍数,1 mV 标准电压使描笔向上移动 10 mm。

2.1.4　将导联选择钮旋至 Ⅰ、Ⅱ、Ⅲ、aVR、aVL、aVF、V1、V3、V5 导联记录 ECG。

2.2　微机生物信号采集处理系统记录**(必须采用可用于人体的有医疗仪器证书的仪器)**

2.2.1　接好 RM6240C 型多道生理信号采集处理系统的电源线、地线和导联线。接通电源。

2.2.2　启动 RM6240C 型多道生理信号采集处理系统,点击"实验"菜单,选择"全导联心电图",仪器参数:1～3 通道时间常数 0.2～1 s、滤波频率 100 Hz、灵敏度 1 mV,采样频率 4 kHz(手动设置参数时,须在"示波"菜单中激活"导联"菜单项)。分别点击各通道的导联按钮,将 1～3 通道分别设置为 Ⅰ、Ⅱ、Ⅲ 导联。

2.2.3　受试者静卧于检查床上,全身放松。按上述心电图机记录安放好引导电极。

2.2.4　启动记录按钮,记录 Ⅰ、Ⅱ、Ⅲ 导联 ECG。

2.2.5　点击"暂停",将 1～3 通道分别设置为 aVR、aVL、aVF 导联,启动记录按钮,记录 aVR、aVL、aVF 导联 ECG。按上述方法,记录 V1、V3、V5 导联的 ECG。

2.3　实验观察

2.3.1　依次记录 Ⅰ、Ⅱ、Ⅲ、aVR、aVL、aVF、V1、V3、V5 导联的 ECG。

2.3.2　波幅和时间的测量

(1) 波幅　当 1 mV 的标准电压使基线上移 10 mm 时,纵坐标每一小格(1 mm)代表

0.1 mV(图 6-17)。测量波幅时,凡向上的波形,其波幅自基线的上缘测量至波峰的顶点;凡向下的波形,其波幅应从基线的下缘测量至波峰的底点。

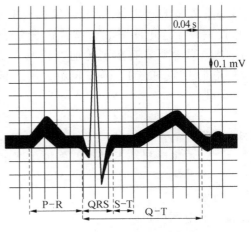

图 6-17   ECG 各波测量

(2) 时间   ECG 纸的走速由心电图机固定转速的马达所控制,一般分为 25 mm/s 和 50 mm/s 两挡,常用的是 25 mm/s。这时 ECG 纸上横坐标的每一小格(1 mm)代表 0.04 s。

2.3.3   波形的辨认和间期测量   在 ECG 记录纸上辨认出 P 波、QRS 波群和 T 波,并根据波的起点确定 P-R 间期和 Q-T 间期。测定 Ⅱ 导联中 P 波、QRS 波群,T 波的时间和电压,并测量 P-R 间期和 Q-T 间期的时间。

2.3.4   心率的测定   测定相邻的两个心动周期中的 P 波与 P 波或 R 波与 R 波的间隔时间,按下列公式进行计算,求出心率。如心动周期的时间间距显著不等时,可将 5 个心动周期的 P-P 或 R-R 间隔时间加以平均,取得平均值,代入下列公式:

$$心率(次/min) = \frac{60}{P-P 或 R-R 间隔时间(s)}$$

2.3.5   心律的分析   心律的分析包括:① 主导节律的判定;② 心律是否规则整齐;③ 有无期前收缩或异位节律出现。窦性心律的 ECG 表现是:P 波在 Ⅱ 导联中直立,aVR 导联中倒置;P-R 间期在 0.12 s 以上。如果 ECG 中的最大 P-P 间隔和最小 P-P 间隔时间相差在 0.12 s 以上,称为窦性心律不齐。成年人正常窦性心律的心率为 60~90 次/分。

2.3.6   RM6240C 型多道生理信号采集处理系统有 ECG 自动分析测量功能,可快速测定心电图的主要参数。

2.4   统计方法   结果以 $\bar{x} \pm s$ 表示,统计采用 Student t test 方法。

3   结果

列一组正常人的 Ⅱ 导联 ECG 的各波幅、间期和心率原始数据表格,对数据进行统计。用文字和数据逐一描述实验结果。

4   讨论

论述 ECG 各波及间期的生理意义。论述正常人 ECG 各波及间期的平均值及变异。

【注意事项】

1. 描记心电图时,受试者静卧,肌肉放松,室温 22℃ 为宜,避免低温时肌电的干扰。
2. 电极和皮肤应紧密接触,防止干扰和基线漂移。

【问题探究】

　　1. 何谓心电图？它是怎样记录到的？心电图各波的生理意义及正常值。

　　2. 何谓导联？常用的心电图导联有哪些？为什么各导联心电图波形不一样？

实验 11　心音和心音图

【预习要求】

　　1. 实验理论　　生理学教材中有关心音产生的原理和生理意义。

　　2. 实验方法　　第三章第三节 RM6240C 型多道生理信号采集处理系统。

　　3. 实验准备　　预绘制实验原始数据记录表格和统计表格。

【目的】　学习心音听诊和心音图记录的方法，了解正常心音的特点并分辨第一和第二心音。

　　心脏的舒缩活动、瓣膜的启闭及血液的流动等因素引起振动所产生的声音称心音。一个心动周期中，先后出现第一心音（S_1）、第二心音（S_2）、第三心音（S_3）和第四心音（S_4），正常成人一般可听到两个心音 S_1 和 S_2，S_1 频率为 $40\sim60$ Hz，时程约 $0.1\sim0.12$ s，S_2 频率为 $60\sim100$ Hz，时程约 $0.07\sim0.08$ s，在某些健康儿童和青少年也可听到 S_3，正常情况下听不到 S_4，如能听到可能为病理性的。

　　用换能器将心音转换成电信号并用记录仪器记录得到的图形称心音图。

　　S_1 全程可分为起始部、中心部和终末部三部分（图 6-18）。

　　S_1 起始部　为 $1\sim2$ 次低频低幅的振动波，出现在相当于心电图的 Q 波之后。它主要产生于心室等长收缩期，为血液在心室中加速朝向房室瓣冲击所形成的。

　　S_1 中心部　为 $4\sim5$ 次高频高幅的振动波，位于心电图 R 波稍后。它反映了心室收缩时心肌的振动和房室瓣的关闭以及半月瓣的开放，为 S_1 的主要组成部分。

　　S_1 终末部　一般为 $1\sim2$ 次低频低幅的振动波，出现于心电图 S 波之后。为心室收缩快速射血导致大血管振动所产生。

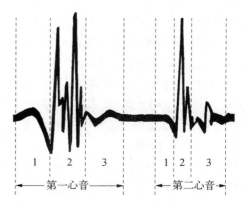

图 6-18　心音图的成分

1、2、3 分别表示起始部、中心部、终末部

　　S_2 主要为半月瓣的关闭和房室瓣的开放所造成。它同样可分起始部、中心部和终末部三部分。

　　S_2 起始部　为心室等长舒张时，由于心室壁弛张所引起的低频低幅振动。一般为 $1\sim2$ 次波。

　　S_2 中心部　为 S_2 的主要成分，它反映了半月瓣的关闭和心室壁以及血管的振动。一般出现 2～3 次波。前半部振幅较高,被认为是主动脉瓣及肺动脉瓣成分;后半部振幅略低,被认为是血管成分。

S_2 终末部　它反映了房室瓣的开放,一般出现在心电图 T 波终末以后,为 1～3 次的低频低幅波。

1　材料

人;酒精;听诊器,心音换能器,导联线,RM6240C 型多道生理信号采集处理系统。

2　方法

2.1　心音听诊

2.1.1　受试者取卧位,检查者站与床的右侧;受试者取坐位,检查者坐在对面。受试者解开上衣。

2.1.2　戴好听诊器　听诊器的耳件方向应与外耳道方向一致,以右手拇指、食指和中指轻持听诊器探头。参照图 6－19 确定各听诊部位。听诊顺序为:二尖瓣听诊区→主动脉瓣听诊区→肺动脉瓣听诊区→三尖瓣听诊区。

2.1.3　每一心动周期中可听到两个心音,即第一心音和第二心音。注意心音的响度和音调、持续时间、时间间隔等,仔细区分第一心音和第二心音。若难以分辨两个心音时,听诊时可用手指触摸心尖搏动或颈动脉搏动,心音与心尖搏动或颈动脉搏动在时间上有一定关系,利用这种关系,有助心音的辨别。

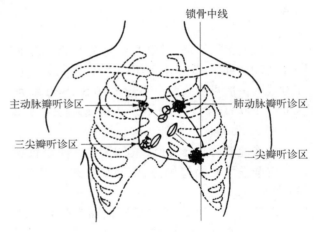

图 6－19　心音听诊部位示意图

二尖瓣听诊区:左第五肋间锁骨中线稍内侧(心尖部);三尖瓣听诊区:胸骨右缘第四肋间或剑突下;主动脉瓣听诊区:胸骨右缘第二肋间;主动脉瓣第二听诊区:胸骨左缘第三肋间;肺动脉瓣听诊区:胸骨左缘第二肋间

2.1.4　比较各瓣膜听诊区两心音的声音强弱。

2.1.5　判断心音的节律是否整齐。

2.1.6　数心率　将听诊器的探头放在二尖瓣听诊区,看表数心率。若节律整齐,可只数 15 秒的心跳次数,其 4 倍即为心率。

2.2　心音图记录(必须采用可用于人体的有医疗仪器证书的仪器)

2.2.1　将心音换能器插入 RM6240C 型多道生理信号采集处理系统的 1 通道,心电图导联线插头插入 ECG 插座,有源音箱或耳机插头插入监听插座。

2.2.2　启动 RM6240C 型多道生理信号采集处理系统,第 1 通道模式选择"心音",时间常数为 0.02 s,灵敏度 1 mV,滤波频率 100 Hz,数字滤波为高通 40 Hz;第 2 通道模式选择"心电",在"示波"菜单中激活"导联"菜单项,选择 2 通道,并设置为 Ⅱ 导联,时间常数

1 s,灵敏度 1～2 mV,滤波频率 100 Hz;采样频率 4 kHz,扫描速度 500 ms(图 6 - 20)。

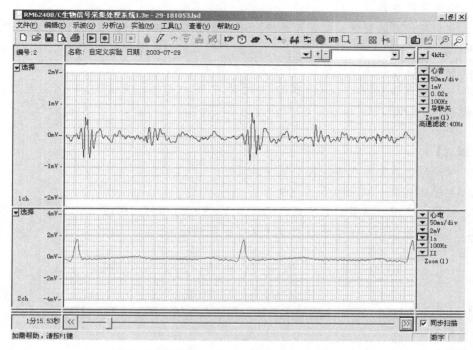

图 6 - 20　RM6240C 型多道生理信号采集处理系统的记录心音图实验界面

2.2.3　受试者静卧于检查床上,全身放松。在手腕、足踝安放好 ECG 引导电极,心音换能器安放于二尖瓣听诊区(左锁骨中线第五肋间内侧)。

2.2.4　点击记录按钮,同步记录心音图和心电图。

2.3　实验观察

2.3.1　记录一组心音图与心电图。

2.3.2　在心电图上测量平均心动周期,计算心率,在心音图测量第一心音和第二心音持续时间。测量第一心音起点至第二心音起点的时间差。

2.3.3　测量 ECG 的 Q 波起点至第一心音起点的平均时间差。

3　结果

列一组正常人的心率、第一心音、第二心音持续时间、第一心音起点至第二心音起点的时间差、ECG 的 Q 波起点至第一心音起点的平均时间差原始数据表格,对数据进行统计。用文字和数据逐一描述实验结果。

4　讨论

论述实验结果各项的生理意义。分析影响实验结果的主要干扰因素及改进方法。

【注意事项】

1. 室内保持安静。

2. 检查听诊器的管道系统是否通畅。硅胶管切勿与其他物体摩擦,以免发生摩擦音影响听诊。

3. 如果呼吸音影响心音听诊,可令受试者暂停呼吸。

4. 心音换能器轻按压于听诊区,不要滑动,以减小噪声。音箱远离心音换能器,音量适当,以避免"啸叫"。

【问题探究】

1. 心音听诊区是否在各瓣膜的解剖位置?

2. 怎样区别第一心音和第二心音?

3. 何谓心音图? 正常心音可听到几种心音,它们是如何产生的?

4. 从心音图上能否粗略地得到心脏收缩和舒张时间。

实验 12　人体无创性左心室功能测定- 收缩时间间期测定

【预习要求】

1. 实验理论　　生理学教材中心脏功能、心电图、心音、脉搏。

2. 实验方法　　第三章第三节 RM6240C 型多道生理信号采集处理系统。

3. 实验准备　　预绘制实验原始数据记录表格和统计表格。

【目的】　学习人体心电图、心音图、脉搏图同步记录方法,了解人体无创性左心室功能测定-收缩时间间期测定的原理及其意义。

无创性心脏功能检测有多种方法,本实验介绍心缩-时间间期(systolic-time interval,STI)测定方法。在左室射血过程中,如果射血前期(相当于等容收缩期)延长,则射血时间缩短,每搏输出量和射血分数减少,左室工作性能降低。射血前期缩短则反之。因此,测量射血前期和射血期的时间比值可作为检查心脏工作性能的指标。

在心血管功能障碍或器质性病变而影响心脏收缩功能,如甲状腺功能降低、心力衰竭,以及应用负性肌力作用药物如 β 肾上腺素受体阻断药等时,心脏工作性能降低,STI 比值增大。在人体应用强心药如洋地黄类、β 受体激动药以及静滴葡萄糖酸钙等时,心脏工作性能增高,比值减小。

1　材料

人;RM6240C 型多道生理信号采集处理系统;95% 酒精棉球,3% 盐水棉球。

2　方法

2.1　微机生物信号处理系统连接**(必须采用可用于人体的有医疗仪器证书的仪器)**

接好 RM6240C 型多道生理信号采集处理系统的电源线、地线和导联线。1 通道接脉搏换能器,2 通道接心音换能器,耳机或有源音响输入插头插入监听插孔,接通电源。仪器参数设置:启动 RM6240C 系统,点击示波按钮,采样频率 4 kHz,扫描速度 250 ms;1 通道的通道模式脉搏、时间常数直流、滤波频率 30～100 Hz、灵敏度 2～5 mV,2 通道的通道模式心音、时间常数 0.02 s、滤波频率 100 Hz、数字滤波高通 40 Hz、灵敏度 1～5 mV,3 通道的通道模式心电、时间常数 1～5 s、滤波频率 100 Hz、灵敏度 0.5～1 mV,在"示波"菜单中激活"导联开关"菜单项,在 3 通道右侧参数设置区的"导联关"改变为"Ⅱ"(图6-21)。

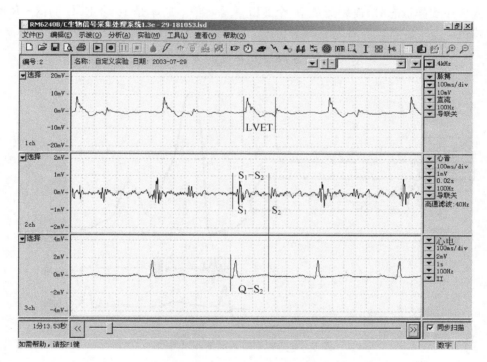

图 6-21　RM6240C 系统的无创性左心室功能测定-收缩时间间期测定实验界面

2.2　受试者静卧于检查床上,全身放松。在手腕、足踝安放好心电肢体引导电极,接上导联线。导联线的连接方法是:红色-右手,黄色-左手,绿色-左足,黑色-右足。

2.3　脉搏换能器固定于颈动脉,心音换能器置于二尖瓣听诊区(左锁骨中线第五肋间内侧)。

2.4　实验观察

2.4.1　脉搏、心音和心电图记录　待上述工作完成后,嘱受试者保持安静,全身放松,等屏幕上记录曲线平稳后,启动记录按钮,连续记录脉搏、心音和心电图 6 min。

2.4.2　测量总电机械心缩期($Q-S_2$间期)　从心电图 Q 波开始到心音图第二心音开始,代表从左室兴奋开始到收缩完毕的时间总长(图6-22)。

2.4.3　左室射血时间(LVET)　　从颈动脉脉搏图的升支开始到降支降中峡切迹底部，代表左室射血时间。

2.4.4　射血前期(PEP)　　从兴奋开始到射血开始的期间，亦即射血前的期间。射血前期可由总电机械心缩期减去左室射血时间而得，即：$PEP=(Q-S_2)-(LVET)$，PEP 包括两个时间间期：

(1) $Q-S_1$间期：从心电图 Q 波开始到心音图第一心音(S_1)开始的时间，代表心室兴奋开始到收缩开始的时间。

(2) 等容收缩时间(ICT)：从心音图第一心音(S_1)开始到射血前期完毕，相当于心室收缩开始到射血开始的时间。

2.4.5　STI 计算

人体在安静状态时，连续测量 10 个 STI 求平均值。心率是 10 个 ECG 的 R-R 间期的平均值。

$$STI=PEP/LVET$$

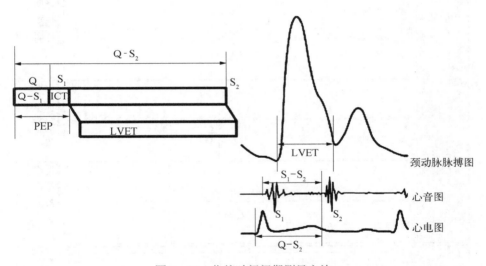

图 6-22　收缩时间间期测量方法

一般情况下心率在 50～110 次/分范围内，计算 STI 时不必校正，因为 STI 对心率变化不敏感，随着心率而共同改变。PEP/LVET 比值可作为检查心脏工作性能的指标，其比值随着后者而改变。在临床检查中，左室工作性能降低时比值增大。人体在安静状态时，不分性别，据统计其平均值，正常人为 0.35±0.04(SD)。心脏工作性能降低：轻度为0.44～0.52，中度为 0.53～0.60，重度为>0.60。

2.5　统计方法　　结果以 $\bar{x}\pm s$ 表示，统计采用 Student t test 方法。

3　结果

列一组正常人的 $Q-S_2$间期、LVET、PEP、$Q-S_1$ 和 STI 原始数据表格，对数据进行统计。用文字和数据逐一描述实验结果。

4　讨论

论述各间期、STI 的生理意义、正常值及变异。分析影响实验结果的主要干扰因素。

【注意事项】

1. 描记心电图时，受试者静卧，全身肌肉放松。
2. 室内温度应以 22℃ 为宜，避免低温时肌电的干扰。
3. 电极和皮肤应紧密接触，防止干扰和基线漂移。
4. 脉搏换能器和心音换能器必须置于正确部位，轻压固定。
5. ECG 中须有明显 Q 波。心音图有 S_2。颈动脉脉搏图应在安静状态呼气之末暂停期内进行，并需有明晰的升支开始部分和降支的降中峡切迹。

【问题探究】

1. 从心音图、心电图和脉搏图能否粗略地得到心脏收缩和舒张时间？
2. 根据心音图、心电图和脉搏图能否获得心室兴奋、心室收缩、心室射血和心室舒张的开始时间及心室射血持续时间？

（陆源，厉旭云）

实验 13　蟾蜍心室期前收缩和代偿间歇

【预习要求】

1. 实验理论　　生理学教材中心肌的电生理和生理特性。
2. 实验方法　　第三章的第三节或第四节。第五章动物实验技术。
3. 实验准备　　预绘制实验原始数据记录表格和统计表格。

【目的】　学习蛙在体心脏舒缩活动和心电图记录方法和技术。通过在心脏活动的不同时期给予刺激，观察心肌兴奋性阶段性变化的特征。

心肌每兴奋一次，其兴奋性就发生一次周期性的变化。心肌兴奋性的特点在于其有效不应期特别长，约相当于整个收缩期和舒张早期。因此，在心脏的收缩期和舒张早期内，任何刺激均不能引起心肌兴奋而收缩，但在舒张早期以后，给予一次较强的阈上刺激就可以在正常节律性兴奋到达以前，产生一次提前出现的兴奋和收缩，称之为期前兴奋和期前收缩。同理，期前兴奋亦有不应期，因此，如果下一次正常的窦性节律性兴奋到达时正好落在期前兴奋的有效不应期内，便不能引起心肌兴奋和收缩，这样在期前收缩之后就会出现一个较长的舒张期，这就是代偿间歇。

1　材料

蟾蜍或蛙；刺激电极，心电图引导电极，张力换能器，RM6240 多道生理信号采集处理系统或 Medlab 微机生物信号采集处理系统。

2　方法

2.1　系统连接和仪器参数设置　　张力换能器输出线接微机生物信号采集处理系统的第1通道,心电图引导电极导联线接2通道。系统参数设置:

(1) RM6240系统参数:1通道时间常数为直流、滤波频率10 Hz、灵敏度3 g;2通道时间常数0.2～1 s、滤波频率100 Hz、灵敏度1 mV;采样频率800 Hz,扫描速度1 s/div。单刺激模式,阈上刺激强度(2～5 V),刺激波宽5 ms。

(2) MedLab系统参数:1通道放大倍数200、时间常数为直流、上限频率100 Hz;2通道时间常数0.2～1 s、放大倍数1 000;4通道记录刺激标记,采样间隔1 ms;单刺激方式,阈上刺激强度(2～5 V),波宽5 ms。

2.2　蟾蜍毁脑和脊髓,将其仰卧固定于蛙板上。从剑突下将胸部皮肤向上剪开(或剪掉),然后剪掉胸骨,打开心包,暴露心脏。

2.3　按图6-23连接并调整好装置,将心电图电极(6号注射针头)插入蟾蜍右前肢、左下肢和右下肢皮下引导Ⅱ导联心电图。张力换能器连线上的蛙心夹在心室舒张期夹住心尖记录心搏曲线。固定刺激电极,使其两极与心室相接触。

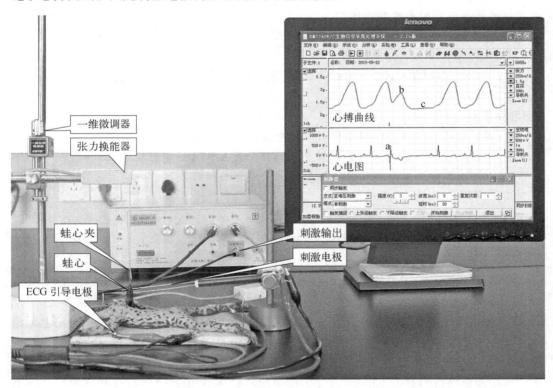

图6-23　蟾蜍期前收缩代偿间歇实验仪器装置及波形

a:期前兴奋;b:期前收缩;c:代偿间歇

2.4　实验观察

2.4.1　描记正常心搏曲线和ECG,分清曲线的收缩相、舒张相、ECG各波。

2.4.2　用中等强度的单个阈上刺激分别在心室收缩期、舒张早期和心室舒张早期之后刺激心室,连续记录心搏曲线和 ECG。观察有无期前收缩出现,期前收缩出现后是否出现代偿间歇(图 6 - 23)。

2.4.3　测量正常情况的心动周期和 ECG 的 Q 波至心室收缩起点的时间。测量期前收缩起点至下次正常心室收缩起点的时间。

3　结果

列心动周期、ECG 的 Q 波至心室收缩起点的时间、期前收缩起点至下次正常心室收缩起点的时间原始数据表格,对数据进行统计。用文字和数据逐一描述实验结果。

4　讨论

对实验结果进行分析论述。包括分析影响实验结果的主要干扰因素及改进方法。

【注意事项】

1. 破坏蟾蜍或蛙的脑和脊髓要彻底。蛙心夹与张力换能器间的连线应有一定的张力。

2. 注意滴加任氏液,以保持心脏表面的润湿。

【问题探究】

1. 在心脏收缩期和舒张早期分别给予心室阈上刺激,能否引起期前收缩? 为什么? 若用同等强度的刺激在心室的舒张早期之后刺激心室,结果又将如何? 为什么?

2. 在期前收缩之后,为什么会出现代偿间歇? 期前收缩之后,一定会出现代偿间歇?

实验 14　离子与药物对离体蟾蜍心脏活动的影响

【预习要求】

1. 实验理论　　生理学教材中的心脏电生理及心肌生理特性,体液因素对心脏的作用。

2. 实验方法　　第三章的第三节或第四节;第五章动物实验技术。

3. 实验准备　　预绘制实验原始数据记录表格。预测各项处理对离体心脏活动的影响。

【目的】　学习 Straub 氏法灌流离体蟾蜍心脏方法,并观察高钾、高钙、低钙、肾上腺素、乙酰胆碱等因素对心脏活动的影响。

作为蛙心起搏点的静脉窦能按一定节律自动产生兴奋,因此,只要将离体的蛙心保持在适宜的环境中,在一定时间内仍能产生节律性兴奋和收缩活动。心脏正常的节律性活动需要一个适宜的理化环境,离体心脏也是如此,离体心脏脱离了机体的神经支配和全身体液因素的直接影响,可以通过改变灌流液的某些成分,观察其对心脏活动的作用。心肌细胞的自律性、兴奋性、传导性和收缩性,与细胞外液的钠、钾及钙等离子有关。钾浓度过高时(高于 7.9 mmol/L),心肌兴奋性、自律性、传导性、收缩性都下降,表现为收缩力减弱、心动过缓和传导阻滞,严重时心脏可停搏于舒张期。钙浓度升高时,心肌收缩力增强,过高可使心室停搏于收缩期。钙浓度降低,心肌收缩力减弱。钠离子浓度的轻微变化,对心肌影响不明显,只有发生明显变化时,才会影响心肌的生理特性。肾上腺素可使心率加快、传导加快和心肌收缩力增强,乙酰胆碱则与肾上腺素的作用相反。

1   材料

蟾蜍或蛙;任氏液,无钙任氏液,氯化钙,氯化钾,肾上腺素,乙酰胆碱,普萘洛尔;张力换能器,微机生物信号采集处理系统。

2   方法

2.1   仪器连接和参数设置   张力换能器输出线接微机生物信号处理系统第 1 通道(图 6 - 24),微机生物信号处理系统参数设置:

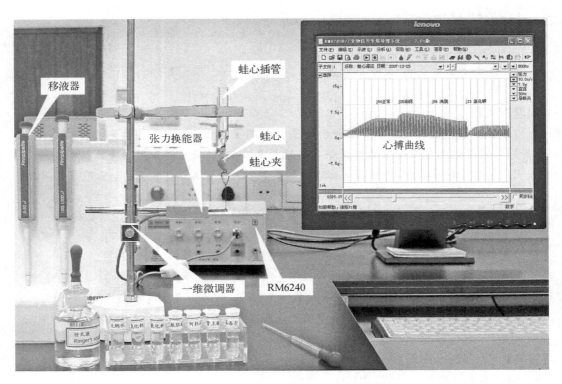

图 6 - 24   离体蛙心灌流实验仪器、装置

(1) RM6240 系统:点击"实验"菜单,选择"蛙心灌流"项目,仪器参数:通道时间常数为直流,滤波频率 10 Hz,灵敏度 3 g,采样频率 400 Hz,扫描速度 1 s/div。

(2) MedLab 系统参数:通道放大倍数 200~500、时间常数为直流、上限频率 10 Hz,采样间隔 5 ms。

2.2   离体蛙心制备

2.2.1   蟾蜍毁脑脊髓后,仰卧固定在蛙板上,从剑突下将胸部皮肤向上剪开,然后剪开胸骨,打开心包,暴露心脏,分离左、右主动脉。在左主动脉下方穿 1 根线,靠头端结扎作插管时牵引用。在左、右主动脉下方穿 1 根线,玻璃分针在左、右主动脉下穿过,将心脏抬起,线绕过心脏在静脉窦与腔静脉交界处作一结扎,结扎线应尽量下压,以免伤及静脉窦。

2.2.2　在主动脉干下方穿 1 根线,在动脉圆锥上方系一松结用于结扎固定蛙心插管。左手持左主动脉上方的结扎线,用眼科剪在结扎线下方左主动脉上剪一小斜口,右手将盛有少许任氏液的大小适宜的蛙心插管由此切口处插入动脉圆锥。当插管头到达动脉圆锥时,用镊子夹住动脉圆锥少许,将插管稍稍后退,并转向心室中央方向,镊子向插管的平行方向提拉,心室收缩期时将插管插入心室(图 6-25)。蛙心插管进入心室后管内的任氏液的液面会随心室的舒缩而上下波动。蛙心插管进入心室后,用预先准备好的松结扎紧,扎线套在蛙心插管的侧钩上打结并固定。轻轻提起蛙心插管以抬高心脏,在结扎线外侧剪断所有组织,将蛙心游离出来。

2.2.3　用新鲜任氏液反复换洗蛙心插管内含血的任氏液,直至蛙心插管内无血液残留为止。将蛙心插管固定在铁支架上,用蛙心夹在心室舒张期夹住心尖,并将蛙心夹的线头(或通过滑轮)连至张力换能器的防水延长臂(图 6-25),调节此线张力至 1 g,插管内加灌流约 1 mL,并在插管上标记灌流的高度,在此后的实验过程中,灌流液恒定于该高度。

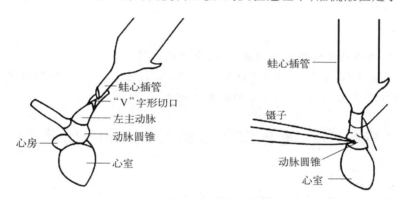

图 6-25　蛙心插管示意图

2.3　实验观察

2.3.1　正常的心搏曲线　　启动微机生物信号采集处理系统记录按钮,记录心搏曲线。

2.3.2　无钙任氏液灌流　　把插管内的任氏液全部更换为无钙任氏液,心搏稳定后用正常的任氏液换洗数次。

2.3.3　高钙任氏液灌流　　心搏曲线稳定后,滴加 30 g/L CaCl$_2$ 1~2 滴。心搏曲线明显变化时,将灌流液吸出,用正常的任氏液反复换洗,使心搏曲线恢复稳定。

2.3.4　高钾任氏液灌流　　在任氏液中加 10 g/L KCl 1~2 滴,观察心搏变化。心搏曲线明显变化时,立即将灌流液吸出,用正常的任氏液反复换洗,使心搏曲线恢复稳定。

2.3.5　乙酰胆碱的作用　　在任氏液中加 10^{-2} g/L 的乙酰胆碱溶液 1~2 滴,心搏明显变化后立即用正常任氏液反复换洗至心搏曲线恢复稳定。

2.3.6　肾上腺素的作用　　在任氏液中加 0.1 g/L 的肾上腺素溶液 1~2 滴,观察心搏变化。待心搏稳定后,向灌流液中加 30 g/L 普萘洛尔溶液 1~2 滴,观察心搏变化。

3 结果

列各项处理前后心率、心室收缩末期张力和心室舒张末期张力原始数据表格。用文字、数据逐一描述实验结果。

4 讨论

对各项处理后心脏活动变化进行机理探讨。分析影响实验的主要干扰因素。

【注意事项】

1. 制备蛙心标本时,勿伤及静脉窦。
2. 蛙心插管内液面应保持恒定,以免影响结果。
3. 各项处理,作用稳定后应立即用正常氏液换洗,以免心肌受损,而且必须待心搏恢复稳定状态后方能进行下一步实验。
4. 吸滴瓶中的任氏液和吸蛙心插管内溶液的吸管应区分专用,不可混淆使用。
5. 药物作用不明显时,可再适量滴加药品,密切观察药物添加后的实验结果。
6. 滴加药品和更换灌流液,须及时标记,以便观察分析。

【问题探究】

1. 正常蛙心搏动曲线的各个组成部分,分别反映了什么?
2. 用低钙任氏液、滴加 30 g/L CaCl₂、10 g/L KCl、肾上腺素、乙酰胆碱溶液灌注蛙心时,心搏曲线分别发生什么变化,各自的机制如何?

实验 15 离体家兔心脏 Langendorff 灌流

【预习要求】

1. 实验理论   生理学教材中的冠脉循环和药理学教材中肾上腺素、乙酰胆碱和垂体后叶素内容。检索全文数据库中的有关研究论文。
2. 实验方法   第二章常用统计指标和方法;第三章 RM6240 多道生理信号采集处理系统;第五章动物实验的基本操作。
3. 实验准备   预绘制实验原始数据记录表和统计表。
4. 实验设计   全心缺血再灌注实验。

【目的】 了解离体哺乳类动物心脏灌流方法(Langendorff 氏法)和离体心脏冠脉流量 (coronary flow, CF)的测定。观察肾上腺素、乙酰胆碱和垂体后叶素对心脏活动及冠脉流量的影响。

心脏从动物体上摘取之后,用有一定压力、温度(38℃)并充氧的克氏液经主动脉根部灌流,灌流液经冠状动脉口进入冠状血管营养心脏,以维持心脏的节律性活动。灌流液经冠状血管流入右心房,然后由腔静脉口及肺动脉口流出,在单位时间内的流出量即为冠状动脉流量(冠脉流量)。心脏活动可通过压力换能器(心室内放置水囊)进行记录,也可用张力换能器进行记录。

1　材料

家兔或大鼠;肾上腺素,去甲肾上腺素,乙酰胆碱,垂体后叶素,克氏液(Krebs 液),95%O_2+5%CO_2混合气体;心脏 Langendorff 法灌流装置,超级恒温槽,压力换能器或张力换能器,RM6240 多道生理信号采集处理系统。

2　方法

2.1　仪器连接与参数设置　　压力换能器连接 RM6240 多道生理信号采集处理系统第 1 通道,心电引导电极连接第 3 通道。启动 RM6240 系统,点击"实验"菜单,选择"langendorff 灌流",仪器参数:第 1 通道模式为心室内压,时间常数为直流,灵敏度12 kPa(90 mmHg),第 2 通道模式为心室内压微分,截止频率 100 Hz,灵敏度 1 800 mmHg/s;第 3 通道模式为心电,时间常数 0.2 s,滤波频率 100 Hz;采样频率 4 kHz,扫描速度2 s/div。

2.2　灌流系统连接　　Langendorff 灌流装置(图 6-26)包括供气、恒压灌流和恒温三个部分。将灌流系统用胶管连接,灌流液贮瓶灌满灌流液。调整灌流液贮瓶(Marriotto)的

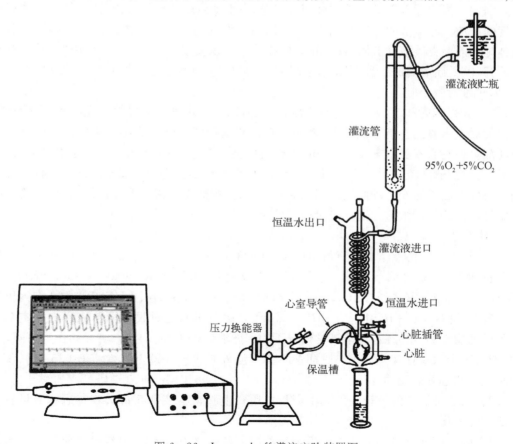

图 6-26　Langendorff 灌流实验装置图

高度使 Marriotto 瓶中心管的下端距心脏 70～90 cm。混合气瓶的减压阀出口用软管接至灌流管内的充气管,调节气瓶上减压阀的流量阀,使灌流液中的气泡连续且小而均匀。调节超级恒温器使心脏插管内的灌流液温度恒定在 38℃ 左右。为了保证离体心脏的表面有一定的温度和湿度,将心脏置于由玻璃或有机玻璃制成的保温灌流槽内。保温灌流槽内容积约为 100 mL 左右,槽的底部有漏斗形的开口,上方盖子盖住可以保持槽内温度恒定。

2.3   离体家兔或大鼠心脏标本制备和灌流

2.3.1   摘取心脏   先准备好手术器械及充氧的冷克氏液(4℃ 左右)。用木锤重击动物后脑部,击昏后,仰置于手术台上。迅速沿胸前壁正中剪开皮肤/胸骨,打开胸腔,轻轻提起心脏,小心剪断腔静脉、主动脉及心脏周围组织,迅速将心脏连同一段主动脉取出。手术过程中注意不要损伤心脏,主动脉根部要留 1 cm 长度以备插管用。心脏取出后立刻置于预先备好的混合气体饱和的 4℃ 克氏液中,用手指轻压心室以利于其中的剩余的血排出,防止凝血块形成。用注射器向主动脉根部徐徐注入混合气体饱和的 4℃ 克氏液,其作用一方面使心脏停跳以减少其他能量消耗,另一方面也借以冲洗冠状血管,清除残血以免形成凝血小块堵塞血管。心脏停跳后,迅速剪开心包膜并剪去心脏周围的组织(包括肺组织、气管以及附着于心脏上的其他组织),认清主动脉、腔静脉及肺动脉的解剖位置。

2.3.2   灌流心脏   将主动脉套进心脏插管口内,用棉线将主动脉和心脏插管结扎在一起并固定。插管进入主动脉不宜过深,以免损伤主动脉瓣及堵住冠状动脉开口,影响冠状血管的灌流。灌流液的温度开始应低些,以后逐渐升高到所需要求的温度。心脏经混合气体饱和的温克氏液灌流后,在 1 min 内即可开始恢复跳动,但起初心率较慢,并常有心律不齐,以后逐渐变快而且心律也逐步恢复正常和稳定(大鼠心脏的心率约 250～300 次/min),可维持数小时。

2.3.3   放置水囊和电极   在左心房做一切口,插入带水囊的导管至左心室,导管连压力换能器。水囊比左室容积稍大,以减小其在心室舒张期固有的不扩张特性。调整水囊中注液量使左心室舒张末压为 10 mmHg。在心尖、右室、右房安置 3 个心电引导电极。

2.3.4   测定冠脉流量   调节固定保温槽,使保温槽套住心脏。灌流液进入冠状血管后到右心房经腔静脉及肺动脉滴入双层保温槽中,经槽底部的漏斗形开口流出,用量筒收集一定时间内的流出液即为冠脉流量。

2.4   实验观察

2.4.1   记录正常情况下的冠脉流量(mL/min)和心脏活动   开启 RM6240 多道生理信号采集处理系统的记录按钮,记录左心室收缩压(left ventricular systolic pressure, LVSP)、左心室舒张末压(left ventricular end-diastolic pressure, LVEDP)、左心室内压最大上升/下降速率($+dP/dt_{max}$,$-dP/dt_{max}$)和心率(HR),定时收集冠脉流出液测定 CF。心脏活动稳定 20 min 后,记录正常情况下的冠脉流量(mL/min)和心脏活动作为对照。

2.4.2   肾上腺素处理   由心脏插管的侧管注入 0.1 g/L 肾上腺素溶液 0.5 mL,观察冠脉流量和心脏活动的变化。

2.4.3   由心脏插管的侧管注入 0.1 g/L 去甲肾上腺素溶液 0.5 mL,观察冠脉流量和心脏活动的变化。

2.4.4   向心脏插管的侧管注入 0.1 g/L 乙酰胆碱溶液 0.5 mL,观察冠脉流量和心脏活动的变化。

2.4.5　向心脏插管的侧管注入 0.5 mL(10 U/mL)垂体后叶素溶液,观察冠脉流量和心脏活动的变化。

2.4.6　统计方法　　结果以 $\bar{x}\pm s$ 表示,统计学分析采用 Student's t test 方法。

3　结果

列各项处理前及处理后 1 min、5 min、10 min 的 LVSP、LVEDP、$+\mathrm{d}P/\mathrm{d}t_{max}$、$-\mathrm{d}P/\mathrm{d}t_{max}$、HR 和 CF 原始数据表,对数据进行统计和显著性检验。用文字、统计描述和统计结果表述结果。

4. 讨论

对实验结果进行分析讨论,分析影响和干扰实验结果的因素及原因。

【注意事项】

1. 缓慢打开气瓶,以灌流管中约每 10 cm 出现一个气泡的气流速度对溶液充气。

2. 制作离体心脏标本时操作要迅速,不要损伤心脏。

3. 灌流压力和灌流液温度要维持恒定。避免凝血块堵塞血管,保持冠状血管通畅。

【思考题】

肾上腺素、去甲肾上腺素、乙酰胆碱、垂体后叶素对心肌活动和冠脉流量有什么影响?为什么?

实验 16　家兔动脉血压的神经与体液调节

【预习要求】

1. 实验理论　　生理学教材有关动脉血压的调节。

2. 实验方法　　第三章第三节或第四节微机生物信号采集处理系统;第五章动物实验技术;第二章常用统计指标和统计方法和用 Excel 统计函数进行数据统计。

3. 实验准备　　预绘制实验原始数据记录表格和统计表格。预测实验结果。

【目的】　本实验采用直接测压法记录动脉血压,观察神经和体液因素对动脉血压的调节作用。

在生理情况下,人和其他哺乳动物的血压处于相对稳定状态,这种相对稳定是通过神经和体液因素的调节而实现的,其中以颈动脉窦-主动脉弓压力感受性反射尤为重要。此反射既可在血压升高时降压,又可在血压降低时升压,反射的传入神经为窦神经与主动脉神经。家兔的主动脉神经为独立的一条神经,也称减压神经,易于分离(在人、犬等动物,主动脉神经与迷走神经混为一条,不能分离)和观察其作用。反射的传出神经为心交感神经、心迷走神经和交感缩血管纤维,心交感神经兴奋,其末梢释放去甲肾上腺素,去甲肾上腺素与心肌细胞膜上的 β_1 受体结合,引起心脏正性的变时变力变传导作用;心迷走神经兴奋,其末梢释放乙酰胆碱,乙酰胆碱与心肌细胞膜上的 M 受体结合,引起心脏负性的变时变力变传导作用;交感缩血管纤维兴奋时其末梢释放去甲肾上腺素,后者与血管平滑肌细胞的 α 受体结合引起阻力血管的收缩。外源性乙酰胆碱可作用于血管内皮细胞膜上的 M 受体,引起血管的舒张。

本实验应用液压传递系统直接测定动脉血压。即由动脉插管、测压管道及压力换能器相互连通,其内充满抗凝液体,构成液压传递系统。将动脉套管插入动脉内,动脉内的压力及其变化,可通过密闭的液压传递系统传递压力,通过压力换能器将压力变化转换为电信号,用微机生物信号采集处理系统记录动脉血压变化曲线。

1　材料

家兔;血压换能器,生物信号采集处理系统;氨基甲酸乙酯,肝素,去甲肾上腺素,乙酰胆碱。

2　方法

2.1　实验系统连接及参数设置　　血压换能器固定于铁支柱上,高度与心脏处于同一水平面。压力换能器输出线接微机生物信号采集处理系统输入通道。装置见图 6-27。仪器参数:

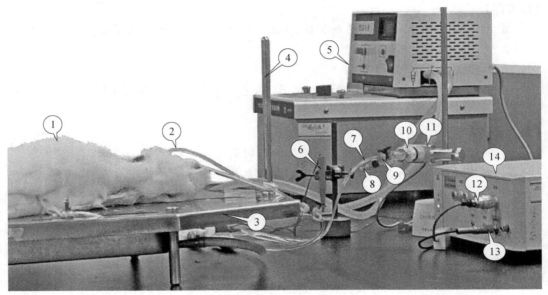

图 6-27　兔颈总动脉血压记录仪器、装置

1:家兔;2:动脉插管;3:兔手术台;4:固定杆;5:恒温浴槽;6:刺激电极;7:测压管;8:排气口;9:测压口;10:血压换能器;11:换能器夹。12:第 1 通道;13:刺激器输出;14:RM6240 多道生理信号采集处理系统

(1) RM6240 系统:在"实验"菜单中选择"兔动脉血压调节"。仪器参数:时间常数为直流,滤波频率 30 Hz,灵敏度 12 kPa,采样频率 800 Hz,扫描速度 2 s/div。连续单刺激方式,刺激强度 5～10 V,刺激波宽 2 ms,刺激频率 30 Hz,见图 6-28。

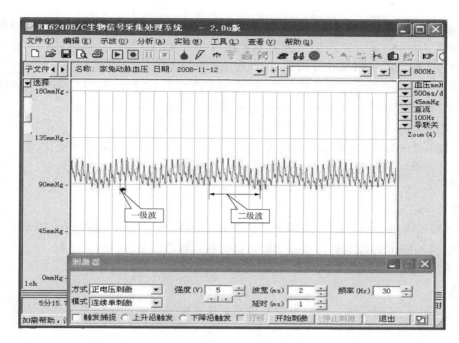

图 6-28　RM6240 多道生理信号采集处理系统动脉血压记录界面与动脉血压波形

一级波(心搏波):由心室舒缩所引起的血压波动,频率与心率一致。二级波(呼吸波):由呼吸
运动所引起的血压波动。三级波:常不出现,可能由于血管运动中枢紧张性的周期性变化所致。

(2) MedLab 系统:在"实验"菜单选择"动脉血压记录"项目。仪器参数:通道放大倍数 100、时间常数为直流、上限频率 30 Hz,采样间隔 1 ms;串刺激方式,波宽 2 ms,刺激强度 5~10 V,时程 1 s,频率 30 Hz。

2.2　手术准备(参见第五章第一节动物实验的基本操作、第四节实验动物手术)

2.2.1　家兔称重后,按 1 g/kg 体重的剂量于耳缘静脉注射 200 g/L 的氨基甲酸乙酯麻醉。快速推注 2/3 麻醉剂后,观察家兔角膜反射,酌情推注所余药物。动物麻醉后仰卧于手术台上,固定四肢,前肢交叉固定,用棉绳钩住兔门齿,将绳拉紧并缚于兔台铁柱上。

2.2.2　剪去颈部被毛,切开颈部皮肤 5~7 cm,钝性分离颈部肌肉、暴露颈部气管和血管神经鞘,用玻璃分针仔细分离右侧减压神经和迷走神经,穿细线备用。用玻璃分针分离两侧颈总动脉,各穿一线备用。

2.2.3　按 1 000 U/kg 体重剂量给动物静脉注射 1 000 U/mL 的肝素。等 1 min 后再进行下一步骤。

2.2.4　颈总动脉插管　　在左颈总动脉远心端结扎,近心端用动脉夹夹住,并在动脉下面预先穿一细线备用。用眼科剪在靠近结扎处动脉壁上剪一倒"V"字形切口,将动脉插管向心方向插入颈总动脉内,扎紧固定。

2.3　实验观察

2.3.1　启动记录按钮,除去动脉夹,可见血液由动脉冲入动脉插管,微机生物信号采集处理系统开始采样记录血压数据,并在屏幕上显示血压波动曲线(图 6-28)。

2.3.2　用动脉夹夹闭右侧颈总动脉 5~10 秒,观察血压变化。

2.3.3　以中等强度(5～10 V),频率为 30 Hz,波宽为 2 ms 的连续电脉冲刺激右侧减压神经,观察血压的变化。然后用两根细线在该神经中部两处结扎。在两结扎间将神经切断,分别刺激神经的中枢端和外周端,观察对血压影响有无不同。

2.3.4　将右侧迷走神经穿线结扎,在结扎处的上端切断该神经,以中等强度(5～10 V),频率为 30 Hz,波宽为 2 ms 的连续电脉冲刺激其外周端,观察血压变化。

2.3.5　静脉注射 0.1 g/L 去甲肾上腺素 0.3 mL,观察血压变化。

2.3.6　按 0.1 mL/kg 体重剂量静脉注射 10^{-2} g/L 乙酰胆碱,观察血压变化。

2.4　统计方法　　结果以 $\bar{x} \pm s$ 表示,统计采用 Student t test 方法。

3　结果

列各项处理前后的收缩压,舒张压,脉压,心率原始数据表格,并进行统计处理。用文字和数据逐一描述实验结果。实验结果曲线剪贴并标注。

4　讨论

论述各项处理对动脉血压的影响及机制。论述影响实验结果的主要干扰因素。

【注意事项】

1. 采取保温措施,防止动物麻醉后体温下降。
2. 每一项观察须有对照,一项处理后须待其恢复稳定后再进行一项处理。

【问题探究】

1. 正常血压的波动情况及形成机制。
2. 未插管一侧的颈总动脉短时夹闭对全身血压有何影响?为什么?假使夹闭部位是在颈动脉窦以上,影响是否相同?
3. 刺激减压神经中枢端与外周端对血压的影响有何不同?为什么?
4. 静脉注射 0.1 g/L 去甲肾上腺素 0.3 mL,血压上升,此时心率会有何变化?为什么?

附录　血压换能器定标

为定量记录血压,测量系统需在记录之前定标。定标方法:在图 6 - 27 中,三通连接水银检压计和充以生理盐水的注射器,打开换能器的排气口使与大气相通,仪器开始记录,并将通道基线调至与零线重合。注射器缓慢注水,排尽空气,关闭换能器的排气口。继续注水,使水银检压计压力达到 24.0 kPa(180 mmHg)。保持采样一段时间,打开微机生物信号处理系统定标对话框,输入水银检压计指示的压力值。实验过程中不能改变定标数值。一般情况下已对仪器和血压换能器系统进行了定标,无须再定标。

(厉旭云,陆源)

实验 17　家兔减压神经放电

【预习要求】

1. 实验理论　　生理学教材有关动脉血压的调节。

2. **实验方法**　　第三章微机生物信号采集处理系统；第五章家兔基本操作和颈部手术。

【目的】　利用微机生物信号采集处理系统引导神经放电，观察减压神经放电与血压升降的关系。

生物机体功能调节中，负反馈在维持机体稳态中具有重要作用。在维持动脉血压相对稳定的机制中减压反射的负反馈调节作用是非常重要的。减压反射的传入神经是窦神经（加入舌咽神经）和主动脉神经，后者走行于迷走神经内，但兔的主动脉神经在颈部自成一束，即减压神经。减压神经的传入冲动频率和幅度随动脉血压的升降而形成周期性变化。本实验分离兔颈部减压神经并引导记录其放电，观察血压改变时放电频率的变化，以了解减压反射的作用和血压稳定调节的机制。

1　材料

家兔；血压换能器，引导电极，微机生物信号采集处理系统；生理盐水，液体石蜡，氨基甲酸乙酯，肝素，去甲肾上腺素，乙酰胆碱。

2　方法

2.1　**仪器连接和参数设置**　　将动脉导管与血压换能器相连，通过三通开关用肝素溶液充灌血压换能器和动脉导管。将血压换能器和减压神经放电引导电极的输入插头分别与生物信号采集处理系统的1、2通道相连，音箱接生物信号采集处理系统的监听输出口监听神经放电。启动系统设置仪器参数：

（1）RM6240 系统：1 通道时间常数为直流，滤波频率 100 Hz，灵敏度 12 kPa；2 通道时间常数为 0.002 s，滤波频率 3 kHz，灵敏度 50 μV；采样频率 20～100 kHz，扫描速度 80 ms/div。

（2）MedLab 系统：1 通道放大倍数 100，时间常数为直流，上限频率 30 Hz；2 通道放大倍数 5 000，时间常数 0.002 s，上限频率 3 kHz；采样间隔 20～50 μs。

2.2　**动物手术准备**：动物称重，按 1 g/kg 体重剂量于耳缘静脉注射 200 g/L 氨基甲酸乙酯麻醉。将动物背位固定于兔手术台上。剪去颈前部被毛，沿正中线切开皮肤 5～7 cm，纵向分离皮下组织和肌层，暴露颈部气管及其两侧的左、右颈总动脉鞘。用玻璃分针分离出左、右侧鞘内颈总动脉和减压神经，各穿一线备用。按 1 000 U/kg 体重剂量给兔耳缘静脉注射 1 000 U/mL 肝素，等 1 min 使肝素在家兔体内血液中混合均匀，作左颈总动脉插管。

2.3　**实验观察**

2.3.1　**正常减压神经放电**　　去除动脉夹，将减压神经置于悬空的引导电极上，观察减压神经冲动群集性放电（图 6-29），观察其节律与血压、心率相对应关系，同时监听放电发出的似火车开动样声音。

2.3.2　按 0.1 mL/kg 体重剂量耳缘静脉注射 10^{-2} g/L 乙酰胆碱，观察放电波形的幅度和密度变化，同时观察血压和心率的变化并监听其放电声音变化。

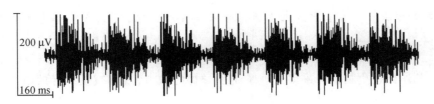

图 6 - 29   正常减压神经放电波形

2.3.3   按 0.1 mL/kg 体重剂量耳缘静脉注射 0.1 g/L 去甲肾上腺素,观察放电波形的幅度和密度变化,同时观察血压和心率的变化并监听其放电声音变化。

3   结果

整理一完整的减压神经放电和血压变化曲线,并加以标注。用文字简要描述血压、心率变化与减压神经放电的关系。

4   讨论

论述血压、心率与减压神经放电间的关系及各项处理引起血压和减压神经放电变化的机制,论述减压反射的生理意义。

【注意事项】

1. 减压神经较细,实验中避免对其牵拉,以免损伤神经。
2. 实验中滴加液体石蜡,以防神经干燥。记录电极不要接触减压神经外的其他组织。

【问题探究】

1. 若夹闭或牵拉另一侧颈总动脉,减压神经放电会有怎样变化?
2. 试设计实验,验证颈动脉窦压力感受器对血压的调节作用。

实验 18   药物对蛙肠系膜微循环的影响

【预习要求】

1. 实验理论   生理学教材中小动脉、微动脉、毛细血管、小静脉的形态结构,微循环的组成、功能、调控的理论。药理学教材中有关 α 受体激动药去甲肾上腺素的药理作用。
2. 实验方法   第五章动物实验技术和实验 1。

【目的】   观察蛙肠系膜微循环血流,了解血管系统外周部分小动脉、毛细血管、小静脉的血流情况。观察某些体液因素对肠系膜微血管的影响。学习观察微循环的实验方法。

微循环是指微动脉与微静脉之间微细血管中的血液循环。由于这些血管,尤其是毛细血管十分细小,肉眼难以观察,故必须借助于显微镜进行观察。对蛙的肠系膜微循环进行观察,实验操作简单易行,以及肠系膜组织很薄,透光性好,故常用蛙的肠系膜微循环作为观察的对象。除了对蛙的肠系膜进行微循环观察外,蛙的肺、舌、蹼微循环也较易观察到。人的甲襞微循环血管结构比较简单,形如"发夹",很容易进行观察。典型的微循环由七种血管组成,即微动脉、后微动脉、通血毛细血管、毛细血管前括约肌、真毛细血管网、动-静短路、微静脉。微循环中血管数目最多的首属毛细血管,纵横交错、形成网络。由于毛细血管的总横截面积远远大于动脉和静脉,故其中的血流速度极为缓慢。这为血液与组织进行物质交换提供了时间上的保证。微循环血流除受神经调控外,尚受体液因素调控。肾上腺素、去甲肾上腺素、血管紧张素、血管升压素等均使血管收缩。组胺、乳酸、二氧化碳等代谢产物则使血管扩张。临床上对人体甲襞、球结膜等处微循环的无创伤性观察,可以帮助对某些疾病的诊治。

1　材料

蟾蜍或蛙,氨基甲酸乙酯溶液,任氏液,肾上腺素或去甲肾上腺素,组胺;普通显微镜(放大镜)或微循环专用显微镜(检测仪)。

2　方法

2.1　蛙称重,按每克体重 2 mg 剂量行皮下淋巴囊注射 200 g/L 氨基甲酸乙酯,约 10 min 后,动物即被麻醉。亦可用捣毁脑脊髓的方法。

2.2　将蛙仰卧(或俯卧)固定在蛙板上,腹部靠近蛙板圆孔处,于下腹部的旁侧剪开约 3～4 cm 的长形切口,拉出一段小肠,将小肠及其系膜呈扇形展开,用数枚大头针将小肠管固定于蛙板圆孔边上。

2.3　实验观察

2.3.1　将制备好的标本,置于低倍显微镜的物镜下,调节光源及反光镜,调节镜下视野的清晰度,即可观察各种血管和血流情况。小动脉和微动脉管壁较厚,血液由主干流向分支,流速较快,有搏动和轴流现象(红细胞膜集中在血管中央部流动)。小静脉管壁稍薄,口径稍粗,血液由属支汇入主干,流速次于小动脉,无轴流现象。毛细血管最细小,分布纵横交错,交织成网,透明近无色,血流最慢,且血流时流时停。由于毛细血管口径小,常见红细胞成单个或成串缓慢流动。

2.3.2　给肠系膜滴入 1 滴 0.1 g/L 去甲肾上腺素后,观察血管的口径及其血流。数分钟后,再滴 0.1 g/L 组胺溶液,观察血管的口径和血流。

3　结果

用文字描述三种血管的形态及其血流特点。描述去甲肾上腺素、组胺处理后血管的口径及其血流的变化。

4　讨论

分析和探讨各处理因素对血管的口径及其血流的影响及机制。

【注意事项】

1. 将肠系膜拉出和展开时,动作要轻柔,以避免将肠系膜扯裂。
2. 为防止肠系膜干燥,可滴加少量的任氏液以湿润和营养。
3. 载物台上的蛙板可作小范围的水平移动,以观察更多的镜下血管及其血流。
4. 物镜沾上液体和碰到组织后,要用擦镜纸擦净。

【问题探究】

阐述微循环检查的临床意义。

(刘翠清,孙霞)

实验 19 离体大鼠主动脉环实验

【预习要求】

1. 实验理论   检索、阅读有关血管平滑肌研究论文。
2. 实验方法   第三章微机生物信号采集处理系统;第二章常用统计指标和统计方法。
3. 实验准备   预绘制实验原始数据记录表格和统计表格。预测实验结果。

【目的】 学习离体血管灌流的方法,观察维拉帕米对电压门控钙通道的阻断作用及酚妥拉明对配体门控钙通道的阻断作用。

$0.06\sim0.1$ mol/L 浓度的 K^+ 可使血管平滑肌细胞去极化,促使电压门控钙通道开放,引起胞外 Ca^{2+} 内流,导致血管平滑肌收缩。电压门控钙通道阻断药可阻断高 K^+ 的这一作用。

α 受体激动药(如苯肾上腺素)激动血管平滑肌 α 受体,促使配体门控钙通道开放,引起胞外 Ca^{2+} 内流而致血管环收缩,α 受体阻断药可阻断此作用。逐步递增 α 受体激动药的浓度(累积浓度),引起血管环出现剂量依赖性收缩,记录药物量效曲线。然后给予 α 受体阻断药,再重复上述实验,可使该量效曲线平衡右移,但最大效应不变,计算出 α 受体阻断药的拮抗参数(pA_2)以确定该阻断药的阻断效价。

1 材料

体重 $250\sim280$ 克雄性 SD 大鼠;麦氏浴槽,超级恒温水浴,张力换能器,微机生物信号采集处理系统;100 μl、1 mL 移液器;氯化钾,维拉帕米(Ver),苯肾上腺素(PE),酚妥拉明(Phen),乙酰胆碱(ACh),Krebs 液,95%O_2+5%CO_2 混合气体。

2 方法

2.1 实验系统连接和仪器参数设置   麦氏浴槽中充以 Krebs 营养液至固定水平面,调节超级恒温器的温度至 37℃,保证麦氏浴槽内 37℃±0.5℃恒温。通气管接气瓶(95%O_2+5%CO_2)管道。调节通气管气流量,通气速度以麦氏浴槽中的气泡一个个逸出为宜。按

图6-30连接装置。将张力换能器固定于一维位移微调节器上,换能器输出线接微机生物信号处理系统输入通道。仪器参数设置:

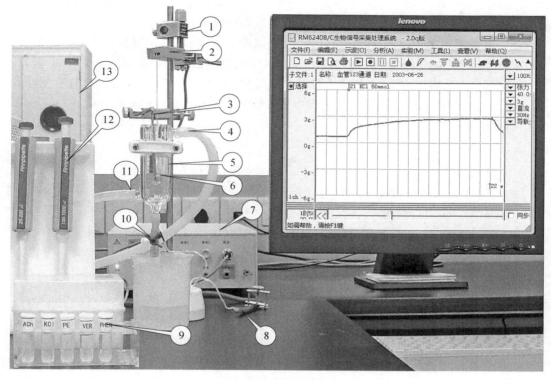

图6-30　离体血管灌流实验仪器、装置

1:一维位移微调节器;2:张力换能器;3:血管固定支架;4:出水口;5:麦氏浴槽;6:血管;7:RM6240多道生理信号采集处理系统;8:混合气体管;9:药品;10:排液三通;11:进水口;12:移液器;13:钢瓶柜

(1) RM6240系统仪器参数:张力换能器输入通道模式为张力,时间常数为直流,滤波频率10 Hz,灵敏度1.5 g,采样频率100 Hz,扫描速度25 s/div。

(2) MedLab系统仪器参数:张力换能器输入通道信号名称为张力,放大倍数200～500、时间常数为直流、上限频率10 Hz,采样间隔10 ms。

2.2　标本制备和检测

2.2.1　用断头器在大鼠颈部处断其头(或木锤击昏大鼠),剪开胸腔,迅速取出心脏及胸主动脉放入盛有4℃的混合气体饱和的Krebs营养液的培养皿中,连续用混合气体充气。分离出主动脉,将血管内的残存血液冲洗干净,小心剥去外围的结缔组织,将主动脉弓以下的胸主动脉剪成3 mm长的动脉环数段备用。

2.2.2　需要保存内皮的血管,动作应轻柔。如需无内皮的血管环,可用棉线(或牙签)穿入来回轻拉将血管内皮轻轻擦去。

2.2.3　将固定架上的固定钩轻轻穿入血管环,并将另一连有细线的三角形拉钩也轻轻穿入,将其固定悬挂于盛有10 mL Krebs液的麦氏浴槽内(图6-30)。

2.2.4　血管环的初始张力前15 min为1 g,15 min后调至2 g,并以此张力平衡45 min。

每隔 15 min 换液一次。

2.2.5　向浴槽内加 3 mol/L KCl 200 μl(终浓度 0.06 mol/L)诱发血管环收缩,待收缩稳定后用预热的 Krebs 洗脱,反复冲洗直至张力恢复到初始值为止;重复加入同一浓度 KCl,连续 3 次,用 Krebs 液反复洗脱标本使其张力回复初始值。

2.2.6　向浴槽内加 10^{-4} mol/L PE 100 μl(终浓度 10^{-6} mol/L)诱发血管收缩达稳定后,加入 10^{-3} mol/L ACh 100 μl(终浓度 10^{-5} mol/L),观察血管的松弛效应是否超过 60%,如果≥60% 则为内皮完整,否则为内皮受损或无内皮(图 6-31)。本实验用内皮受损或无内皮血管环。用 Krebs 液反复洗脱标本使其张力回复初始值,间隔 30 min 进行下一项目,每隔 15 min 换液一次。

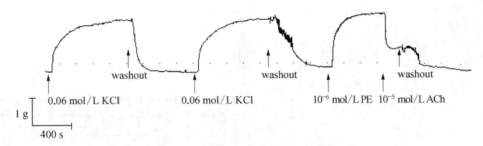

图 6-31　大鼠胸主动脉环张力变化曲线

2.3　实验观察

2.3.1　加入 10^{-5} mol/L Ver 200 μl,15 min 后再加入 3 mol/L KCl 200 μl。记录动脉环收缩,在收缩达高峰后用 Krebs 液反复洗脱标本使其张力回复初始值。

2.3.2　加入 10^{-4} mol/L PE 100 μl,记录动脉环的收缩,在反应达高峰时用 Krebs 液反复洗脱标本使其张力回复初始值。

2.3.3　20 min 后,加入 10 g/L Phen 100 μL,10 min 后再加入 10^{-4} mol/L PE 100 μl,记录动脉环的收缩。张力稳定后用 Krebs 液反复洗脱标本使其张力回复初始值。

2.3.4　加入 3 mol/L KCl 200 μL,观察并记录动脉环的收缩。

2.3.5　把主动脉环取出,用滤纸吸去其表面水分,称重。

2.4　统计方法　　结果以 $\bar{x}\pm s$ 表示,统计采用 Student t test 方法。

3　结果

列各项处理前后血管环的张力原始数据表格,并进行统计处理和显著性检验。用文字、统计描述、统计结果逐一描述实验结果。

4　讨论

论述各项处理对血管环张力变化的机制。分析影响实验结果的主要干扰因素。

【注意事项】

Krebs 液必须临用时用新鲜蒸馏水配制。

【问题探究】

PE诱发内皮完整与无内皮血管环收缩后,加ACh,血管松弛效应有何差异? 为什么?

（厉旭云,刘翠清）

实验20　急性右心衰竭

【预习要求】

1. 实验理论　病理生理学教材中右心衰竭。
2. 实验方法　第三章微机生物信号采集处理系统,第五章动物实验技术。
3. 实验准备　预绘制实验原始数据记录表格和统计表格。预测实验结果。

【目的】　学习家兔急性右心衰竭模型的制备方法。观察急性右心衰竭过程中家兔血压、中心静脉压、呼吸的变化,了解变化的发生机制。

由耳缘静脉缓慢注入栓塞剂,经静脉回流至肺脏,并栓塞在肺循环,引起肺动脉高压,即右心室后负荷增加。如再输入大量生理盐水,使回心血量大大增加,则在后负荷增加的基础上,又增加了前负荷,右心功能则急剧衰竭,症状加重,甚至有腹水,直至动物死亡。

在各种致病因素的作用下,心脏的收缩或舒张功能发生障碍,使心输出量绝对或相对的下降,以至不能满足机体代谢需要的病理生理过程或综合征即为心力衰竭。心力衰竭按照病情严重程度分为:轻度、中度、重度;按起病及病程发展速度分为:急性和慢性;按心输出量的高低分为:低输出量性和高输出量性;按发病部位分为:左心衰竭、右心衰竭和全心衰竭。左心衰竭时左心室泵血功能下降,是从肺循环流到左心的血液不能充分射入主动脉,因而出现肺淤血及肺水肿;右心衰竭常见于大块肺栓塞、肺动脉高压、慢性阻塞性肺疾病等,衰竭的右心室不能将体循环回流的血液充分排至肺循环,导致体循环淤血,静脉压上升而产生下肢甚至全身性水肿。

心脏负荷分为压力负荷和容量负荷;压力负荷又称后负荷,指心室射血所要克服的阻力,即心脏收缩所承受的阻力负荷;容量负荷又称前负荷,指心脏收缩前所承受的负荷,相当于心腔舒张末期容量。肺动脉高压、肺动脉狭窄等可引起右室压力负荷过度;三尖瓣或肺动脉关闭不全时引起右心室容量负荷过度。

1　材料

2.5 kg以上家兔兔;呼吸换能器,高灵敏度压力换能器,血压换能器,生物信号采集处理系统,微量注射泵,流量头;氨基甲酸乙酯,生理盐水,液体石蜡,肝素。

2　方法

2.1　系统连接和参数设定　　血压换能器、高灵敏度压力换能器、呼吸换能器分别连接生物信号采集处理系统 1、2、3 通道。1 通道模式为血压,滤波频率 100 Hz,灵敏度 90 mmHg;2 通道模式为压力,滤波频率 30 Hz,灵敏度 25 cmH$_2$O;3 通道模式为流量,滤波频率 100 Hz,灵敏度 100 mL/s;1、2、3 通道时间常数为直流,采样频率 800 Hz(图 6 -

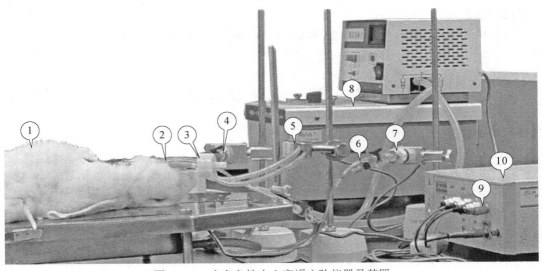

图 6 - 32　家兔急性右心衰竭实验仪器及装置

1：家兔；2：气管插管；3：流量头；4：高灵敏度压力换能器；5：呼吸换能器；6：测压管；7：血压换能器；8：恒温
浴槽；9：第 1 通道；10：RM6240 多道生理信号采集处理系统

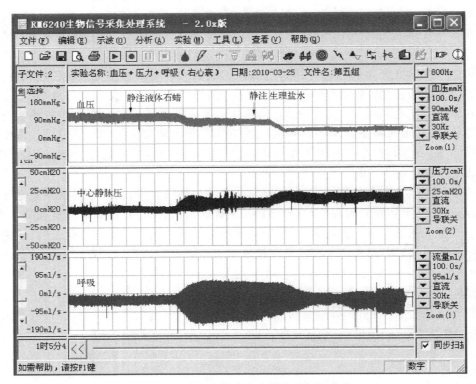

图 6 - 33　家兔急性右心衰竭实验记录曲线

32、图 6 - 33）。

2.2　手术和插管

2.2.1　家兔称重、麻醉固定

按 1 g/kg 体重剂量耳缘静脉注射 200 g/L 氨基甲酸乙

酯麻醉家兔。仰卧固定。颈前部剪毛,作正中切口,切口 5～7 cm,钝性分离颈部组织、肌肉。分离右侧颈外静脉、气管、左侧颈总动脉。

2.2.2　气管插管　　在气管下穿两线备用。用手术剪在甲状软骨下 1 cm 作横切口,切口深度为气管直径的 1/2,自切口向头端作长为 0.5 cm 纵向切口,两切口呈"⊥"形,用棉签将气管切口及气管里的血液和分泌物擦净,气管插管由切口处向肺端插入,插时应动作轻巧,避免损伤气管黏膜,引起出血,用一粗棉线将插管口结扎固定,另一棉线在切口的头端结扎止血。按 1 000 U/kg 体重剂量(1 000 U/mL)给动物静脉注射肝素。

2.2.3　左侧颈总动脉插管　　在左颈总动脉下穿两线,用线结扎远心端,近心端用动脉夹夹住。用眼科剪在靠近结扎处动脉壁剪一倒"V"字形切口,将充满肝素生理盐水的动脉插管向心方向插入颈总动脉内,扎紧固定。打开动脉夹。

2.2.4　右颈外静脉插管　　分离右侧颈外静脉 2～3 cm,穿两线备用。结扎静脉远心端,提起结扎线,在靠近结扎处用眼科剪作一倒"V"字形切口(为管径的 1/3～1/2),将充满肝素生理盐水的静脉插管向心方向插入静脉内,缓缓推插 5 cm 左右,扎紧固定。

2.3　实验观察

2.3.1　观察记录动脉血压、中心静脉压、呼吸曲线(图 6-33),听呼吸音。

2.3.2　以 10 mL/min 的速度静脉注射生理盐水 50 mL。每 1 min 标记一次。观察记录动脉血压、中心静脉压、呼吸曲线,监听呼吸音。

2.3.3　按 0.5 mL/kg 体重剂量由耳缘静脉注射 37℃ 的液体石蜡,用微量注射泵以 0.5 mL/min 速度注射,观察中心静脉压、血压、呼吸、呼吸音的变化。待呼吸加强时,停止注射,观察血压是否下降 20 mmHg,中心静脉压是否持续升高,如是,停止注射液体石蜡。否则继续注射。

2.3.4　血压稳定 5～10 min 后,以 1 mL/min 的速度静脉注射生理盐水,直至动物死亡。连续观察记录动脉血压、中心静脉压(或右心房内压)、呼吸曲线,监听呼吸音。

2.3.5　动物死亡后,剖开胸、腹腔(注意不要损伤脏器与大血管),观察有无胸、腹水、肠系膜血管充盈与脏器水肿。最后剪破腔静脉,让血液流出,观察此时肝脏和心腔体积的变化。

3　结果

列家兔正常及急性右心衰竭时动脉血压、中心静脉压、呼吸频率、通气量的数据表,用文字、数据描述急性右心衰竭时上述生理指标变化及尸检情况。

4　讨论

论述本实验右心衰竭模型的复制机制,家兔右心衰竭过程中动脉血压、中心静脉压、呼吸变化的机制。

【注意事项】

1. 液体石蜡注入速度要慢,否则易引起急性肺栓塞,很快死亡。
2. 准确标记各项处理及时间。

【问题探究】

　　1. 本右心衰竭模型中机体可出现哪几型缺氧表现? 其机制是什么?

　　2. 本实验心力衰竭模型的复制机制是什么?

　　3. 本实验中家兔动脉血压、中心静脉压、呼吸发生哪些变化? 为什么?

(梅汝焕,杜月光,汪丽佩)

实验 21　失血性休克及其抢救

【预习要求】

　　1. 实验理论　　生理学教材中血压调节,病理生理学教材中失血性休克。

　　2. 实验方法　　第三章微机生物信号采集处理系统,第五章动物实验技术。

　　3. 实验准备　　预绘制实验原始数据记录表格和统计表格。预测实验结果。

【目的】　复制兔失血性休克模型。观察兔在失血性休克时的表现及微循环变化,探讨失血性休克的发生机制。了解失血性休克的抢救。

　　休克是多种原因引起的急性循环障碍,使全身组织血液灌流量严重不足,导致细胞损伤,各重要生命器官发生严重障碍的全身性病理过程。

　　失血导致血容量减少是休克常见的原因。当机体失血量少于全身血量的 10% 时,机体可通过自身的代偿功能使血压和组织灌流量保持基本正常。当机体快速失血超过总血量的 20% 左右时,血容量急剧减少,静脉回流不足,心输出量减少,血压下降;加之压力感受器性反射活动减弱,引起交感神经强烈兴奋,外周血管收缩,组织有效血液灌流量不足而发生休克。休克对机体的影响是全方位的,临床上出现心脑功能障碍、心搏无力、皮肤发凉、紫绀等表现。补充血容量是提高心输出量和改善组织灌流的基本措施,在此基础上通过合理应用血管活性药物可进一步改善微循环功能,肾上腺素具有强心作用,可在一定程度上增强心肌收缩力,升高血压。本实验主要观察休克时心、肺、肾功能的改变,通过输血输液,了解休克的补液原则:需多少,补多少。

1　材料

　　体重 2.5～3.0 kg 兔;血压换能器,呼吸换能器,生物信号处理系统,计滴器,微循环观察装置,1 mL、10 mL、50 mL 注射器;氨基甲酸乙酯,生理盐水,微循环灌流液,肝素。

2　方法

2.1　系统连接和参数设定　　计滴器、血压换能器、呼吸换能器分别接生物信号采集处理系统 1、2、3 通道。启动 RM6240 系统,在"实验"菜单中选择"影响尿液生成的因素",1 通道为计滴器,默认参数;2 通道模式为血压,时间常数为直流,滤波频率 100 Hz,灵敏度 90 mmHg;3 通道模式为流量,时间常数为直流,滤波频率 100 Hz,灵敏度 100 mL/s;采样频率 800 Hz。

2.2　麻醉手术　　家兔称重,按 5 mL/kg 体重剂量于耳缘静脉缓慢注入 200 g/L 氨基甲酸乙酯麻醉。将麻醉的兔仰卧位固定在兔台上,行气管插管术,左侧颈总动脉、右侧颈外静脉、股动脉、输尿管插管术(参见第五章实验动物手术)。输液瓶充灌一定量的生理盐水,静脉插管接输液装置,调节输液量至 5～10 滴/min。股动脉插管的导管连接已肝素化的 50 mL 注射器。计滴器置于输尿管插管的引流管出口下方计尿滴。

2.3　肠系膜微循环观察　　在右侧腹直肌外缘作长 6 cm 纵行的中腹部切口,钝性分离肌肉,打开腹腔后,推开大网膜,找出一段游离度较大的小肠肠襻,轻轻从腹腔拉出,放置在微循环恒温灌流盒内,用显微镜观察肠系膜的微循环。

2.4　复制失血性休克模型

2.4.1　少量放血　　打开股动脉上的动脉夹,按 7 mL/kg 体重的量放血,观察 10 min 的心率、血压、呼吸、尿量、肠系膜微循环变化。

2.4.2　大量放血　　少量放血 10 min 后,按 14～18 mL/kg 体重的量放血(包括少量放血量),放血时间约为 3～5 min,使平均动脉压降至 40 mmHg 左右。如血压回升,可再放血,在 30～40 min 的观察期内维持平均动脉压在 40 mmHg 水平。观察心率、血压、呼吸、尿量、肠系膜微循环变化,记录失血总量。

2.5　失血性休克抢救　　将注射器内的血液移入输液瓶内,从颈外静脉输回原血。输血后,观察血压、心率、呼吸、尿量及肠系膜微循环血流是否恢复正常。然后再输入生理盐水(60～100 滴/min)进行抢救,直至上述生理指标和微循环恢复正常。

2.6　实验观察

2.6.1　记录放血前动物的血压、呼吸、心率、尿量、肠系膜微循环、皮肤黏膜颜色。

2.6.2　记录少量放血时的 10 min 内上述各项指标。

2.6.3　记录大量放血时的 30～40 min 内上述各项指标。

2.6.4　记录输血、输液后上述各项指标。

3　结果

用文字和数据逐一描述失血性休克前后及输血输液抢救后的各项生理指标和肠系膜微循环变化。

4　讨论

结合实验观察与结果,讨论失血性休克的原因及发生机制。分析少量失血后,血压下降后又回升的神经体液调节机制。大量失血致休克发生的机制,休克时微循环变化的特点及对机体的影响。探讨实验结果的主要干扰因素及改进方法。

【注意事项】

1. 麻醉深浅要适度,以免因疼痛刺激导致神经源性休克。

2. 分离颈外静脉时要注意小心剥离,以免损伤静脉。尽量减少手术出血。

3. 牵拉肠襻要轻,以免引起创伤性休克。

4. 动脉导管和抽血用注射器在插管前应抽吸少量的肝素溶液先肝素化。静脉导管术完成后,应立即缓慢滴注生理盐水。

【问题探究】

　　1. 兔失血性休克模型怎样制备?

　　2. 失血性休克时兔的各项生理指标及微循环有什么变化? 其主要机制是什么?

　　3. 根据休克的病理生理改变,自行设计抢救方案,观察抢救效果。

附录　肠系膜微循环的观察

　　1. 向恒温水浴灌流盒内注入 38℃的灌流液(台氏液加入 1%明胶配成)。

　　2. 选择一段游离度大的小肠襻,从腹腔内拉出后放入恒温灌流盒的水浴槽内,使肠系膜均匀地平铺在有机玻璃凸形观察环上,压上固定板,调整灌流盒的液面,使液面刚覆盖过肠系膜,用透射光源或侧射光源在生物显微镜下观察。

　　3. 在镜下选好视野,分清肠系膜各种血管,包括动脉、静脉和毛细血管(仅能通过一个红细胞的血管)。观察血流速度,血管口径(可用测微器测定)及视野下某一固定区域内毛细血管管襻数目,找出标记血管,以便固定视野作动态的前后比较,也可用显微镜电视进行动态观察。

（杜月光,郑慧华,饶芳）

实验 22　急性心力衰竭及治疗

【预习要求】

　　1. 实验理论　　生理学教材中有关动脉血压的调节理论,病理生理学教材中有关心功能不全的产生机制和血液动力学表现,药理学教材中有关戊巴比妥钠、强心苷、苯妥英钠和利多卡因药理作用及机制内容。

　　2. 实验方法　　第三章微机生物信号采集处理系统,第五章动物实验技术。第二章常用统计指标和统计方法和用 Excel 统计函数进行数据统计。

　　3. 实验准备　　预绘制实验原始数据记录表格和统计表格,预测实验结果。

【目的】　本实验旨在通过用戊巴比妥钠复制心力衰竭动物模型,观察心力衰竭时心脏功能及血流动力学的改变,并观察强心药物对衰竭心脏的强心作用以及过量时对心脏的毒性;同时,通过抗心律失常药物的使用,观察该类药对强心苷中毒性心律失常的治疗作用。

　　心力衰竭的血流动力学特点是心输出量减少、舒张末期压力增高、心肌舒缩性能异常、动脉血压下降和静脉血压增高。增加心肌负荷、心肌缺血缺氧损伤、化学药物等因素均可诱发心力衰竭。常用于复制心衰模型的药物有 β 受体阻断药普萘洛尔、钙通道阻滞药维拉帕米、中枢抑制药戊巴比妥等。这些抑制性药物达到一定剂量,都可使心肌收缩力下降 40%以上,左室 dP/dt_{max} 明显降低,心输出量减少 30%～40%,中心静脉压显著升高。

　　兴奋-收缩偶联障碍(Ca^{2+} 运转失常)是心力衰竭发生基本机制中的重要环节。戊巴比妥钠通过抑制心肌细胞肌浆网对 Ca^{2+} 摄取,并增加肌浆网的磷脂与 Ca^{2+} 的结合,由此

降低 Ca^{2+} 的储存并随之使可利用的 Ca^{2+} 量减少,故可产生负性肌力作用而导致心力衰竭。

强心苷可抑制心肌细胞膜 $Na^+ - K^+ - ATP$ 酶,使细胞内 Na^+ 增多,K^+ 减少,通过 $Na^+ - Ca^{2+}$ 交换机制,细胞内 Ca^{2+} 浓度增高,肌浆网摄取 Ca^{2+} 增加。同时,细胞内 Ca^{2+} 少量增加,可促进动作电位 2 期平台内流的 Ca^{2+} 增多,通过钙诱导的钙释放机制,促进肌浆网内的 Ca^{2+} 释放,发挥正性肌力作用。

强心苷对心肌电生理特性的作用机制复杂。治疗剂量的强心苷可增加迷走神经的活动,其神经递质乙酰胆碱可加速细胞内 K^+ 外流,增加最大舒张电位(绝对值增大),与阈电位距离加大,从而降低窦房结自律性。乙酰胆碱加速细胞内 K^+ 外流可使心房不应期缩短。乙酰胆碱可减慢 Ca^{2+} 内流,使房室传导速度减慢。强心苷抑制心肌细胞膜 $Na^+ - K^+ - ATP$ 酶的直接作用可导致细胞内失 K^+,最大舒张电位降低,与阈电位距离缩短,使浦肯野纤维自律性提高。由于最大舒张电位降低,动作电位去极化速率减慢,动作电位幅度降低,有效不应期缩短。

由于强心苷的安全范围较小,且个体对强心苷敏感性不同,因而易发生中毒,出现各种心律失常。

1　材料

体重 3 kg 以上家兔;生物信号采集处理系统,人工呼吸机,微量注射泵,心导管,血压换能器、高灵敏度压力换能器;戊巴比妥钠,氨基甲酸乙酯,毒毛旋花子苷 K,肝素,阿托品,盐酸利多卡因,生理盐水。

2　方法

2.1　系统连接及仪器参数设置　　ECG 导联线、高灵敏度压力换能器、血压换能器分别接生物信号采集处理系统第 1、2、3 通道(图 6 - 34)。系统参数:

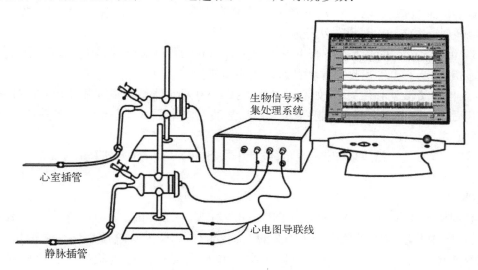

图 6 - 34　急性心力衰竭及治疗实验装置示意图

　　(1) RM6240 系统：在"实验"菜单,选择"血流动力血实验"。仪器参数：1 通道心电,时间常数 0.2 s,滤波频率 30 Hz;2 通道中心静脉压,时间常数直流,灵敏度 25 cmH$_2$O;3 通道左室内压,时间常数直流,灵敏度 90 mmHg;4 通道室内压微分,截止频率 100 Hz,灵敏度 1800 mmHg/s;扫描速度 2 s/div,采样频率 4 kHz。

　　(2) MedLab 系统：在"实验"菜单选择血流动力学项目,仪器参数：第 1 通道心电,时间常数 0.2 s,上限频率 100 Hz,放大倍数 1 000;第 2 通道中心静脉压,时间常数直流,上限频率 30 Hz,放大倍数 20 000;第 3 通道心室内压,时间常数直流,上限频率 1 000 Hz,放大倍数 200;采样间隔 200 μs。

2.2　手术准备(参见第五章第一节动物实验的基本操作、第四节实验动物手术)

2.2.1　按 5 mL/kg 体重剂量耳缘静脉注射 200 g/L 氨基甲酸乙酯麻醉家兔。

2.2.2　针型电极按 II 导联心电图插入上下肢近心端内侧皮下。

2.2.3　颈胸部剪毛,颈部正中切口,分离气管、右侧颈外浅静脉、左侧颈总动脉。

2.2.4　行气管插管,连接呼吸机,调节潮气量为 10 mL/kg,频率 30 次/min,呼吸时程比 1.25∶1。

2.2.5　行右侧颈外静脉插管,插入深度约 5 cm(进胸腔即可)。通过三通连接输液瓶和压力换能器及恒速注药装置,打开输液开关,输液量约为 15 滴/min。

2.2.6　行左颈总动脉插管,插管插入 3 cm 后,边观察仪器屏幕的压力波形和数据,边继续插入,直至左心室压波形出现和最低压力呈负值时,固定插管。

2.3　实验观察

2.3.1　连续记录观察心率(heart rate, HR)、左室收缩压(left ventricular systolic pressure, LVSP)、左室舒张末压(left ventricular end-diastolic pressure, LVEDP)、左室发展压(left ventricular developed pressure, LVDP)、室内压最大上升/下降速率($+dP/dt_{max}$、$-dP/dt_{max}$)、中心静脉压(central venous pressure, CVP)。

2.3.2　建立急性心衰模型　　30 g/L 戊巴比妥钠溶液经微量注射泵以 0.5 mL/min 速度由颈静脉插管推入,以 LVSP 下降至给药前的 40%～50% 为急性心衰指标,停止推注戊巴比妥钠。稳定 10 min,再次记录上述各项指标。

2.3.3　0.125 g/L 毒毛旋花子苷 K 以 0.3 mg/min 经颈静脉恒速推入,每 5 min 记录一次上述指标,当心电图出现心律紊乱时即为中毒指标。

2.3.4　出现缓慢型心律失常,如心动过缓可按 1 mL/kg 体重剂量推注 2 g/L 阿托品,记录用药后心电图变化。经颈静脉推入 4 g/L 盐酸利多卡因 3 mL/min 或苯妥英钠,记录用药后心电图变化。

2.4　统计方法　　结果以 $\bar{x}\pm s$ 表示,统计采用 Student t test 方法。

3　结果

　　数据填入表 6 - 4,作 LVSP、LVDP、$+dP/dt_{max}$、$-dP/dt_{max}$ 与毒毛旋花子苷 K 剂量线图;从图中找出药物对兔的最大有效量、治疗量(1/2 最大有效量)、最小中毒量(引起毒性反应的最小量)和最小致死量。用文字和数据逐一描述实验结果。实验结果曲线剪贴并标注。

表 6 - 4 　强心苷对心力衰竭心脏的作用

处 理 项 目	LVSP (mmHg)	LVDP (mmHg)	dP/dt_{max} (mmHg/s)		CVP (cmH$_2$O)	HR (次/分)
			$+dP/dt_{max}$	$-dP/dt_{max}$		
给药前						
30 g/L 戊巴比妥钠						
0.125 g/L 毒 K						
4 g/L 利多卡因						

4　讨论

论述各项处理对心室内压、中心静脉压和心率的影响及机制。

【注意事项】

1. 插入心导管前应首先在体表粗略测量一下需要的心导管长度,在插管上涂抹液体石蜡,以减小摩擦;插管时手法要轻,边插入边注意观察血压变化,避免将心脏刺穿或导管紧贴心脏内壁。

2. 注入戊巴比妥时要密切观察,防止剂量过大引起动物死亡。

【问题探究】

1. 心力衰竭发生机制有哪些? 本实验造成急性心力衰竭的机理是什么?

2. 本实验中心力衰减时 LVSP、LVDP、$+dP/dt_{max}$、$-dP/dt_{max}$ 发生什么变化? 有何病理生理意义?

3. 强心苷抗心力衰减的主要作用机制是什么?

4. 如何对急性心功能不全进行治疗? 具有强心作用的药物有哪些?

(孙霞,刘传飞)

实验 23　药物对兔血压的作用

【预习要求】

1. 实验理论　　生理学教材中的心血管活动的调节和药理学教材中肾上腺素受体激动药和阻断药、胆碱受体激动药和阻断药内容。

2. 实验方法　　第三章微机生物信号采集处理系统;第五章动物实验技术。第二章常用统计指标和统计方法和用 Excel 统计函数进行数据统计。

3. 实验准备　　预绘制实验原始数据记录表格和统计表格。预测结果。

【目的】　观察肾上腺素受体激动药、胆碱受体激动药物对兔(狗或猫)血压的作用,并以阻断药为工具分析各药对受体的作用。

血压形成与心室射血、血管阻力和循环血量三个基本因素相关,通过神经-体液调节机制维持正常血压。传出神经药是一大类药物,或拟似神经递质,或拮抗神经递质,通过激动或阻断分布于心血管上的肾上腺素受体或胆碱受体,影响心肌收缩性、血管舒缩程度从而升高或降低血压。

1　材料

　　家兔;氨基甲酸乙酯,肝素钠,盐酸肾上腺素(adrenaline hydrochloride),重酒石酸去甲肾上腺素(noradrenaline bitartrate),硫酸异丙肾上腺素(isoprenaline sulfate),酚妥拉明(phentolamine),盐酸普萘洛尔(propranolol hydrochloride),氯化乙酰胆碱(acetylcholine chloride),硫酸阿托品(atropine sulfate);压力换能器,生物信号采集处理系统。

2　方法

2.1　实验系统连接及系统参数设置　　参见实验16。

2.2　动物麻醉和手术　　参见实验16。

2.3　实验观察

2.3.1　记录正常血压曲线

2.3.2　按 0.1 mL/kg 体重剂量静脉注射 2×10^{-2} g/L adrenaline。

2.3.3　按 0.1 mL/kg 体重剂量静脉注射 2×10^{-2} g/L noradrenaline。

2.3.4　按 0.1 mL/kg 体重剂量静脉注射 2×10^{-2} g/L isoprenaline。

2.3.5　按 1 mg/kg 体重剂量静脉缓慢注射 10 g/L phentolamine,2 min 再进行下项。

2.3.6　按 0.1 mL/kg 体重剂量静脉注射 2×10^{-2} g/L adrenaline。

2.3.7　按 0.1 mL/kg 体重剂量静脉注射 2×10^{-2} g/L noradrenaline。

2.3.8　按 0.1 mL/kg 体重剂量静脉注射 2×10^{-2} g/L isoprenaline。

2.3.9　按 0.5 mg/kg 体重剂量静脉缓慢(约 2 min 以上)注射 2.5 g/L propranolol,5 min 后再进行下项。

2.3.10　按 0.1 mL/kg 体重剂量静脉注射 2×10^{-2} g/L adrenaline。

2.3.11　按 0.1 mL/kg 体重剂量静脉注射 2×10^{-2} g/L noradrenaline。

2.3.12　按 0.1 mL/kg 体重剂量静脉注射 2×10^{-2} g/L isoprenaline。

2.3.13　按 0.1 mL/kg 体重剂量静脉注射 10^{-2} g/L acetylcholine。

2.3.14　按 0.1 mL/kg 体重剂量静脉注射 1 g/L atropine。

2.3.15　按 0.1 mL/kg 体重剂量静脉注射 10^{-2} g/L acetylcholine。

2.3.16　按 0.1 mL/kg 体重剂量静脉注射 10 g/L acetylcholine。

2.3.17　按 0.1 mL/kg 体重剂量静脉注射 10 g/L atropine。

2.3.18　按 0.1 mL/kg 体重剂量静脉注射 10 g/L acetylcholine。

2.4　统计方法　　结果以 $\bar{x} \pm s$ 表示,统计采用 Student t test 方法。

3　结果

　　测量各药物给药前后动脉血压的收缩压、舒张压及心率,对数据进行统计,用文字、统计描述、统计结果表述实验结果。

4　讨论

论述各药对血压作用、特点及作用机制。

【注意事项】

1. adrenaline 等药物静脉注射时容积小速度要快,阻断药须缓慢注入。每次给药后,再推生理盐水 1 mL,使硅胶管内药物全部进入体内。

2. 待血压恢复到基本稳定后,再注射下一个药物。

【问题探究】

1. 肾上腺素能激动哪些受体?

2. 静脉注射肾上腺素,血压常出现先升高,而后降低,然后逐渐恢复,其原因如何?

3. 三种肾上腺素激动药对心脏活动、血压影响的异同点。

4. phentolamine 对 adrenaline 对血压作用有何影响?

5. atropine 对 acetylcholine 对血压作用有何影响?

(饶芳,方燕,陆源)

实验 24　利多卡因对氯化钡诱发家兔心律失常的治疗作用

【预习要求】

1. 实验理论　心律失常发生的病理生理机制;抗心律失常药物的分类。

2. 实验方法　第三章微机生物信号采集处理系统;动物心电图描记方法;第五章动物实验技术。

【目的】　学习利用氯化钡制备心律失常的动物模型,观察利多卡因的抗心律失常作用。

诱发实验性心律失常的常用药物有氯仿、氯仿-肾上腺素、强心苷类(如哇巴因)、氯化钡、乌头碱等。氯化钡能促进心脏浦肯野纤维钠内流、抑制钾外流,促进 4 相自动除极,使自律性增强,导致异位节律而出现心律失常,心电图可表现出宽大畸形的 QRS 波,故常用于制作各种室性心律失常模型。利多卡因属于 Ib 类抗过速型心律失常药,可选择性作用浦肯野纤维,抑制钠内流,促进钾外流,降低自律性,消除折返激动。在临床上常作为防治急性心肌梗死室性心律失常的首选药物。

本实验通过观察利多卡因拮抗氯化钡诱发家兔心律失常的作用,进一步加深对心律失常发生机制及抗心律失常药知识的理解。

1　材料

家兔;氨基甲酸乙酯,氯化钡,盐酸利多卡因;生物信号采集处理系统(或心电图机)。

2 方法

2.1 实验系统连接与参数设置   导联线接微机生物信号采集处理系统第 1 通道,时间常数 0.2~0.02 s,滤波频率(上限)100 Hz、采样频率 1~4 kHz(或采样间隔 1 ms),扫描速度 250 ms/div。

2.2 甲、乙两兔称重,按 1 g/kg 体重剂量耳缘静脉注射 200 g/L 氨基甲酸乙酯麻醉,仰位固定手术台上。按 II 导联心电图分别将绿色、红色、黑色针形电极插入家兔右上肢、左下肢、右下肢皮下。心电图机记录方法见附录。

2.3 实验观察

2.3.1 氯化钡诱发心律失常的作用   记录一段正常心电图后,甲兔按 4 mg/kg 体重剂量耳缘静脉注射 4 g/L 氯化钡溶液,再按 0.5 mL/kg 体重剂量推入生理盐水。连续记录心电图(用心电图机记录,注射药物后立即描记心电图,以后每隔 1 min 描记一段心电图),记录心律失常的持续时间。

2.3.2 利多卡因的抗心律失常的作用   乙兔,按上法诱发心律失常,当心电图出现明显心律失常时,立即按 5 mg/kg 体重剂量从耳缘静脉注射 5 g/L 的利多卡因,按上述要求记录心电图,观察能否抑制心律失常。

3 结果

剪辑并打印正常心电、氯化钡诱发的心律失常,以及利多卡因抢救后的各段典型心电图波形;比较甲、乙两兔的心律失常持续时间。

4 讨论

论述氯化钡诱发心律失常的结果和机制及利多卡因拮抗氯化钡诱发心律失常的作用。

【注意事项】

1. 针形电极须插在皮下,如果插入肌肉则记录的心电图干扰较大。

2. 利多卡因须稀释至 5 g/L,应缓慢注射,否则可引起利多卡因中毒,造成动物死亡。

3. 用利多卡因拮抗氯化钡诱发心律失常作用奏效极快,因而在推注利多卡因期间即可开始记录心电图,以便观察其转变过程。

【问题探究】

1. 实验性心律失常动物模型有哪些?

2. 抗心律失常药物如何分类?

附录   心电图机记录家兔心电图方法

将针形电极按红(右上肢)-黄(左上肢)-绿(左下肢)-黑(右下肢)分别插入家兔右上肢、左上肢、左下肢、右下肢皮下。调整心电图机放大倍数 1 mV=10 mm,选取 II 导联,纸速 50 mm/s。

实验 25　药物对急性心肌缺血性心电图的影响

【预习要求】

　　1. 实验理论　　心律失常的电生理学基础,抗心绞痛药和抗心律失常药。

　　2. 实验方法　　第三章微机生物信号采集处理系统;第五章动物实验技术;动物心电图描记方法。

　　3. 实验准备　　预绘制实验原始数据记录表,预测实验结果。

【目的】　观察硝酸甘油对垂体后叶素所致心肌缺血性心电图变化的影响。

　　大剂量静脉注射垂体后叶素,动物可因冠状动脉痉挛而致心肌缺血,出现异常心电图改变,主要表现在 ST 段与 T 波的异常及心律失常。硝酸甘油属有机硝酸酯类,该类药物的基本作用是松弛血管平滑肌,扩张静脉、动脉和冠状血管,降低心肌耗氧量并增加心肌供氧,是缓解心绞痛最常用的药物。

　　本实验通过观察垂体后叶素诱发心肌缺血后心电图的变化以及硝酸甘油的防治作用,加深对实验性心律失常模型及抗心肌缺血药理知识的了解。

1　材料

　　家兔;氨基甲酸乙酯,垂体后叶素,硝酸甘油,生理盐水;生物信号采集处理系统(或心电图机),针形记录电极。

2　方法

2.1　实验系统连接与参数设置　　导联线接微机生物信号采集处理系统第 1 通道,时间常数 0.2～0.02 s,滤波频率(上限)100 Hz,采样频率 1～4 kHz(或采样间隔 1 ms),扫描速度 250 ms/div。

2.2　家兔称重与麻醉　　甲、乙两家兔,按 1 g/kg 体重剂量耳缘静脉注射 200 g/L 氨基甲酸乙酯麻醉,仰位固定手术台上。按 Ⅱ 导联心电图分别将绿色、红色、黑色针形电极插入家兔右上肢、左下肢、右下肢皮下。心电图机记录方法见实验 24 附录。

2.3　实验观察

2.3.1　甲兔作为对照,按 0.5 U/kg 体重剂量于耳缘静脉注射垂体后叶素(1 U/mL),10 秒内注射完毕,记录给药后 15 s、30 s、60 s、2 min、4 min、10 min、15 min 和 20 min 时的心电图。

2.3.2　乙兔在麻醉后按 0.8～1.0 mL/kg 体重剂量耳缘静脉注射 5 g/L 硝酸甘油悬液。给药后 5 min,同上法注射垂体后叶素和记录心电图。

3　结果

　　测量甲、乙两兔注射垂体后叶素前及注射后各时间点心电图变化(T 波高度、ST 移位、R－R 间距),计算出变化率(与给药前相比),从心电图判断有无心律失常;比较甲、乙两兔注射垂体后叶素后心率、ST 段、T 波的变化率的差异,以及心律失常发生情况。

4 讨论

讨论垂体后叶素引起心肌缺血的机制,心肌缺血时心电图的主要变化,硝酸甘油防治心肌缺血的作用和机制。

【注意事项】

1. 垂体后叶素稀释度和注射速度要固定一致。

2. 垂体后叶素引起的心电图变化可分为二期:

第一期:注射后 5～20 秒,T 波显著高耸,S－T 段抬高,甚至出现单向曲线;

第二期:注射后 30 秒至数分钟,T 波降低、平坦、双相或倒置;S－T 段无明显改变;有时心律不齐,心率减慢,R－R 间期及 R－T 间期延长,持续数分钟或十几分钟。

【问题探究】

1. 急性心肌缺血的动物模型有哪些?

2. 缺血性心律失常的发生机制如何? 其典型的心电图表现是什么?

3. 常用的抗心肌缺血的药物有哪些?

实验 26 毒毛旋花子苷 K 对家兔心电图的影响

【预习要求】

1. 实验理论   强心苷类药物的药理作用、临床应用和不良反应。

2. 实验方法   动物心电图记录技术,心电图的波形观察和测量。

3. 实验准备   预绘制实验原始数据记录表,预测实验结果。

【目的】   学习动物心电图记录方法,了解强心苷药物对心电图的影响和诱发心律失常的毒性作用。

强心苷类药物可抑制 Na^+,K^+－ATP 酶,加强心肌收缩性。强心苷中毒时,过分抑制心肌细胞 Na^+,K^+－ATP 酶,导致细胞内 Na^+、Ca^{2+} 大量增加,K^+ 明显减少,使心肌及浦肯野纤维自律性升高,传导减慢,有效不应期缩短;且可引起迟后去极及触发活动,或抑制窦房结或房室传导,使传导减慢引起折返激动而导致多种类型的心律失常。

毒毛旋花子苷 K 为一短效、速效强心苷类药物,静脉注射 5～10 min 开始起效,常用于治疗急性心功能不全。

本实验给家兔静脉注射毒毛旋花子苷 K,观察强心苷对心电图的影响,了解强心苷诱发心律失常的毒性反应。

1　材料

家兔;氨基甲酸乙酯,毒毛旋花子苷 K 溶液;生物信号采集处理系统(或心电图机);
针形记录电极。

2　方法

2.1　实验系统连接与参数设置　导联线接微机生物信号采集处理系统第 1 通道,时间
常数 0.2～0.02 s,滤波频率(上限)100 Hz、采样频率 1～4 kHz(或采样间隔 1 ms),扫描
速度 250 ms/div。

2.2　家兔称重与麻醉　家兔称重后,按 5 mL/kg 体重剂量耳缘静脉注射 200 g/L 氨基
甲酸乙酯麻醉家兔,家兔麻醉后仰位固定手术台上。按 II 导联心电图分别将绿色、红色、
黑色针形电极插入家兔右上肢、左下肢、右下肢皮下。心电图机记录方法见实验 24 附录。

2.3　实验观察　记录一段正常心电图后,按 0.25 mg/kg 体重剂量耳缘静脉注射
0.25 g/L 毒毛旋花子苷 K 溶液,观察和记录心电图变化。尤需注意心率、P-R 间期、T
波及 ST 段变化。30 min 后可重复一次。

3　结果

剪辑或打印正常心电及药物注射后典型心电图变化波形;列表记录药物注射前
后心率、P-R 间期、T 波及 ST 段变化;简要总结毒毛旋花子苷 K 对家兔心电图的
影响。

4　讨论

结合结果,讨论毒毛旋花子苷 K 引起心电图改变和心律失常的可能机制,探讨强心
苷药物的毒性反应及治疗措施。

【注意事项】

1. 针形电极一定要插在皮下,如果插入肌肉则记录的心电图干扰较大;同时注意描
记心电图时避免手或金属器械接触针形电极。

2. 给药时需缓慢,否则会影响实验结果。

3. 一般中、小剂量强心苷心电图常见 P-P 间距增大(心率减慢)、P-R 间期延长(房
室传导减慢)、T 波降低或倒置、S-T 段降低。更大剂量(中毒时)可见室性早搏、二联律、
三联律、心室纤颤等各种心律失常。

【问题探究】

1. 强心苷对心肌有哪些作用? 其机制是什么?

2. 强心苷中毒有哪些表现?

3. 强心苷引起的房室传导阻滞为什么可以用阿托品治疗?

(刘传飞,孙霞)

第四节　呼吸系统实验

实验 27　肺通气功能的测定

【预习要求】
1. 实验理论　生理学教材中肺通气功能内容。
2. 实验准备　预绘制实验原始数据记录表格和统计表格。

【目的】　学习和掌握人体肺通气量的测定方法和正常通气量。

　　肺的主要功能包括肺与外界的气体交换-肺通气和肺泡与血液间的气体交换-肺换气,肺通气功能直接影响肺换气,肺通气功能的测定对评定肺功能具有重要的生理意义。在临床上,通过肺功能测定,可以提示呼吸功能不全的严重程度,鉴别通气障碍的类型,显示气体分布和气体交换的基本状态等。

　　肺通气功能采用肺量计进行测定。肺量计有很多种类,最新的肺量计采用呼吸流量传感技术和计算机技术,能自动完成肺功能各项指标自动测定。水封式肺量计为较早期肺功能测定仪器,除测定肺通气功能外,还能测定耗氧量。

1　材料

　　人;肺功能测试仪,体重计,鼻夹;75%酒精。

2　方法

2.1　微机化 FGC - A$^+$ 肺功能测试仪的肺功能测定方法

2.1.1　测量前准备　连接好电源、传感器、IC 卡、数据连接线。开机,系统进行初始化及自检程序,开机预热15 min。初始化、自检后,按"确认"键进入主菜单(图 6 - 35),选择按①键进入受检者参数输入界面,根据光标所在行的参数输入受检者相应的参数值:编号(10 位)、年龄(2 位)、性别(男性按①,女性按②)、身高(3 位)、体重(3 位)、日期(八位)。每输完一项,按 ▼ 键进入下一项。全部输入完毕,按"确认"键返回主菜单。将一次性纸质吹筒与传感器进口连接。

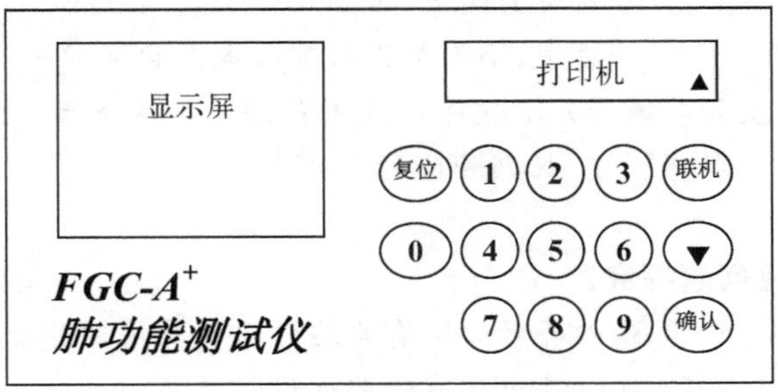

图 6 - 35　肺功能测试仪面板

2.1.2　肺功能测定

　　(1) 用力肺活量测试　在主菜单界面按②键。嘱受检者面对仪器站立,加鼻夹,口含吹筒,先做数次平静呼吸适应,后做一次尽力的深吸气,直到不能吸气时操作者立即按下

①键,受检者以最大的力气、最快的速度呼气,直到不能呼气为止,此时测试仪同步显示出用力肺活量曲线,直到测试曲线停止移动。屏幕右下出现"＊"号时,操作者根据受检者用力肺活量曲线的正确与否,选择按⓪键,并返回主菜单;选择按②重新测量用力肺活量。

（2）肺活量测试　在主菜单界面按③键,嘱受检者面对仪器站立,加鼻夹,口含吹筒,操作者按下①键,受检者先平静呼吸四次,并在第四次平静呼气末(不换气)以中等速度和力气呼气,直至不能再呼气时开始作最大的吸气,再次以中等速度和力气吹气,直至不能再呼气为止;此时测试仪同步显示肺活量测试曲线。待屏幕右下角出现"＊"号时,操作者根据受检者肺活量测试曲线正确与否,选择按⓪键,并返回主菜单;选择按②重新测量肺活量。

（3）最大通气量测试　在主菜单界面按④键,受检者取立位,加鼻夹,含吹筒,平静呼吸 4~5 次后操作者按下①键,嘱受检者以最大呼吸幅度、最大呼吸速度持续呼吸 12 秒,此时测试仪同步显示最大通气量曲线。待屏幕右下角出现"＊"号时,操作者根据受检者最大通气量测试曲线正确与否,选择按⓪键,并返回主菜单;选择按②重新测量最大通气量。

2.1.3　数据输出　　按一下打印机上的▲键,打印机指示灯亮,在主菜单界面下按⑤键数据显示打印子菜单,按以下方法操作:

（1）选择按①或②或③键分别显示用力肺活量、肺活量、最大通气量的数据及曲线,再按②键打印屏幕显示的测试数据及曲线。

（2）按④键打印用力肺活量、肺活量、最大通气量的完整报告单。

（3）按⑤键将测试者检测数据传送到计算机。

2.2　统计方法　　结果以 $\bar{x} \pm s$ 表示,统计采用 Student t test 方法。

3　结果

列 VT、IRV、ERV、MVV、FVC、FEV1.0 值、FEV1.0/FVC％、FEV3.0 值、FEV3.0/FVC％、MMF 值原始数据表格,并进行统计处理。用文字和数据逐一描述实验结果。实验结果曲线剪贴并标注。

4　讨论

论述肺功能各项测试指标的生理学意义。

【注意事项】

最大通气量测验是较剧烈的呼吸运动,凡严重心肺疾病患者及咯血患者均不宜作此项试验。正常人经过 15 s 的持续快速大幅度重复呼吸后体内储存的 CO_2 减少 500 mL,$PaCO_2$ 下降 2.66 kPa(20 mmHg)。对于肺泡通气不足患者测定过程需受到严密的监测,因为呼吸性酸中毒的快速逆转会导致电解质的转移和心律改变。

【问题探究】

1. 试分析测定肺活量与用力肺活量的意义有何不同? 气道轻度狭窄或肺弹性降低

的病人,其肺活量与用力肺活量是否一定都同时下降?

2. MMF 值有何意义?

3. MVV 反映肺通气的哪些结构和功能,有何生理意义?

(梅汝换,陆源)

实验 28　家兔呼吸运动的调节

【预习要求】

1. 实验理论　　生理学教材有关呼吸运动调节。

2. 实验技术　　第三章第三节或第四节微机生物信号采集处理系统。第五章动物实验技术。第二章常用统计指标和统计方法,用 Excel 统计函数进行数据统计。

3. 实验准备　　预绘制实验原始数据记录表格和统计表格。预测实验结果。

【目的】　观察血液中化学因素(PCO_2、PO_2 和 $[H^+]$)改变对家兔呼吸频率、节律、通气量的影响及机制。观察迷走神经在家兔呼吸运动调节中的作用及机理。学习气管插管术和神经血管分离术。

呼吸运动是呼吸中枢节律性活动的反映。在不同生理状态下,呼吸运动所发生的适应性变化有赖于神经系统的反射性调节,其中较为重要的有呼吸中枢、肺牵张反射以及中枢、外周化学感受器的反射性调节。体内外各种刺激,可以直接作用于中枢部位或通过不同的感受器反射性地影响呼吸运动。

1　材料

家兔;N_2,CO_2,氨基甲酸乙酯,乳酸;呼吸换能器,生物信号采集处理系统。

2　方法

2.1　实验系统连接及参数设置　　用胶管连接流量头与气管插管,流量头连接呼吸换能器,见图 6-36。呼吸换能器输出线接微机生物信号处理系统。仪器参数设置:

(1) RM6240 系统:点击"实验"菜单,选择"呼吸运动调节",仪器参数:通道时间常数为直流,滤波频率 30 Hz,灵敏度 100 mL/s(或 10 cmH₂O),采样频率 800 Hz,扫描速度 1 s/div。连续单刺激方式,刺激强度 5~10 V,刺激波宽 2 ms,刺激频率 30 Hz。

(2) MedLab 系统:点击"实验"菜单,选择"呼吸记录"项,仪器参数:通道放大倍数 1 000,时间常数为直流,上限频率 30 Hz,采样间隔 1 ms;串刺激方式,波宽 2 ms,刺激强度 5~10 V,时程 1 s,频率 30 Hz。

2.2　手术准备(参见第五章第一节动物实验的基本操作、第五节实验动物手术)

2.2.1　麻醉固定　　家兔称重后,按 1 g/kg 体重剂量耳缘静脉注射 200 g/L 氨基甲酸乙酯。待兔麻醉后,将其仰卧,先后固定四肢及兔头。

2.2.2　手术　　剪去颈前被毛,颈前正中切开皮肤 6~7 cm,直至下颌角上 1.5 cm,用止血

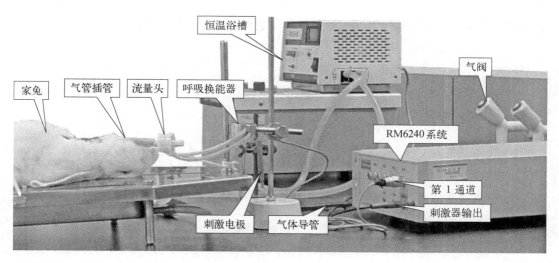

图 6-36　记录家兔呼吸运动的实验仪器及装置

钳钝性分离软组织及颈部肌肉,暴露气管及与气管平行的左、右血管神经鞘,细心分离两侧鞘膜内的迷走神经,在迷走神经下穿线备用。分离气管,在气管下穿两根粗棉线备用。

2.2.3　气管插管　　在甲状软骨下约 1 cm 处,做"⊥"形剪口,用棉签将气管切口及气管里的血液和分泌物擦净,气管插管由剪口处向肺端插入,插时应动作轻巧,避免损伤气管黏膜引起出血,用一粗棉线将插管口结扎固定,另一棉线在切口的头端结扎止血。

2.3　实验观察

2.3.1　记录正常呼吸曲线　　启动生物信号采集处理系统记录按钮,记录一段正常呼吸运动曲线作为对照。辨认曲线上吸气、呼气的波形方向(呼气曲线向上,吸气曲线向下)。

2.3.2　在气管插管一个侧管上接一根长 50 cm 胶管(流量法:接通气口),观察和记录呼吸运动的变化。

2.3.3　降低吸入气中的氧分压　　待呼吸曲线恢复正常,用一只小烧杯置于气管插管开口(流量法:通气口)前,将氮气导管口平行于气管插管口使气体冲入烧杯,给动物吸入含有较高浓度氮气的空气以降低家兔吸入气中的氧分压,观察和记录呼吸运动的变化。

2.3.4　增加吸入气中二氧化碳分压　　待呼吸曲线恢复正常,按实验观察 2.3.3 的操作方法打开二氧化碳气体导管,使家兔吸入含有较高浓度二氧化碳的空气。待家兔呼吸运动增强后,立即移去二氧化碳气体导管。待呼吸恢复正常后再做下一步实验。

2.3.5　增加血液中[H^+]　　耳缘静脉缓慢注入 20 g/L 乳酸溶液 2 mL,观察呼吸运动的变化。

2.3.6　迷走神经对呼吸运动的调节作用　　分别观察切断一侧迷走神经和切断两侧迷走神经以后呼吸运动的变化。以 5～10 V 强度、15～30 Hz 频率,2 ms 波宽的连续电脉冲间断刺激一侧迷走神经中枢端,观察呼吸运动较之切断前有何改变。

2.4　统计方法　　结果以 $\bar{x} \pm s$ 表示,统计采用 Student t test 方法。

3　结果

列各项因素处理前后每分通气量(或气道压力),呼吸频率,原始数据表格,并进行统计处理。用文字和数据逐一描述实验结果。实验结果曲线剪贴并标注。

4 讨论

分析和探讨各处理因素对呼吸的影响及机制。

【问题探究】

1. 讨论用吸入 CO_2、纯 N_2 和注射乳酸溶液处理,家兔呼吸运动的变化及机制。
2. 试比较吸入气中 CO_2、N_2 浓度增加,家兔呼吸运动的变化的差异及机制。
3. 讨论切断迷走神经后及刺激迷走神经中枢端呼吸运动发生变化的机理。

附录 呼吸换能器定标

压力法:吸换能器与微机生物信号处理系统连接,时间常数直流。换能器的测压口用胶管与水检压计连接,用注射器从水检压计排气口向检压计内注入空气,使水检压计的水柱上升至 10 cm 水柱,用微机生物信号处理系统记录压力线,调节灵敏度(或放大倍数),使信号有合适的幅度,在记录界面上选择压力线,打开定标对话框,输入与压力线对应的压力数值,选择"单位"cmH2O,在"确定"后,系统的定标就完成了,在记录界面可通过测量工具直接读出记录的压力数据。

流量法:按上法连接、设置仪器。流量头用两胶管与换能器测压口连接。用一胶管接流量头通气口,胶管一头接 50 mL 注射。启动仪器,"通道模式"选择"呼吸流量",记录注射器推注 50 mL 空气的曲线,用"面积测量"工具测出记录曲线的面积,打开"定标"对话框,输入测量结果。该法测量所得是通气量。

(陆源,汤伯瑜)

实验 29 胸内负压和气胸的观察

【预习要求】

1. 实验理论   胸膜腔内负压产生的机制及其生理意义。
2. 实验方法   第四章耳缘静脉注射和麻醉技术。胸膜腔穿刺方法。

【目的】 学习胸内负压的测量方法,观察不同因素对胸内负压的影响。

胸膜腔是由胸膜脏层和壁层所构成的密闭而潜在的间隙。在平静呼吸时胸膜腔内的压力低于大气压,称为胸内负压。胸内负压可随吸气和呼气而升降。在胸膜腔密闭性被破坏后,外界空气进入胸膜腔,胸膜腔负压消失而产生气胸。

本实验通过家兔胸膜腔穿刺的方法直接观察家兔呼吸周期中胸内负压的变化,了解胸膜腔内压异常改变和气胸对呼吸功能的影响。

1 材料

家兔;氨基甲酸乙酯;穿刺针,高灵敏度压力传感器,呼吸换能器,生物信号采集处理系统(或水检压计)。

2　方法

2.1　系统连接和参数设置　　呼吸换能器、高灵敏度压力换能器分别接生物信号采集处理系统1、2通道。启动生物信号采集处理系统,设置仪器参数:

(1) RM6240系统:1、2通道时间常数为直流,滤波频率30 Hz,灵敏度25 cmH₂O,采样频率800 Hz,扫描速度1 s/div。

(2) MedLab系统:1、2通道放大倍数1 000,时间常数为直流,上限频率30 Hz,采样间隔1 ms。

2.2　手术准备

2.2.1　常规麻醉动物,背位固定于兔台上,行气管插管(参见实验28),记录呼吸曲线。

2.2.2　将穿刺针(18号注射针头)尾端用胶管与高灵敏度压力传感器(或水检压计)相连。在兔右腋前线第四、五肋间,沿肋骨上缘垂直刺入胸膜腔内。首先用较大力量穿透皮肤,然后控制力量,用手指抵住胸壁缓进以防刺入过深。当看到记录曲线小于零(检压计水液面产生位差),并随呼吸运动而上下波动时,说明针头已进入胸膜腔内,即停止进针并固定于这一位置。

2.3　实验观察

2.3.1　平静呼吸时的胸内压　　待动物呼吸平稳后,用生物信号采集处理系统观察记录正常平静呼吸时胸内负压曲线(或从水检压计记录水柱波动的幅度)。此时呼气和吸气应均为负值。

2.3.2　呼吸加强时的胸内压　　夹闭一侧气管插管侧管,另一侧管连接50 cm胶管,以增大无效腔。当呼吸加强时,记录深呼吸条件下的胸内压变化。

2.3.3　憋气效应　　在吸气末与呼气末分别夹闭气管插管,此时动物虽用力呼吸,但不能呼出或吸入外界空气,处于憋气状态。观察记录此时胸内压变化的最大幅度,并注意胸内压是否可以高于大气压。

2.3.4　气胸的观察　　在穿刺侧沿第七肋骨上缘切开皮肤,用止血钳分离肋间肌,造成一个长约1 cm的胸壁贯通伤,使胸膜腔与大气相通,形成气胸。观察此时胸内压的升降情况和肺组织萎缩情况。

3　结果

用文字、数据描述各项处理前后胸内压的变化。

4　讨论

论述胸膜腔内压产生的原因、变化机制及生理意义,论述气胸对呼吸和循环功能的影响。

【注意事项】

1. 用穿刺针穿刺时,应控制好进针力量,以免刺破肺组织或血管,形成气胸或出血。

2. 穿刺针头用胶管和检压计连接必须紧密,切不可漏气。

3. 如针头被阻塞时,可轻轻挤压橡胶管或轻轻移动针头,避免刺破脏层胸膜。

【问题探究】

　　1. 维持胸膜腔内压的条件有哪些？气胸时可出现哪些病理情况？

　　2. 试设计实验,同时记录胸内负压、呼吸运动和血压的变化,观察不同因素对胸内负压、呼吸和循环的影响。

(刘翠清,王欢欢)

实验 30　缺氧的类型及影响缺氧耐受性的因素

【预习要求】

　　1. 实验理论　　病理生理学教材中缺氧内容。

　　2. 实验方法　　第四章实验动物基本知识,第五章动物实验技术,第二章常用统计指标和统计方法和用 Excel 统计函数进行数据统计。

　　3. 实验准备　　预绘制实验原始数据记录表格和统计表格,预测实验结果。

【目的】　复制不同类型缺氧模型,观察不同类型缺氧时呼吸节律变化规律和皮肤黏膜颜色的变化特点;观察中枢神经系统功能状态不同、外界环境温度不同及年龄不同对缺氧耐受性的影响;了解临床应用冬眠及低温疗法的意义;掌握对照实验和控制实验条件重要性。

　　当供应组织的氧不足,或组织利用氧障碍时,机体的机能和代谢可发生异常变化,这种病理过程称为缺氧。缺氧是多种疾病共有的病理过程。许多原因都能使机体发生缺氧。不同类型的缺氧,其机体的代偿适应性反应和症状表现有所不同。根据缺氧的原因不同可将缺氧分为乏氧性缺氧、血液性缺氧、循环性缺氧和组织性缺氧四种类型。

　　将动物放置于密闭的容器内,使其吸入气中的氧分压逐步降低以复制乏氧性缺氧模型。乏氧性缺氧(又称低张性缺氧)主要表现为动脉血氧分压降低,氧含量减少,组织供氧不足。正常毛细血管血液中氧离血红蛋白浓度约为 26 g/L。乏氧性缺氧时,动、静脉血中的氧离血红蛋白浓度增高。当毛细血管血液中氧离血红蛋白浓度达到或超过 50 g/L 时,可使皮肤和黏膜呈青紫色(称为紫绀)。

　　一氧化碳(CO)与血红蛋白的亲和力比氧与血红蛋白的亲和力高 210 倍。当吸入气中含有 0.1% 的 CO 时,血液中的血红蛋白可能有 50% 为碳氧血红蛋白(HbCO)。HbCO 不能与 O_2 结合,同时还可抑制红细胞的糖酵解,使 2,3 -二磷酸甘油酸(2,3 - DPG)生成减少,氧离曲线左移,HbO_2 中的 O_2 不易释放,从而加重组织缺氧。当血液中的 HbCO 增至 50% 时,动物可迅速出现痉挛、呼吸困难、昏迷,甚至死亡。此时,动物的动脉血含过多的 HbCO,其皮肤、黏膜呈 HbCO 的樱桃红。

　　亚硝酸盐可使血红素中二价铁氧化成三价铁,形成高铁血红蛋白($HbFe^{3+}OH$),导致高铁血红蛋白血症。高铁血红蛋白中的三价铁因与羟基结合牢固,失去结合氧的能力,或者血红蛋白分子中的四个二价铁中有部分氧化成三价铁,剩余的二价铁虽能结合氧,但不易解离,导致氧离曲线左移,使组织缺氧。低浓度美兰为还原剂,可抑制氧化剂的中毒反应。亚硝酸盐等氧化剂中毒时,如高铁血红蛋白含量超过血红蛋白总量的 10%,就可出现缺氧表现,当血液中 $HbFe^{3+}OH$ 达到 15 g/L,皮肤、黏膜可出现青紫颜色。达到 30%~50%,则发生严重缺氧。

氰化钾与氧化型细胞色素氧化酶的三价铁结合为氰化高铁细胞色素氧化酶,中断呼吸链,导致组织用氧障碍。

影响机体对缺氧耐受性的因素很多,如年龄、机体的代谢、功能状况以及锻炼适应等。当动物中枢神经系统功能抑制和降低动物所处的环境温度时,其代谢率降低,组织细胞耗氧量减少,而增强机体的缺氧耐受性,可延长其死亡时间。

本实验从缺氧的不同环节入手通过密闭装置、注射亚硝酸钠、氰化钾等复制小鼠乏氧性缺氧、血液性缺氧、组织性缺氧病理模型,观察呼吸变化及皮肤黏膜的颜色改变。实验通过动物的不同代谢状况、中枢神经系统功能和动物所处环境温度,观察动物的缺氧耐受性。

1　材料

18~22 g 小鼠,新生鼠;温度计;钠石灰,亚硝酸钠,亚甲蓝,氰化钾,氯丙嗪,咖啡因,生理盐水。

2　方法

2.1　乏氧性缺氧

2.1.1　缺氧处理　　取小鼠 2 只,计数其正常呼吸频率(次/10 秒),并注意呼吸深度。观察活动等一般情况及耳、尾、口唇的颜色。将鼠放入含钠石灰(约 5 g)的 125 mL 广口瓶内,待安静后塞紧瓶塞,开始记录时间。

2.1.2　实验观察　　以每隔 5 min 间隔计数呼吸频率(次/10 秒)一次,并观察行为(如挣扎、痉挛等)和耳、尾、口唇的颜色变化。当其中一只小鼠呼吸减至 15~20 次/10 秒或痉挛跌倒时,立即打开其瓶塞并将该小鼠倒出,暴露于空气中给予抢救。另一只小鼠继续在缺氧瓶中观察至死亡,记录其存活时间。解剖小鼠尸体,将肝脏、肺脏置于滤纸上,观察记录血液和脏器的颜色。

2.2　CO 中毒

2.2.1　CO 处理　　取小鼠一只,计数其正常呼吸频率(次/10 秒),并注意呼吸深度。观察活动一般情况及耳、尾、口唇的颜色。将鼠放入 500 mL 广口瓶内,塞紧瓶塞,用 10 mL 注射器抽取 CO 气体 10 mL,注入刚密闭的广口瓶内,形成 2%CO 的空间环境,开始记录时间。

2.2.2　实验观察　　计数呼吸频率(次/10 秒),观察至小鼠死亡,记录其存活时间。解剖小鼠尸体,记录肝脏、肺、血液颜色变化。

2.3　亚硝酸钠(NaNO$_2$)中毒

2.3.1　亚硝酸钠处理　　取性别相同、体重相近的鼠 2 只,计数呼吸频率和观察皮肤黏膜色泽。向腹腔内各注射 50 g/L 亚硝酸钠 0.2 mL 后,立即向其中一只腹腔内再注射 10 g/L 亚甲蓝(美兰)溶液 0.2 mL,另一只注射生理盐水 0.2 mL。

2.3.2　实验观察　　观察方法与指标同 2.1.2,并记录两鼠表现及死亡时间。

2.4　氰化钾(KCN)中毒

2.4.1　氰化钾处理　　取小鼠 1 只,观察正常表现后,腹腔注射 1 g/L 氰化钾 0.3 mL。

2.4.2　实验观察　　观察方法与指标同 2.1.2,并记录两鼠表现及死亡时间。

2.5　环境温度对小鼠缺氧耐受性的影响

2.5.1　温度处理　　取 2 只 500 mL 烧杯,一只烧杯内放置碎冰块及少量冷水调温至 0℃～4℃,另一只烧杯内装热水并放置水浴箱中调温至 40℃～42℃。取性别相同、体重相近的小鼠 2 只,分别放入盛有钠石灰的 125 mL 广口瓶内,同一时间塞紧瓶塞。将缺氧瓶分别放入不同温度的烧杯内。

2.5.2　实验观察　　观察方法与指标同 2.1.2,并记录两鼠表现及死亡时间。

2.6　年龄及中枢神经系统机能状况不同对缺氧耐受性的影响

2.6.1　药物处理　　取性别相同,体重相近的小鼠 3 只,按 0.1 mL/10 g 体重剂量分别腹腔注射 2.5 g/L 氯丙嗪、12.5 g/L 咖啡因、生理盐水,待药物发挥作用后,分别放入盛有钠石灰的 125 mL 广口瓶内,再取新生鼠 1 只放入 125 mL 广口瓶内。

2.6.2　实验观察　　按图 6-37 连接耗氧量测定装置。记录四鼠表现,记录每分钟的耗氧量,5 min 数一次呼吸频率及死亡时间。待鼠死亡后从注射器上读出液面高度或从量筒读出液面下降的 mL 数[小鼠的总耗氧量(A),原理见附录]。

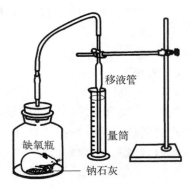

图 6-37　测耗氧装置

2.6.3　总耗氧率计算　　根据 A(mL),存活时间 T(min),鼠体量 W(g)三项指标,求出总耗氧率 R:

$$R[mL/(g \cdot min)] = A(mL) \div W(g) \div T(min)$$

2.7　统计方法　　结果以 $\bar{x} \pm s$ 表示,统计采用 Student t test 方法。

3　结果

记录各项实验结果,原始数据列表,进行统计,对小鼠成活时间、总耗氧率进行显著性检验。绘制每分钟耗氧量变化曲线(耗氧速率曲线)。主观指标用文字描述。客观指标用文字、统计描述和统计结果逐一描述实验结果。

4　讨论

论述各处理因素的作用及机制。论述影响实验结果的主要干扰因素及改进方法。

【注意事项】

1. 缺氧瓶和测耗氧量装置必须完全密闭不漏气。

2. 小鼠腹腔注射部位应稍靠左下腹,勿损及肝脏。还应避免将药液注入肠腔或膀胱。

3. 氰化钾有剧毒,若不小心污染皮肤、黏膜应立即用流水冲洗。

4. 氯丙嗪、咖啡因注射后,必须待药物发挥作用后方可实验。

【问题探究】

1. 各型缺氧的表现特点如何? 阐明其发生机制。

2. 小鼠口唇及血液颜色在不同缺氧中有何改变? 其发生机制是什么?

3. 分析实验中所观察到的各指标变化的发生机制。

4. 低温和抑制中枢神经系统功能为何能增强对缺氧的耐受?

5. 美兰腹腔注射后为什么可以使亚硝酸钠中毒小白鼠得到解救?

6. 为什么要在缺氧瓶内放入钠石灰? 这对缺氧机制的分析有何意义?

7. 为什么不能只凭实验组和对照组的 T、R 均数差异来得出缺氧耐受改变的结论? 应作何统计处理?

8. 环境温度、年龄、中枢神经系统的机能状况不同,对缺氧耐受性有何影响? 对临床有何指导意义?

附录 1　耗氧量测定装置原理

量筒充以一定量的水,移液管用胶管与缺氧瓶塞上的一根管子相连并构成一密闭的空间(图6-37)。小鼠在这密闭的缺氧瓶中,不断消耗氧气,产生的 CO_2 被钠石灰吸收,瓶内气压逐渐降低而产生负压,移液管内液面因瓶内负压而上升,而量筒内的液面却下降,量筒内液面下降的毫升数即为小鼠的耗氧量。鼠死后从量筒上读出液面下降的毫升数,即为小鼠的总耗氧量(A)。

(杜月光,梅汝焕,饶芳)

实验 31　急性呼吸衰竭

【预习要求】

1. 实验理论　　生理教材中呼吸运动调节,病理生理学教材中呼吸衰竭内容。

2. 实验方法　　第五章动物实验技术。

3. 实验准备　　预绘制实验原始数据记录表格。预测结果。

【目的】　学习采用窒息造成通气功能障碍,复制Ⅱ型呼吸衰竭模型;用油酸注射引起肺泡毛细血管膜损伤,复制Ⅰ型呼吸衰竭模型。观察不同类型呼吸衰竭时血气和呼吸的变化,分析其发生机制。学习动脉取血和血气测定方法。

外呼吸的基本环节包括通气和换气两个基本过程,任何引起通气和换气功能障碍的病因,都可导致呼吸衰竭。通气功能障碍包括限制性通气障碍(通气动力减弱)和阻塞性通气不足(通气不畅、阻力加大),限制性通气功能障碍的原因可为呼吸肌活动障碍、呼吸肌本身病变、中枢神经系统病变和胸廓顺应性降低;而阻塞性通气功能障碍主要为气道狭窄和阻塞。限制性或阻塞性通气不足的共同后果:肺泡通气不足,肺泡气不能及时更新,PaO_2 下降,$PaCO_2$ 升高,导致Ⅱ型呼吸衰竭。换气功能障碍包括弥散障碍和通气/血流比值失调。弥散障碍主要见于肺泡膜的面积减少和厚度增加;通气/血流比值失调可以是肺泡通气量的减少、血流的减少或肺内动静脉的分流。单纯弥散功能障碍可引起Ⅰ型呼吸衰竭,而通气/血流比值失调则根据代偿情况的不同导致Ⅰ型或Ⅱ型呼吸衰竭。

　　本实验通过缩窄家兔气道,复制通气障碍所致的急性呼吸衰竭。通过静脉注射油酸造成家兔肺水肿,复制肺泡通气/血流比值失调和气体弥散障碍所致的急性呼吸衰竭。

1　材料

　　体重 2.5~3 kg 家兔;生理盐水,氨基甲酸乙酯,肝素,油酸;生物信号采集处理系统,呼吸换能器,血气分析仪。

2　方法

2.1　实验系统连接及参数设置　　流量法装置参见实验 28 的图 6-36,用胶管连接流量头与气管插管,流量头连接呼吸流量换能器。呼吸换能器接微机生物信号处理系统。仪器参数设置参见实验 28。

2.2　实验准备

2.2.1　麻醉与插管　　家兔称重,按 5 mL/kg 体重剂量于耳缘静脉注入 200 g/L 氨基甲酸乙酯,家兔麻醉后背位固定于兔手术台上。颈前部剪除被毛,切开颈部皮肤 5~7 cm,钝性分离肌肉组织。分离气管,行气管插管,记录呼吸运动曲线。分离左侧颈总动脉,行动脉插管用于采血(参见第五章实验动物手术)。

2.2.2　正常指标测定　　待动物休息 15 min 后,记录呼吸运动曲线,测定正常呼吸频率和每分通气量(或气道压力)。用 1 mL 注射器抽吸少量 0.2% 肝素溶液,推拉针芯,使注射器肝素化。打开动脉夹,放血 1~2 滴以冲去动脉插管内的死腔液,然后用肝素化处理的注射器取血 0.5 mL,用动脉夹夹住颈动脉,将注射器拔出迅速套上带有软木塞针头作血气分析(pH、$PaCO_2$、PaO_2)。

2.3　实验观察

2.3.1　复制通气障碍所致的急性呼吸衰竭模型　　用弹簧夹将 Y 形气管插管上端所套橡皮管完全夹住,使家兔处于完全窒息 30 s,立即取颈动脉血 0.5 mL 作血气分析,并观察呼吸的变化。30 s 时放开弹簧夹,恢复通气。10 min 后,待动物呼吸恢复正常,测定呼吸频率和每分通气量(或气道压力)。

2.3.2　复制肺泡毛细血管膜损伤所致Ⅰ型呼吸衰竭模型

　　(1) 按 0.3~0.6 mL/kg 体重剂量于耳缘静脉(或颈外静脉)缓慢注入油酸。于注射后 30 min、60 min 测定呼吸频率和每分通气量(或气道压力),取颈动脉血作血气分析。

　　(2) 密切观察家兔的呼吸是否急促和困难,肺部是否有湿啰音及气管插管口是否有粉红色泡沫样液体溢出。

　　(3) 夹住气管,快速处死家兔,解剖家兔胸腔,支气管分叉处用线结扎,防止水肿液溢出。在结扎处上方切断气管,将肺完整取出(把心脏等清除),置于滤纸上,切勿挤压,准确称肺重量,并计算肺系数。肺系数=肺重量(g)/体重(kg),正常肺系数:4~5,当肺系数超过此值时提示肺内有渗出物聚集(肺水肿)。

(4) 观察肺大体改变,切开肺,注意肺切面有无血性泡沫液体流出。

3　结果

用数据和文字逐项描述实验结果。

4　讨论

围绕结果,讨论呼吸衰竭的产生原因及发生机制。分析窒息致急性呼吸衰竭和油酸引起肺泡毛细血管呼吸膜损伤致呼吸衰竭对呼吸运动的影响和血气分析的变化。

【注意事项】

1. 麻醉药注射量要准、速度要慢,同时注意呼吸变化,以免过量引起动物死亡。
2. 动物完全窒息 30 s,窒息时间不宜过长,以免动物死亡。
3. 取血所用注射器需反复抽拉注射器针芯使管壁湿润肝素溶液后,再排出肝素。
4. 注射器取血后立即摇晃注射针管 20～30 次,使血液与肝素混匀,防止凝血。
5. 如注射器内有凝血块,禁止插入血气分析仪的进样管,以防堵塞仪器管道。
6. 解剖家兔取出肺时,勿损伤肺表面和挤压肺,以防止水肿液流出,影响肺系数值。

【问题探究】

1. 试分析窒息引起的呼吸衰竭发生的机制。
2. 油酸引起的呼吸衰竭与窒息引起的呼吸衰竭有什么不同? 为什么?
3. 窒息和油酸引起急性呼吸衰竭时血气指标、呼吸运动有何变化? 机制是什么?
4. 试分析Ⅰ型呼吸衰竭和Ⅱ型呼吸衰竭时氧疗有何不同? 为什么?

(杜月光,饶芳)

实验 32　可待因的镇咳作用

【预习要求】

1. 实验理论　药理学教材中有关可待因(codeine)的药理作用及机制。
2. 实验方法　第五章第一节动物实验的基本操作。
3. 实验准备　预绘制实验原始数据记录表;预测可待因的镇咳作用。

【目的】　观察可待因的镇咳作用,联系其临床应用。

具有挥发性的浓氨水被小鼠吸入后,可刺激小鼠呼吸道黏膜上皮的感受器,由感觉神经末梢传至咳嗽中枢并使之兴奋,引起咳嗽,制成咳嗽模型,可用于以观察药物的镇咳作用。可待因作为中枢性镇咳药,可选择性抑制延脑咳嗽中枢,阻断咳嗽反射弧,产生强大的镇咳作用。

1　材料

小鼠;磷酸可待因,浓氨水(27%~29%),生理盐水。

2　方法

2.1　取小鼠2只,称重标号为甲鼠、乙鼠后,放入倒置大烧杯内,观察正常活动。

2.2　甲鼠按0.1 mL/10 g体重剂量皮下注射5 g/L磷酸可待因溶液;乙鼠按0.1 mL/10 g体重剂量皮下注射生理盐水作对照。

2.3　20 min后,将浸有浓氨水的棉球放入烧杯内。

2.4　实验观察

倒扣大烧杯内置入浓氨水棉球后,两鼠的咳嗽潜伏期及1 min内咳嗽次数。

3　结果

实验结果填入表6-7,用文字、数据逐一描述实验结果。

表6-7　可待因对浓氨水致小鼠咳嗽作用的影响

动　物	体　重	药　物	给药量/(mL/10 g)	咳嗽潜伏期/s	1 min内咳嗽次数
甲鼠					
乙鼠					

4　讨论

可待因的镇咳机制、临床应用及用药注意事项。

【注意事项】

1. 咳嗽潜伏期　　从浓氨水棉球置入倒扣的大烧杯内开始至出现小鼠咳嗽的时间。

2. 咳嗽表现　　小鼠腹肌收缩,同时张大嘴、抬头时有咳声,须仔细观察。

3. 小鼠开始咳嗽1 min后须从倒扣的大烧杯中取出,以免氨气中毒死亡。

【问题探究】

镇咳药分为哪几类?各有何特点及临床应用?

(吴达龙,周新妹)

实验33　Nikethamide对抗Dolantin抑制呼吸作用

【预习要求】

1. 实验理论　　药理学教材有关dolantin、nikethamide和diazepam章节。

2. 实验方法　　第三章微机生物信号采集处理系统;第五章动物实验技术。

3. 实验准备　　预绘制实验原始数据记录表格和统计表格;预测实验结果。

【目的】 观察尼可刹米对抗杜冷丁抑制家兔呼吸的作用及安定抗尼可刹米惊厥的作用。

吗啡类镇痛药杜冷丁(dolantin)抑制延脑呼吸中枢神经元放电活动,抑制呼吸运动。中枢兴奋药能提高中枢神经系统的机能活动。其中 nikethamide 主要兴奋延脑呼吸中枢(又称呼吸兴奋药)。当呼吸中枢受抑制时,该药的作用明显,能使呼吸加深加快,并能提高呼吸中枢对 CO_2 的敏感性。Diazepam 为中枢抑制药,有抗焦虑、镇静催眠、肌松、抗惊厥和抗癫痫等作用。其抗惊厥通过抑制大脑皮层、丘脑、边缘系统异常放电的扩散,可能与促进多种由 γ-氨基丁酸(GABA)所实现的突触传递功能有关。

1 材料

家兔;呼吸换能器,微机生物信号采集处理系统;dolantin, nikethamide, diazepam, dicaine。

2 方法

2.1 实验系统连接及参数设置 呼吸换能器接微机生物信号处理系统,系统参数设置参见实验 28。

2.2 动物准备

(1)动物不麻醉实验方法 将家兔称体重后固定于兔固定箱,以 10 g/L dicaine 溶液 1～2 滴滴入家兔一侧鼻孔内,然后将导尿管的头端涂以液体石蜡,慢慢插入鼻孔内。将导管的另一端与呼吸换能器相连,转动插入鼻孔端插管,调节其插入的深度与角度,使家兔的呼吸曲线有适当幅度。

(2)动物麻醉实验方法 按实验 28 手术方法行家兔气管插管及记录呼吸运动。

2.3 实验观察

2.3.1 记录正常呼吸曲线后,按 50～100 mg/kg 体重剂量由兔耳缘静脉注射 50 g/L dolantin,待呼吸抑制明显时(约 2～3 min)立即按 0.4 mL/kg 体重剂量静脉缓慢注入 250 g/L nikethamide 溶液。观察并记录呼吸变化。

2.3.2 将兔移出兔固定箱,拔去导尿管。按 0.4 mL/kg 体重剂量静脉快速注射 250 g/L nikethamide,待出现惊厥后(角弓反张)立即静脉注射 5 g/L diazepam 溶液 10 mL,观察家兔有何变化。

2.4 统计方法 结果以 $\bar{x} \pm s$ 表示,统计采用 Student t test 方法。

3 结果

列各项处理前后呼吸频率和通气量数据表,对数据进行统计。用文字、数据描述结果。

4 讨论

论述 dolantin 和 nikethamide 对呼吸作用的机理。

【注意事项】

1. 注射 dolantin 的速度宜先快后慢,剂量应根据家兔呼吸抑制情况调节,一旦出现呼吸幅度降低即刻停止给药。

2. 在实验观察 2.3.1 时,注射 nikethamide 速度不宜过快,以免引起惊厥。

【问题探究】

1. Caffeine、nikethamide 均为中枢兴奋药,为何临床呼吸衰竭选择 nikethamide?

2. 注射 nikethamide 速度的快慢或过量,在实验动物身上还可观察到什么变化?

(梅汝焕,陆源)

实验 34　离体豚鼠气管平滑肌实验

【预习要求】

1. 实验理论　　阅读药理学教材中氨茶碱、普萘洛尔和组胺等内容。

2. 实验方法　　第三章微机生物信号采集处理系统;第二章常用统计指标和统计方法。

3. 实验准备　　预绘制实验原始数据记录表格和统计表格。

【目的】　了解诱导支气管痉挛的化学介质和扩张支气管平滑肌的药物。

在常用的实验动物中,豚鼠的气管对药物的反应较其他动物的反应更敏感,且接近于人的气管,因此豚鼠的气管常作为观察气管药物反应的标本。不同的药物可通过直接或间接激动不同的受体使离体气管条产生收缩或松弛作用。

1　材料

体重约 300 g 豚鼠;生物信号采集处理系统,张力换能器,超级恒温器;肾上腺素,阿托品,氨茶碱,普萘洛尔,乙酰胆碱,组胺,克-亨氏液,95% O_2 +5% CO_2 气体。

2　方法

2.1　实验系统连接和仪器参数设置按实验 19 的图 6-30 连接装置。麦氏浴槽中充以克-亨氏液至固定水平面,调节超级恒温器,保持麦氏浴槽内 37℃±0.5℃恒温。通气管接 95% O_2 +5% CO_2 气瓶管道。调节通气管气流,通气速度以麦氏浴槽中的气泡一个个逸出为宜。将张力换能器固定于铁支柱上,换能器输出线接微机生物信号处理系统。仪器参数设置:

(1) RM6240 系统仪器参数　张力换能器输入通道模式为张力,时间常数为直流,滤波频率 10 Hz,灵敏度 1.5 g,采样频率 100 Hz,扫描速度 25 s/div。

(2) MedLab 系统仪器参数　张力换能器输入通道处理名称为张力,放大倍数 200~500、时间常数为直流、上限频率 10 Hz,采样间隔 10 ms。

2.2　离体气管条标本的制备

2.2.1　豚鼠用木锤击昏或用200 g/L氨基甲酸乙酯按5 mL/kg体重剂量腹腔注射麻醉，放血致死，迅速于腹面正中切开颈部皮肤，分离气管，并自甲状软骨下至气管分叉处剪下全部气管，立刻置于氧饱和克-亨氏液的培养皿内。

2.2.2　在气管软骨面纵向剪开气管，再以2～3个软骨环的间隔横向剪断(可将取下的气管平分成8～9片)，每一气管片在其纵切口处用缝线连上，相互联结3～4片为一气管标本，如图6-38所示。如气管环需要去除内膜，则可用棉签轻擦气管的内膜面即可。

2.2.3　将气管片标本的下端用线固定于固定架上，标本的上端将线与张力换能器连接，立刻将标本放入已恒温37℃并通混合氧的10 mL克-亨营养液的浴槽内，初试负荷为1 g。

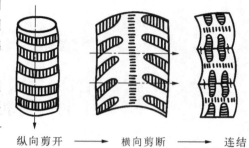

纵向剪开 ⟶ 横向剪断 ⟶ 连结

图6-38　气管标本制备步骤

2.3　实验观察

2.3.1　标本在浴槽中稳定约30 min后，按下列顺序给药。

2.3.2　加入0.1 g/L肾上腺素0.1 mL，待药物作用明显后更换克-亨液3次。

2.3.3　加入0.1 g/L普萘洛尔0.1 mL，随即加入0.1 g/L肾上腺素0.1 mL，记录张力变化曲线。待作用明显后，更换克-亨液3次。

2.3.4　加入2 g/L组胺0.1 mL，待作用明显后再加入25 g/L氨茶碱0.1 mL，记录张力变化。待作用明显后，更换克-亨液3次。

2.3.5　加入2 g/L组胺0.1 mL，待作用明显后再加入5 g/L阿托品0.1 mL，记录张力变化。待作用明显后，更换克-亨液3次。

2.3.6　加入0.5 g/L乙酰胆碱0.1 mL，待作用明显后再加入5 g/L阿托品0.1 mL，记录张力变化。待作用明显后，更换克-亨液3次。

2.3.7　加入0.5 g/L乙酰胆碱0.1 mL，待作用明显后再加入25 g/L氨茶碱0.1 mL，记录张力变化。

2.4　统计方法　　结果以$\bar{x} \pm s$表示，统计采用Student t test方法。

3　结果

列给药前后气管片张力数据并统计，用文字、统计描述、统计结果表述结果。

4　讨论

论述各药物对气管片张力影响的机制。

【注意事项】

1. 分离器官及缝合气管片时动作要轻巧，切勿用镊子夹伤平滑肌。

2. 由于气管平滑肌比较脆弱，在固定和加负荷过程中须避免拉扯。

3. 换克-亨氏液的目的是用该液冲洗标本，待张力基本恢复正常后再做下一步实验。

4. 供氧要充分。如基线升高或不易恢复到原来水平时,可充分供氧,促进其恢复。

【问题探究】

肾上腺素、氨茶碱、阿托品等药在豚鼠气管标本所显示的作用有何临床意义？其作用机制是什么？

（厉旭云）

第五节　消化系统实验

实验 35　哺乳动物胃肠运动观察

【预习要求】

1. 实验理论　　胃肠运动的形式,消化道的神经支配。

2. 实验方法　　第五章家兔耳缘静脉注射和麻醉技术,家兔腹部解剖结构及手术方法。

【目的】　观察神经和某些药物对胃肠运动的影响。

消化道平滑肌兴奋性较低,收缩缓慢并有自律性。消化管运动的基本形式是蠕动和紧张性收缩,小肠还有分节运动。在体内,消化管的运动受神经和激素的调节。副交感神经兴奋时,其节后纤维释放乙酰胆碱,与平滑肌膜上的 M 受体结合,产生兴奋效应,使胃肠运动增强;而交感神经兴奋时则产生抑制效应。应用特定受体激动剂和阻断剂将分别产生特定的效应。

1　材料

家兔;在体胃肠张力传感器,生物信号采集处理系统;氨基甲酸乙酯,肾上腺素,乙酰胆碱,阿托品,新斯的明。

2　方法

2.1　实验装置连接　　在体胃肠张力传感器接生物信号采集处理系统输入通道,保护电极接生物信号采集处理系统的刺激输出口。仪器参数：时间常数为直流,低通滤波 10 Hz,采样频率 1 kHz(采样间隔 1 ms)。

2.2　动物手术准备

2.2.1　动物称重,按 1 g/kg 体重剂量于耳缘静脉注射 200 g/L 氨基甲酸乙酯麻醉。将动物仰卧固定于兔手术台上。剪去颈前部被毛,沿颈部正中切开皮肤,分离气管并行气管插管术。

2.2.2　剪去腹部被毛,从胸骨剑突下沿腹中线剖开皮肤和腹壁,暴露胃肠,以备观察。在膈下食管末端找出迷走神经前支,下穿线备用。用温热盐水纱布将小肠推向右侧,在左侧腹后壁肾上腺的上方找出左侧内脏大神经,下穿线备用。将在体胃肠张力传感器缝合在胃肠壁上,固定。为了便于肉眼观察,可用 4 把止血钳将腹壁切口夹住、悬挂,形成一皮兜,腹腔内可灌注 38℃生理盐水。启动生物信号采集系统记录按钮,开始记录平滑肌收缩曲线。

2.3　实验观察

2.3.1　观察未经处理时的胃肠运动形式和紧张度(胃肠有无蠕动,如有蠕动,记录蠕动频率、行走的方向及起源)。

2.3.2　用波宽 0.2 ms、强度 5 V,10~20 Hz 的电脉冲刺激膈下迷走神经 1~3 min,观察胃肠运动的变化。

2.3.3　用波宽 0.2 ms、强度 5 V,10~20 Hz 的电脉冲刺激内脏大神经 1~3 min,观察胃肠运动的变化。

2.3.4　耳缘静脉注射 0.1 g/L 乙酰胆碱溶液 0.5 mL,或直接滴加在胃和小肠表面,观察胃肠运动的变化。

2.3.5　耳缘静脉注射 0.1 g/L 肾上腺素 0.5 mL,或直接滴加在胃和小肠表面,观察胃肠运动的变化。

2.3.6　耳缘静脉注射 1 g/L 新斯的明 0.2~0.3 mL,观察胃肠运动的变化。

2.3.7　耳缘静脉注射 0.5 g/L 阿托品 1 mL,观察胃肠运动的变化。

3　结果

整理出一套完整的平滑肌收缩幅度变化曲线,并加以适当的标注;以表格方式记录各项处理前后平滑肌收缩幅度变化及胃肠蠕动频率、方向。并以文字简要描述实验结果。

4　讨论

分析各项处理引起胃肠运动变化的机制。总结胃肠运动的形式和调节。

【注意事项】

1. 麻醉不宜过深,以免各项现象不明显。麻醉动物要保温。

2. 为了避免胃肠因暴露时间过长、腹腔内温度下降、表面干燥而影响胃肠运动,应随时用温盐水湿润胃肠。

3. 每完成一个实验项目后,间隔数 min 后再进行下一个项目。

4. 实验时不可过度牵拉胃肠。

【问题探究】

1. 正常情况下胃肠运动有哪些形式?其产生机制和生理作用如何?

2. 试设计一个实验,确定某个药物对胃肠运动的影响及观察指标?

(刘翠清,王欢欢,孙霞)

实验 36　氨中毒在肝性脑病发病中的作用

【预习要求】

　　1. 实验理论　　病理生理学教材中有关肝功能衰竭及肝性脑病的内容。
　　2. 实验方法　　第五章动物实验技术。
　　3. 实验准备　　预绘制实验原始数据记录表格;预测结果。

【目的】　对经不同处理的实验动物输入氯化铵,观察出现相应症状所需氯化铵用量及时间,以探讨氨在肝性脑病发病机制中的作用;了解降低肠道 pH 及注射谷氨酸钠是针对氨中毒的一项基本治疗措施。

　　肝性脑病是继发于严重肝脏疾病的一系列精神神经综合征。有关肝性脑病的发病机制有多种学说,其中氨中毒学说受到重视。正常情况下,血氨的来源与清除保持动态平衡,而氨在肝中合成尿素是维持此平衡的关键。病理情况下当肝功能严重受损时,或慢性肝硬化等疾病使肠壁吸收肠道内生成的氨过多,或经侧支循环进入体循环,均可导致血氨升高。增高的血氨可通过血脑屏障进入脑组织,通过干扰脑组织的能量代谢,使脑内神经递质发生改变等作用,引起脑的功能障碍,从而出现相应的症状和体征。

　　谷氨酸可与血中过多的氨结合而成为无毒的谷氨酰胺,由尿排出,进而降低血氨。谷氨酸还可参与脑细胞的代谢,改善中枢神经系统的功能。肠道给予醋酸溶液可使肠道 pH 降低,减少氨的吸收。

1　材料

　　家兔;氨基甲酸乙酯,复方氯化铵溶液,复方谷氨酸钠溶液,醋酸,生理盐水。

2　方法

2.1　实验分组　　随机选取一半数量的实验动物作为实验组动物,另一半动物作为正常对照组动物。

2.2　麻醉　　家兔称重,按 5 mL/kg 体重剂量自耳缘静脉注射 200 g/L 氨基甲酸乙酯,家兔麻醉后背位固定于兔台上。

2.3　急性肝功能不全动物模型复制　　从胸骨剑突下沿腹正中线行长约 8 cm 的切口,打开腹腔;暴露肝脏,向下压肝脏,剪断肝与横膈之间的镰状韧带,再将肝叶上翻,钝性分离肝胃韧带,使肝叶完全游离,辨明肝脏各叶(图 6-39)。用粗棉线绕肝左外叶、左中叶、右中叶和方形叶根部一周并结扎,以阻断肝血流。对照组动物不结扎肝脏。找出十二指肠,切一小口,插入导管向下推进约 4～5 cm,切口荷包缝合固定导管(图 6-40),组织钳关闭腹壁切口。

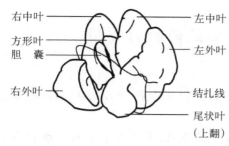

图 6-39 兔肝背面倒视示意图

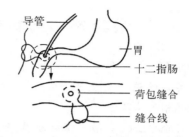

图 6-40 十二指肠壁的荷包缝合示意图

2.4 实验观察

2.4.1 观察并记录兔一般情况,呼吸(频率、幅度),角膜反射、对刺激的反应等指标。然后每隔 5 min 向十二指肠导管中注入 25 g/L 复方氯化铵溶液 5 mL,动态观察并记录各项指标的变化,直至出现全身性抽搐、角弓反张为止,记录所用的复方氯化铵溶液的总量,并计算每公斤体重的用量。

2.4.2 治疗 按 20 mL/kg 体重剂量自耳缘静脉缓慢注入 25 g/L 复方谷氨酸钠溶液,并按 5 mL/kg 体重剂量向十二指肠注入 10 g/L 醋酸进行治疗处理,观察症状有无缓解。

3 结果

列出两组动物氯化氨用量及中毒时间,中毒症状及解救效果等。用文字和数据描述实验结果。

4 讨论

论述本实验引起血氨升高的原因;氨中毒引起肝性脑病的机制。分析注射谷氨酸钠及肠道给予醋酸溶液改善肝性脑病症状的机制。

【注意事项】

1. 剪断镰状韧带时要小心,勿伤及膈肌、肝脏及后方的下腔静脉。
2. 游离肝脏时动作要轻缓,对肝叶根部的结扎要牢固。
3. 十二指肠插管要结扎牢固,避免药液外漏。
4. 做好抢救的准备工作。谷氨酸钠溶液有刺激性,注射时要避免漏出血管外。

【问题探究】

1. 氯化铵中毒引起肝性脑病的发病机制如何?
2. 谷氨酸钠和醋酸为何能缓解肝性脑病症状?
3. 动物的中毒表现中哪些能说明大脑功能首先所损? 为什么?

附录 溶液配制

1. 复方氯化铵溶液:氯化铵 25 g,碳酸氢钠 15 g,溶于 5%葡萄糖溶液 1 000 mL 中。
2. 复方谷氨酸钠溶液:谷氨酸钠 2.5 g 溶于 5%葡萄糖溶液 100 mL 中。

(杜月光,汪丽佩,饶芳)

实验 37　药物对离体豚鼠回肠的作用

【预习要求】

1. 实验理论　　生理学教材中平滑肌的生理特性和药理学教材 acetylcholine、histamine 相关章节。

2. 实验方法　　第三章微机生物信号采集处理系统;第二章常用统计指标和统计方法。

3. 实验准备　　预绘制实验原始数据记录表格和统计表格。预测实验结果。

【目的】　观察乙酰胆碱和组胺对肠道平滑肌 M 受体和 H_1 受体的激动作用,以及它们的受体拮抗剂阿托品和扑尔敏的阻断作用。

消化道平滑肌与骨骼肌、心肌一样,具有肌肉组织共有的特性,如兴奋性、传导性和收缩性等。但消化道平滑肌兴奋性较低,收缩缓慢,富有伸展性,具有紧张性、自动节律性,对化学、温度和机械牵张刺激较敏感等特点。给予离体肠肌以接近于在体情况的适宜环境,消化道平滑肌仍可保持良好的生理特性。

胃肠道、膀胱等平滑肌以胆碱能神经占优势,小剂量或低浓度的乙酰胆碱(acetylcholine,ACh)即能激动 M 受体,产生与兴奋胆碱能神经节后纤维相似的作用,兴奋胃肠道平滑肌。Atropine 与 M 受体结合而本身不产生或较少产生拟胆碱作用,却能阻断胆碱能递质或拟胆碱药物与受体的结合,从而产生抗胆碱作用。Histamine 对多种动物的胃肠道和气道平滑肌 H_1 受体有兴奋作用,豚鼠尤其敏感。Chlorpheniramine 为 H_1 受体拮抗剂,能阻断 histamine 与 H_1 受体的结合,从而产生抗 histamine 作用。

1　材料

豚鼠;麦氏浴槽,超级恒温器,张力换能器,生物信号采集处理系统;台氏溶液,acetylcholine chloride,atropine sulfate,histamine phosphate,chlorpheniramine,$BaCl_2$。

2　方法

2.1　实验装置准备和仪器参数设置　　离体肠管描记装置的准备见图 6 - 41,麦氏浴槽中加固定量(10~15 mL)的台氏液,调节超级恒温器的温度,使麦氏浴槽内温度稳定在 37 ± 0.5℃。通气管接 95%O_2 + 5%CO_2混合气体管道。用螺丝夹调节气体管道的气体流量,调节至浴槽中气泡一个个逸出为止。换能器输出线接微机生物信号处理系统,仪器参数:

(1) RM6240 系统:点击"实验"菜单中的"肠肌记录",仪器参数:通道时间常数为直流,滤波频率 10 Hz,灵敏度 3 g,采样频率 200 Hz,扫描速度 1 s/div。

(2) MedLab 系统:点击"实验"菜单中的"肠肌收缩记录"项,仪器参数:通道放大倍数 200~500,通道时间常数为直流,采样间隔 5 ms。

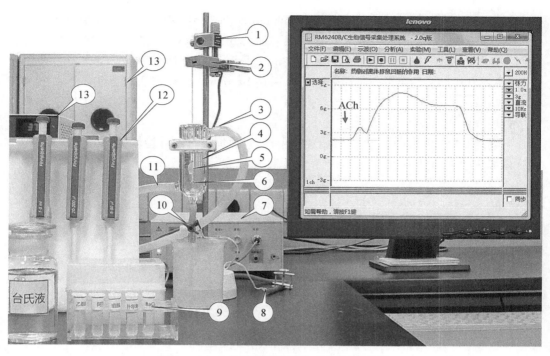

图 6 - 41　离体豚鼠回肠灌流实验仪器、装置

1：一维位移微调节器；2：张力换能器；3：出水口；4：麦氏浴槽；5：回肠；6：固定钩；7：RM6240 多道生理信号采集处理系统；8：混合气体管；9：药品；10：排液三通；11：进水口；12：移液器；13：恒温浴槽；14：钢瓶柜

2.2　离体豚鼠回肠标本制备　　取豚鼠一只，用木槌击其头部致昏，立即剖开腹腔，找到回盲部，然后，在离回盲部 1 cm 处剪断，取出回肠约 10 cm 左右一段，置于氧饱和的台氏液培养皿中，沿肠壁除去肠系膜，用 5 mL 注射器吸取台氏液将肠内容物冲洗干净，然后将回肠剪成数小段（约 1～1.5 cm），换以新鲜台氏液备用（注意操作时勿牵拉肠段以免影响收缩功能）。取小段肠管置于盛有台氏液的培养皿中，在其两端对角壁处，分别用缝针穿线，并打结。注意保持肠管通畅，勿使其封闭。

2.3　标本固定　　肠管一端连线系于浴槽固定钩上，然后放入 37℃ 麦氏浴槽中。再将肠管的另一端系结在张力换能器的悬臂梁上，调节肌张力至 2～3 g（图 6 - 41）。

2.4　实验观察

2.4.1　灌流液定容。离体回肠稳定 10～30 min 后，记录一段正常张力曲线后加入 10^{-2} g/L ACh 0.2 mL，待张力曲线稳定（2～3 min）后换液冲洗至张力恢复用药前的水平。

2.4.2　灌流液定容。记录一段对照张力曲线，加入 10^{-2} g/L ACh 0.2 mL，待收缩达最高点时，加入 1 g/L atropine 0.2 mL，待曲线降至基线或基本稳定后（不换液），再加入等量 ACh，张力曲线稳定后换液冲洗至张力恢复到用药前的水平。

2.4.3　灌流液定容。记录一段对照张力曲线，加入 10^{-2} g/L histamine 0.3 mL，待作用明显时（1～2 min），迅速换液。使肠肌张力恢复正常。

2.4.4　灌流液定容。记录一段对照张力曲线，加入 10^{-3} g/L chlorpheniramine 溶液

0.2 mL,5 min 后(不换液)加入 10^{-2} g/L histamine 0.3 mL,观察并记录其张力曲线。

2.4.5   灌流液定容。记录一段对照张力曲线,加入 10 g/L BaCl$_2$ 溶液 1 mL,观察其反应,当作用达最高点,加入 1 g/L atropine 溶液 0.2 mL(或更大剂量),观察并记录其张力曲线。

2.5   统计方法   结果以 $\bar{x} \pm s$ 表示,统计采用 Student t test 方法。

3   结果

列各项处理前后的收缩张力原始数据表格,对数据进行统计检验,用文字、统计描述、统计结果表述实验结果。

4   讨论

论述各项处理对离体回肠张力的作用及机理。

【注意事项】

1. ACh 和 histamine 须临用时新鲜配制。

2. 若回肠平滑肌收缩不明显可适当增加激动药的浓度。不要把药液直接加到回肠上。

【问题探究】

1. 非特异性的肠道平滑肌抑制药是否可影响 ACh 对肠道平滑肌的收缩作用?

2. H$_2$ 受体拮抗药 cimetidine 是否可拮抗 histamine 对肠道平滑肌的兴奋作用?

(陆源)

实验 38   硫酸镁的导泻作用

【预习要求】

1. 实验理论   泻药的分类和作用机制。

2. 实验方法   第五章小鼠灌胃和处死方法。

【目的】   观察硫酸镁对肠道的影响。

泻药是刺激肠蠕动或增加肠内容积和软化粪便、润滑肠道而使排便通畅的药物。按作用机制可分为 4 类:容积性泻药、渗透性泻药、刺激性泻药和大便软化剂。硫酸镁为渗透性泻药,口服后,由于 Mg^{2+} 和 SO_4^{2-} 不易被吸收,在肠内形成高渗盐溶液而阻止肠内水分的吸收,使肠腔容积增大,刺激肠壁,反射性地引起肠蠕动加强而导泻;此外,盐类本身对肠黏膜也有化学性刺激作用,促进肠蠕动。

1   材料

小鼠;卡红盐水溶液(1%卡红溶于 1.2%氯化钠溶液中),卡红硫酸镁溶液(1%卡红溶于 10% 硫酸镁溶液中)。

2　方法

2.1　药物处理　　体重 25 g 的小鼠 2 只,禁食 24 h。甲鼠以卡红硫酸镁溶液 1 mL 灌胃;乙鼠以卡红盐水溶液 1 mL 灌胃。

2.2　实验观察

2.2.1　40 min 后,颈椎脱臼处死小鼠,立即打开腹腔,比较两鼠肠蠕动及肠膨胀情况。

2.2.2　将幽门至直肠末端完整取出,在不牵拉前提下将肠管铺成直线,测量自幽门至卡红到达远端处之间的距离,比较两鼠有无不同。

2.2.3　将肠腔剪开,观察二鼠粪便性状有无不同。

2.3　统计方法　　结果以 $\bar{x} \pm s$ 表示,统计采用 Student t test 方法。

3　结果

　　列两鼠卡红到达距离数据表,并比较描述两鼠肠蠕动、肠容积以粪便性状的差异。

4　讨论

　　根据结果,分析硫酸镁的导泻机制,讨论其临床应用。

【注意事项】

　　1. 溶液灌胃量和处死的间隔时间必须准确,否则难以比较结果。

　　2. 1.2% 氯化钠溶液与 10% 硫酸镁溶液渗透压相等。

　　3. 取肠管时要避免用力牵拉,取出后要用水浸润,以免影响测量的精度。

【问题探究】

　　1. 除导泻外,硫酸镁还具有哪些药理作用?

　　2. 若静脉注射本品,会出现相同的药理作用吗?

(刘传飞,孙霞)

第六节　泌尿系统实验

实验 39　尿液生成的影响因素

【预习要求】

　　1. 实验理论　　生理学教材有关动脉血压的调节和肾脏泌尿功能的调节内容,药理学教材有关垂体后叶素,呋塞米的药理作用及机制内容。

　　2. 实验方法　　第三章微机生物信号采集处理系统;第五章动物实验技术。

　　3. 实验准备　　预绘制实验原始数据记录表格和统计表格,预测实验结果。

【目的】

学习输尿管插管或膀胱插管技术和尿的收集方法。观察刺激迷走神经和静脉注射生理盐水、葡萄糖、去甲肾上腺素等药物对尿量及尿中某些成分的影响,并分析作用机制。

尿生成过程包括肾小球的滤过作用及肾小管与集合管的重吸收和分泌作用。肾小球滤过作用的动力是有效滤过压,而有效滤过压的高低主要取决于以下三个因素:肾小球毛细血管血压、血浆胶体渗透压和囊内压。正常情况下,囊内压不会有明显变化。肾小球毛细血管血压主要受全身动脉血压的影响,当动脉血压为 80～180 mmHg 时,由于肾血流的自身调节作用,肾小球毛细血管血压均能维持在相对稳定水平,但当动脉血压高于 180 mmHg 或低于 80 mmHg 时,肾小球毛细血管血压就会随血压变化而变化,肾小球滤过率也就发生相应变化。另外,血浆胶体渗透压降低,会使有效滤过压增高,肾小球滤过率增加。影响肾小管、集合管泌尿机能的因素,包括肾小管溶液中溶质浓度、抗利尿激素和肾髓质高渗梯度等。肾小管溶质浓度增高,可妨碍肾小管对水的重吸收,因而使尿量增加;抗利尿激素可促进肾小管与集合管对水的重吸收,导致尿量减少,呋塞米通过抑制肾小管髓袢升支粗段对 NaCl 的主动重吸收,降低肾髓质高渗梯度,使肾小管、集合管对水重吸收的力量减弱,尿量明显增加。

1　材料

家兔;氨基甲酸乙酯,生理盐水,葡萄糖,去甲肾上腺素,垂体后叶素,呋塞米(速尿),酚红,NaOH,斑氏试剂;微机生物信号采集处理系统。

2　方法

2.1　仪器连接和参数设置　　记滴器插入记滴插口;仪器参数设置:

(1) RM6240 系统:打开"实验"菜单,选择"影响尿液生成的因素",1 通道为记滴器计滴,默认参数;连续单激刺激方式,刺激强度 5 V,刺激波宽 2 ms,刺激频率 30 Hz。

(2) MedLab 系统:2 通道设置为记滴器,默认参数;采样间隔 2 ms;串刺激方式,波宽 2 ms,刺激强度 5 V,时程 1 s,频率 30 Hz。

2.2　手术准备

2.2.1　麻醉固定　　按 1 g/kg 体重剂量耳缘静脉注射 200 g/L 氨基甲酸乙酯。待兔麻醉后,将其仰卧,先后固定四肢及兔头。

2.2.2　颈部手术　　剪去颈前部被毛,正中切开皮肤 5～6 cm,钝性分离颈部组织,暴露右侧血管神经鞘,细心分离出鞘膜内的迷走神经,在神经下穿线备用。

2.2.3　腹部手术　　从耻骨联合向上沿中线作长约 4 cm 的切口,沿腹白线打开腹腔,将膀胱轻拉至腹壁外,先辨认清楚膀

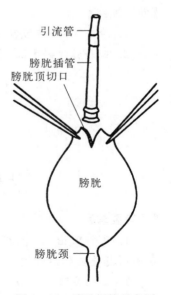

引流管

膀胱插管
膀胱顶切口

膀胱

膀胱颈

图 6-42　膀胱插管示意图

胱和输尿管的解剖部位,用止血钳提起膀胱前壁(靠近顶端部分),选择血管较少处,切一纵行小口(图 6-42),插入插管后结扎。使插管的引流管出口处低于膀胱水平,用培养皿盛接由引流管流出的尿液。如膀胱容积仍较大时,可用粗线将膀胱扎掉一部分,使膀胱内的贮尿量减至最少。用线结扎膀胱颈部以阻断膀胱同尿道的通路。术毕用温热的生理盐水纱布覆盖腹部创口。

2.3　实验观察

2.3.1　连续记录尿流量(滴/min)。

2.3.2　按 6～9 mL/kg 体重剂量静脉快速注射 37～38℃的生理盐水,记录尿量最多时的数据。取尿液 2 滴作一次尿糖定性试验。

2.3.3　待尿量恢复稳定后用强度 5 V,频率 30 Hz,波宽 2 ms 的电脉冲间断刺激右侧颈迷走神经的末梢端 1～2 min,记录尿量最少时的数据。

2.3.4　待尿量恢复稳定后静脉注射 200 g/L 葡萄糖 5 mL,记录尿量最多时的数据。当尿量显著变化时,取流出的尿液 2 滴作一次尿糖定性试验,观察尿糖。

2.3.5　待尿量恢复稳定后静脉注射 0.1 g/L 去甲肾上腺素 0.3 mL,记录尿量最少时的数据。

2.3.6　待尿量恢复稳定后按 5 mg/kg 体重剂量静脉注射 10 g/L 呋塞米,记录尿量最多时数据。

2.3.7　静脉注射 6 g/L 酚红 0.5 mL,用盛有 100 g/L NaOH 溶液的培养皿(下垫一白纸)收集尿液,记录从注射酚红起到尿中刚出现酚红的时间(酚红在碱性液中呈红色)。

2.3.8　按 0.75 U/kg 体重剂量静脉注射 1 000 U/L 垂体后叶素,记录尿量最少时的数据。

3　结果

列各项处理前后尿量的原始数据表格。用文字和数据逐一描述实验结果。

4　讨论

论述各项处理对尿量变化的机制。

【注意事项】

1. 实验前最好给兔多喂些青菜,或用胃导管向其胃中灌入 40～50 mL 清水。

2. 实验需作多次静脉注射,静脉穿刺应从近耳尖处开始,逐次移向耳根。

3. 作膀胱插管时,操作需轻,以免膀胱受刺激而缩小,增加插管难度。

4. 尿糖定性试验方法:在试管内盛 1 mL 斑氏试剂,加入尿液 2 滴,在酒精灯上加热至煮沸。冷却后观察试液和沉淀物的颜色,如由蓝绿色转变为黄色或砖红色,表示尿糖试验阳性。

【问题探究】

1. 本实验中哪些因素通过肾小球滤过率而影响尿量的? 它们各自的作用机制如何?

2. 兔静脉注射 200 g/L 葡萄糖 5 mL 的利尿机制? 用理论计算证明动物出现糖尿。

3. 试解释垂体后叶素对尿量的影响。静脉注入的酚红经什么方式进入尿液?

(陆源,饶芳,李天一)

实验 40　急性肾功能不全

【预习要求】

1. **实验理论**　病理生理学和病理学教材中的急性肾功能不全内容,肾小球、肾小管病变。

2. **实验方法**　第三章第五节 721 分光光度计使用;光学显微镜使用。

3. **实验准备**　预绘制实验原始数据记录表格和统计表格。按实验观察预测实验结果。

【目的】
学习用氯化汞复制急性中毒性肾功能不全的动物模型;观察急性肾功能不全时尿蛋白、血肌酐、尿肌酐、肾酚红排泄率的变化及肾形态学的改变,并根据实验结果分析和讨论致病因素及导致急性肾功能不全的可能发病机制。

肾脏是一个多功能的器官,通过泌尿功能,排泄代谢废物和毒物,调节水、电解质和酸碱平衡,以维持机体内环境的稳定;通过内分泌功能以调节体内的功能代谢。引起急性肾功能不全主要原因有肾前性、肾性、肾后性三种。氯化汞是重金属盐,家兔皮下或肌肉注射 10 g/L 氯化汞,可引起以肾小管坏死为主的急性肾功能不全。急性肾功能不全临床分为少尿型和非少尿型两种,前者多见。少尿型一般出现少尿甚至无尿、等渗尿,尿钠浓度高,尿常规可发现血尿,镜检有多种细胞并有管型(颗粒管型和细胞管型等)。血液尿素氮(BUN)和血浆肌酐进行性升高,肌酐从尿中排出障碍,尿肌酐/血肌酐<20,与功能性肾衰时>40 有明显区别。

急性肾功能不全评价的病理生理学指标主要有内生肌酐清除率、尿肌酐/血肌酐比值、肾脏酚红排泄率、钠排泄分数等,本实验主要测定酚红排泄率、内生肌酐清除率、尿肌酐/血肌酐比值及肾形态学的改变。

1　材料
家兔;分光光度计,光学显微镜,离心机,恒温水浴锅;氯化汞,氨基甲酸乙酯,酚红,NaOH,醋酸,碱性苦味酸,肌酐标准应用液,生理盐水,葡萄糖。

2　方法
2.1　**急性肾功能不全模型复制**　于实验前 24 h,取两只家兔,称重,一只作为实验兔按 0.8~1.0 mL/kg 体重剂量皮下或肌肉注射 10 g/L 氯化汞造成急性肾功能不全备用;另一只皮下或肌肉注射等量的生理盐水作为对照兔。

2.2　**动物手术**

2.2.1　麻醉固定　　按 5 mL/kg 体重剂量经耳缘静脉注射 200 g/L 氨基甲酸乙酯麻醉家兔。兔麻醉后，仰卧固定。

2.2.2　血标本的制备　　从家兔心脏采血 3 mL（或经颈总动脉采血），置于一干燥试管中（不抗凝），放置 10 min 后，3 000 r/min 离心 15 min，小心吸取血清置于另一干净试管中，备测血肌酐用。

2.2.3　颈总动脉插管　　颈部正中剪毛，切开皮肤分离一侧颈总动脉，结扎颈总动脉远心端，用眼科剪在动脉壁上剪一小口，向近心端方向插入动脉插管并结扎固定，以备采血。

2.2.4　采集尿液　　下腹部剪毛，从耻骨联合向上沿中线作长约 4 cm 的切口，沿腹白线打开腹腔，暴露膀胱，用注射器抽取膀胱内尿液 2 mL，作尿肌酐、尿常规检查用。

2.2.5　输尿管插管　　在膀胱底部仔细分离两侧输尿管。用粗线结扎近膀胱处的两侧输尿管，以阻断尿流，待其充盈后，在两侧输尿管离结扎处用眼科剪各剪一小口，向肾脏方向插入一根细导尿管，结扎固定。将两侧导尿管外端用线扎并在一起，用于收集尿液。手术完毕后，用温热的生理盐水纱布覆盖颈部和腹部的创口。

2.3　实验观察

2.3.1　酚红排泄率测定

（1）从耳缘静脉快速注入 6 g/L 酚红（1 mL/kg），并开始计时。立即从耳缘静脉缓慢注入 200/L 葡萄糖溶液（20 mL/kg）。

（2）收集从注射酚红后的 15 min 或 30 min 的尿液，并换算成单位时间的尿量（mL/min）。

（3）取出约 0.5 mL 的尿液置于干净试管中，备测尿肌酐。

（4）将收集到的尿液倒入 250 mL 的量筒内，加入 100 g/L 的 NaOH 5 mL，再用自来水补充至 250 mL 处，充分混匀。取出适量放入与比色管直径相同的试管中，与标准比色管比较颜色，得出 15 min 或 30 min 肾脏的酚红排泄率。

2.3.2　血清和尿液肌酐含量测定（苦味酸沉定蛋白法）

（1）血清肌酐含量测定　　按表 6-8 步骤进行操作。混匀后 37℃水浴 30 min，用分光光度计以波长 510 nm，空白管调零，读 OD 值。然后，各管加 50% 乙酸溶液两滴，放置 6 min 后，再测 OD' 值。

表 6-8　血清肌酐测定

单位(mL)	标准管	测定管	空白管
肌酐标准应用液(0.05 mg/mL)	0.20	—	—
血清	—	0.20	—
蒸馏水	—	—	0.20
碱性苦味酸	2.0	2.0	2.0

按（1）式计算血清肌酐（$[Cr]_p$）：

$$[Cr]_p(mg\%) = \frac{OD_{测} - OD'_{测}}{OD_{标} - OD'_{标}} \times 0.01/0.2 \times 100 \tag{1}$$

血清肌酐（$[Cr]_p$）参考值：19～43 mg/L

(2) 尿液肌酐含量测定　按表 6-9 加样,混匀后放 10 min 后加蒸馏水 6.0 mL,摇匀,用分光光度计以波长 530 nm,空白管调零,读 OD 值。

表 6-9　尿肌酐测定

单位(mL)	标准管	测定管	空白管
肌酐标准应用液(0.5 mg/mL)	0.2	—	—
尿液(原尿或 1∶50 稀释)	—	0.2	—
蒸馏水	—	—	0.2
碱性苦味酸	2.0	2.0	2.0
125 g/L NaOH	0.5	0.5	0.5

按(2)式计算尿肌酐($[Cr]_u$):

$$[Cr]_u(mg\%) = OD_{测} \times 0.05\ mg \times 100\ mL/0.1\ mL \qquad (2)$$

2.3.3　尿蛋白定性试验　取尿液 3～5 mL,加到试管的 2/3 处。用试管夹夹住试管底部,使试管向上倾斜。用酒精灯火焰在尿斜面下 1～2 cm 处加热至煮沸。观察尿液,如有白色混浊,加入 50 g/L 醋酸 3～5 滴后再煮沸。若尿液变清是尿内无机盐所致。若混浊加重,表示尿中有蛋白。根据表 6-10 进行蛋白含量判定。

表 6-10　尿蛋白判断标准

	无混浊	轻度混浊	稀薄乳样混浊	颗粒及絮状混浊	凝集成块
程度	—	+	++	+++	++++
含蛋白量(g/L)		0.1～0.5	0.5～2	2～5	>5

2.3.4　肾形态学观察　于耳缘静脉注射 10 mL 空气处死家兔,解剖取出肾脏,称重,计算肾脏与体重之比。比较两组家兔肾脏外形、质地,纵向剖开肾脏,观察肾切面包膜、皮髓质分界、皮髓质条纹、色泽等。

2.4　统计方法　结果以 $\bar{x} \pm s$ 表示,统计采用 Student t test 方法。

3　结果

列正常家兔和急性肾功能损伤家兔的血清肌酐、尿液肌酐、尿肌酐/血肌酐比值、酚红排泄率原始数据表格,对数据进行统计学处理。描述尿蛋白定性试验结果、正常与急性肾功能损伤家兔肾脏形态学差异。用文字、统计描述、统计结果表述实验结果。

4　讨论

论述急性肾功能不全动物模型的复制方法及其机理,论述正常家兔和急性肾功能损伤家兔观察指标差异的机制。

【注意事项】

1. 每项观察项目均以正常家兔为对照记录。

2. 血清、标准液等试剂用量应准确。

3. 掌握好煮沸、冷却时间,否则颜色反应不准确。

【问题探究】

1. 试分析氯化汞(升汞)中毒性急性肾功能不全的主要发病机制是什么?

2. 家兔发生急性肾功能衰竭各指标的变化及其机制。

附录　酚红标准液配制、急性肾功能不全时肾功能评价的病理生理基础

1. 酚红标准液配制　　6 g/L 酚红 1.0 mL 加 100 g/L NaOH 5 mL 用蒸馏水稀释至 1 000 mL,吸取该溶液 5 mL 加碱性蒸馏水(100 g/L NaOH 5 mL 用蒸馏水稀释至 100 mL)5 mL 即成酚红标准液。

2. 急性肾功能不全时肾功能评价的病理生理基础　　内生肌酐清除率(Ccr)能较准确地反映肾小球滤过率(GFR)。$Ccr = [Cr]_尿 × 尿量(mL/min)/[Cr]_血$。实验中必须采集有"记录单位时间的尿量"的尿液样品作为尿肌酐 $[Cr]_尿$ 测定,与血肌酐 $[Cr]_血$ 比,计算出 GFR。肌酐能自由从肾小球滤过,在肾小管中很少被重吸收,但有少量是由近曲小管分泌。内生肌酐在血浆中的浓度相当低,近曲小管分泌的肌酐量可忽略不计,因此 Ccr 与菊粉清除率相近,可以代表肾小球滤过率。

3. 血清和尿液肌酐含量测定原理　　在碱性条件下,苦味酸与血浆或尿液中肌酐作用,生成黄红色苦味酸肌酐,使溶液呈色后进行比色测定;然后加乙酸,在酸性环境下黄红色的苦味酸肌酐被清除,非肌酐物质(假肌酐)呈色,两者比色之差为血清或尿液中的肌酐。

(郑慧华,李天一,饶芳)

第七节　感觉功能实验

实验 41　视听觉功能测定

一、视力测定

【预习要求】

1. 实验理论　　人眼的基本结构;简化眼;眼的折光功能及调节。

2. 实验方法　　视力表使用方法。

【目的】　学习视力表测定视力的原理和使用方法。

视力(视敏度)是把眼能辨别两个点的最小距离作为衡量标准。这两个点的光线射入眼时,在节点交叉所呈的角度称为视角。视力测定就是测定所需要的最小视角。临床上规定当视角为 1 分时,能辨别两个点或看清楚字或图形的视力为正常视力。测定视力的视力表就是根据视角的原理制定的。我国于 1990 年使用标准对数视力表(温州医学院绍天荣教授创制)。是由大小、方向不同的"E"字排列而成。表上共有 14 排"E"形符号由上而下逐级缩小。各排字母的大小在规定的距离上,对眼都形成 5 分视角。每个字母每一笔画的宽度以及每划间的距离都是整个字母的 1/5,都对眼睛形成 1 分

视角(图 6－43)。

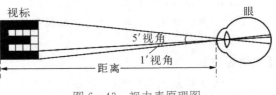

图 6－43　视力表原理图

用此视力表检查视力是按 5 分记录；视力等于 5 减视角 a(分)的常用对数(log)，即视力＝5－log(a)。

通常检查视力时，是用固定距离的方法。令被检者站在距视力表 5 m 处，以单眼能正确辨别出第 11 行字母的缺口方向者为正常视力。以 5 分记录为 5，因 5 m 处视清楚 11 行时视角为 1 分，其常用对数为 0，即视力＝5－0。

1　材料

标准对数视力表，遮眼板，指示棒。

2　方法

2.1　将视力表挂在光线明亮处，但须避免眩目光线。视力表的第 11 排视标的高度应与被检者的眼在同一水平线上。

2.2　被检者应立于距视力表 5 米处，检查时两眼须分别进行，先查右眼，后查左眼。查一眼时，须以遮眼板将另一眼完全遮住。但注意勿压迫眼球，以免影响该眼视力。

2.3　检查人用指示棒自上而下，从大到小地分别指示视力表上的视标，每指一个，被检者应准确说出视标的缺口方向，如此循序渐进，直到被植者不能辨识视标为止，能清楚辨认的最小一排视标右边所标的数字，代表被测者该只眼的视力。4.0～5.3 为视力表置 5 米处可测得视力范围，正常人的视力为 5.0。

2.4　如视力低于 4.0，即在 5 m 距离不能辨认最大视标时，可令被检者向视力表方向移近，到能辨认最大视标时止步，测定其与视力表的距离，按表 6－11 查得视力，也可按以下公式(1)推算：

表 6－11　对数视力表 3.0～3.9 的测定

走近距离(米)	4	3	2.5	2	1.5	1.2	1.0	0.8	0.6	0.5
视　力	3.9	3.8	3.7	3.6	3.5	3.4	3.3	3.2	3.1	3.0

$$\frac{1}{视角(a)} = \frac{被试者视力表距离(d)}{能辨清字母排数的设计距离(D)} \tag{1}$$

$$视力 = 5 - \log(a) = 5 - \log(D/d)$$

如 4 m 处辨认最大视标，其视力为 5－log(50/4)等于 3.9。如在 1 m 距离处不能辨识最大视标时，令其分辨手动，3 分表示 50 cm 手动；2 分表示眼前手动；眼前手动也不能分辨，则须到暗室内检查光觉。方法是检查者持一烛光，在 5 m 处使其时亮时暗，令被检者辨认有无光亮和光的方向，1 分表示有光感，0 分表示无光感。

3　结果

记录一组视力检测结果。

4　讨论

论述视力不同的机理。

【注意事项】

1. 视力表表面须清洁平整。

2. 视力表表上必须有适当、均匀、固定不变的照明度，一般为 $400 \sim 1\,000$ Lux，且必须避免由侧方照来的光线，及直接照射到被检者眼部的光线。阴晴不定的自然光线亦不适宜，以免引起不准确的检查结果。

3. 视力表与被检者的距离必须正确固定，被检者距表为 5 m。如室内距离不够 5 m 长时，则在 2.5 m 处置一平面镜来反射视力表。此时最小一行标记应稍高过被检者头顶。

【问题探究】

1. 测定视力时，当距离不变，视力与所能看清的最小字或图形的大小有什么关系？

2. 当字或图形大小不变时，视力与看清字母或图形所需的最远距离有何关系？

二、盲点的测定

【预习要求】

1. 实验理论　　人眼的基本结构；简化眼；眼的折光功能，视网膜的结构特点和感光功能。

2. 实验方法　　盲点测定方法，盲点直径计算方法。

【目的】　学习测定盲点位置和范围的方法。

视网膜后部视神经穿出部位为视神经乳头，此处没有感光细胞，不能感光，称为生理盲点。某些视野器官疾病，可在视野中检查出异常的病理性盲点。盲点的测定是了解视觉机能的一种检查方法。根据物体成像的规律从盲点投射区域，找出盲点的所在位置和范围。

1　材料

尺，白纸，黑色指示棒，遮眼板。

2　方法

2.1　测定盲点投射区域

2.1.1　取白纸一张，平贴在受试者对面的墙上，在白纸的左边与受试者眼相平行的地方用黑墨水作一个"十"符号(图 6 - 44)，受试者与纸间的距离为 50 cm。受试者以遮眼板遮蔽左眼，右眼注视"十"号。

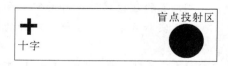

图 6 - 44　测盲点卡片

2.1.2　主试者手持指示棒，试验时将其尖端自"十"点向外侧方缓缓移出，此时受试者的右眼要始终凝视"十"点。当棒尖移到一定的距离被试者刚不能看见时,即在此作一记号。然后再继续向外移出,到被试者刚又重新看见之处再作一记号。

2.1.3 同法在该区域内,沿不同的方位作直线移动,将所得各点最后连接起来成一不规则的圆圈。此即为测得的右眼盲点的投射区。

2.2 计算盲点与中央凹的距离和盲点的直径   依据相似三角形各对应边成正比例的定理(图6-45)按下列公式进行计算:

$$\frac{盲点的直径}{盲点投射区域的直径}=\frac{节点与视网膜的距离(15\ mm)}{节点至白纸的距离}$$

$$盲点的直径=盲点投射区域的直径\times 15/500(mm)$$

$$\frac{盲点与中央凹的距离}{盲点投射区域与"十"字的距离}=\frac{节点与视网膜的距离(15\ mm)}{节点到白纸的距离}$$

$$盲点与中央凹的距离=盲点投射区域与"十"字的距离\times 15/500(mm)$$

3 结果

测定一组人盲点直径和盲点与中央凹的距离。

4 讨论

论述盲点的生理意义。

【注意事项】

1. 测定眼盲点大小时,该眼正视白纸片上"十"字,球不得随意转动。

2. 测定眼盲点大小时,该眼与白纸须保持一定距离(50 cm),不能随意变动。

【问题探究】

实验证明两眼都有盲点,平时人们注视物体时,为什么没有感觉到盲点的存在?

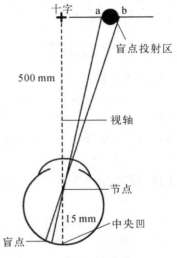

图6-45 盲点直径计算原理

三、视野测定

【预习要求】

1. 实验理论   视野的定义和测定视野的意义。

2. 实验方法   了解视野计的结构和视野测定方法。

【目的】 学习视野计的使用方法,测定正常人的无色视野与有色视野。

视野是当一只眼睛凝视正前方某一点时,同时所能看到的空间范围。由于眼球位置较深,鼻、眉弓、颧骨等可遮住一部分外来光线使不能到达视网膜,故当眼注视某一点不动时,其视野有一定限制。正常单眼视野的范围:颞侧约 90°以上,下方约 70°,鼻侧约 65°,上方约 55°(后两者由于受鼻梁和上眼睑的影响)。各种颜色视野范围并不一致,由于感受色觉的视锥细胞分布于视网膜的中心部分,白色最大,蓝色次之,红色又次之,绿色最小,两眼同时注视时,大部分视野是互相重叠的。临床上常用测定视野的办法,检查视网膜,视觉的传导道和视觉中枢的机能。

1　材料

人;视野计,白色、黄色、红色、绿色视标,视野坐标图纸。

2　方法

2.1　熟悉视野计的构造　　常用的弧形视野计,是一个半圆弧形金属板,安在支架上,可绕矢状轴作 360°的旋转。圆弧外面有刻度,刻度表示由该点向周边视网膜的光线与视轴所夹的角度。视野的外周界限即以此角度表示之。在圆弧内面中央装有一个固

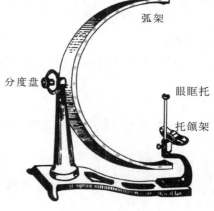

图 6-46　视野计

定的小镜子,其对面的支架上设有支持下颌的托片和固定眼窝下缘用的眼托(图 6-46)。

2.2　实验观察

2.2.1　受试者背光而坐,面向视野计,下颌放在托架上,遮住一眼,另一眼凝视视野计的中心标志(小镜)。眼球不能转动。

2.2.2　将视野计的半圆弧架旋至垂直位置,主试者将白色视标沿弧架内面由外向中心缓缓移动,边问受试者能否看见,反复检查,直到确实找出受试者刚刚能看到的那一点,将此点的位置记录在视野坐标图纸的相应位置上(见图 6-47)。

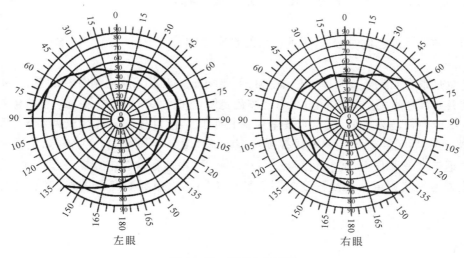

图 6-47　视野坐标图纸

2.2.3　将视野计半圆弧架旋至水平位置,同上法测定,然后再将半圆弧架旋至 45°,135°……各角度,分别测定之。

2.2.4　将上述不同位置所测得的各个点,用线连起来得到一眼无色视野的范围。

2.2.5　同上方法,用黄色或红色、绿色视标测定有色视野。

2.2.6　在视野图纸(见图 6-47)上记下测定时眼与注视点的距离和视标的直径,通常前者为 33 cm,后者为 3 mm,记录时可简写为 3/300。

3　结果

测出无色与有色视野,绘出图形。描述有色视野与无色视野的差异。

4　讨论

论述有色视野与无色视野差异的机理及临床视野的意义。

【注意事项】

测定颜色视野时,受试者必须认清视标的颜色时为止。同时在测颜色视野时,视标颜色不能事先被试者知道。

【问题探究】

分析颞侧、鼻侧。上、下视野范围及颜色视野与无色视野的差异,并说明其原因。

四、色觉测定

【预习要求】

1. 实验理论　生理学教材视觉生理;色盲检查图说明书。
2. 实验方法　色盲检查图使用方法,色盲的判定。

【目的】　学习检查色盲的方法,了解色盲的临床意义。

色觉是眼在明亮处视网膜视锥细胞的主要功能。正常人能辨别各种颜色,凡不能准确辨别各种颜色者为色觉障碍。临床上按色觉障碍的程度不同,可分为色盲与色弱。色盲中以红绿色盲较为多见,蓝色盲及全色盲较少见。色盲分先天和后天两种,先天性者由遗传而来,后天性者为视网膜或视神经等疾病所致。色弱是辨色力较差,主要表现辨色能力迟钝或易于疲劳,是一种轻度色觉障碍。可用色盲检查本查出色盲或色弱患者。色盲检查图是利用色调深浅程度相同而颜色不同的点组成数字或图形,在自然光线下识读。

1　材料

人;色盲检查图。

2　方法

2.1　在充足均匀自然光线下,被检者与色盲检查图距离约 50～70 cm,双眼同时注视,检查者翻开色盲检查图,让被检者尽快(≤10 s)读出所见的数字或图形。注意回答是否正确,时间是否超过 10 s。按色盲检查图所附的说明,判定是否正确,是哪一种色盲或色弱。

2.2　实验观察

测定一组同学的色觉。

3　结果

用文字表述检查结果正常与否。

4　讨论

可参阅色盲检查图说明书,对检查情况进行分析讨论。

【注意事项】

1. 为避免被检者背诵色盲检查图内数字和图案,检查时应随机翻页各图抽查。
2. 有时可用几本不同的色盲检查图检查,以作出正确结论。

五、瞳孔反射

【预习要求】

1. 实验理论　　生理学感觉器官视觉生理。
2. 实验方法　　瞳孔反射的检查方法。

【目的】　学习瞳孔反射的检查方法,证明瞳孔反射的存在,掌握其反射途径。

瞳孔反射包括瞳孔对光反射和瞳孔近反射。当眼受光线刺激或视物移近时瞳孔缩小,属瞳孔反射。前者为瞳孔对光反射,是双侧性的。反射途径为:强光→视网膜→视神经→视束→外侧膝状体内缘→中脑四叠体顶盖前区(双侧)换元→动眼神经缩瞳核换元→睫状神经节换元→睫状短神经→瞳孔括约肌→使(双侧)瞳孔缩小。瞳孔近反射的反射途径为:注视物移近→视网膜→视神经(视交叉)→视束→丘脑外侧膝状体→大脑皮层枕叶→额叶中央前回下行→锥体束→中脑正中核→中脑缩瞳核→睫状神经节→睫状短神经→瞳孔括约肌→瞳孔缩小。

正常人瞳孔直径约 2.5～4.0 mm,可变动约 1.5～8.0 mm 范围。

1　材料

人;手电筒。

2　方法

2.1　瞳孔对光反射

2.1.1   直接对光反射   在明室中,患者背光而坐,两眼向前平视。检查者用手电筒光照射一侧瞳孔,观察瞳孔直径的变化。同法检查另一侧瞳孔。试比较两侧瞳孔变化是否相同。

2.1.2   间接对光反射   在以上体位与坐姿下,检查者用手在被检者鼻梁处隔开两眼视野,另一手持电筒照射右眼瞳孔,注意观察左眼瞳孔是否与右眼同时、同样程度缩小。同法检查左眼瞳孔。

2.2   瞳孔近反射   同以上体位与坐姿,令被检者双眼注视近前方远处检查者一示指,观察其瞳孔的大小。示指由远移近被检者眼前,同时观察受检者瞳孔和视轴的变化。

2.3   实验观察

2.3.1   双侧瞳孔是否等大、等圆(正常直径约 2~4 mm)。

2.3.2   瞳孔对光反射、瞳孔近反射时瞳孔的形态、大小、位置变化。

2.3.3   直接与间接对光反射是否存在及其灵敏度。

3 结果

描述所见现象及瞳孔大小、形态、位置,对光反应是否存在及灵敏度。

4 讨论

论述瞳孔对光反射和瞳孔近反射的机理及两者的差别。

【注意事项】

1. 先在自然光下用肉眼观察两侧瞳孔自然状态,继而用手电筒检查其对光反应。

2. 打开手电筒光照射瞳孔时,应移动射向被检瞳孔,同时观察。

【问题探究】

光照射一侧瞳孔时,另一侧瞳孔有何变化？为什么？说明其反射途径。

六、声波的传导途径

【预习要求】

1. 实验理论   生理学教材声波传入内耳的途径。

2. 实验方法   音叉使用方法;林纳试验方法和韦伯试验方法。

3. 实验准备   设计实验结果记录表格。预测林纳试验方法和韦伯试验方法检查结果。

【目的】   学习音叉实验鉴别听力障碍,比较气导和骨导的听觉效果。

听力检查的目的是了解听力损失的程度、性质及病变的部位。检查方法甚多,一类是观察患者主观判断后作出的反应,称主观测听法,如耳语、秒表、音叉、听力计检查等,但此法常可因年龄过小、精神心理状态失常等多方面因素而影响正确的测听结论。另一类是不需要患者对声刺激做出主观判断反应,可以客观地测定听功能情况,称客观测听法,其结果较精确可靠,如声阻抗-导纳测听、耳蜗电图、听性脑干反应。

本实验采用主观测听法,音叉振动产生的声波,声波可通过气传导和骨传导两种途径传入内耳,正常人气传导的效率大于骨传导。在耳蜗、听神经和中枢正常,气传导途径发生障碍时(传音性耳聋),骨传导却不受影响,甚至相对增强,此时音叉检查气传导小于骨传导。当耳蜗病变时(感音性耳聋),气传导与骨传导均减退。

1 材料

C 调 256 Hz 音叉,干棉球,橡皮锤,秒表。

2 方法

2.1 林纳试验(Rinne test,RT)又称气骨导对比试验

2.1.1 受检者坐于安静的室内,主试者手持音叉用橡皮锤敲击音叉臂的上 1/3 处,立即将振动的音叉柄置于受检者的一侧颞骨乳突部测其骨导听力,计时,待听不到声音时记录其时间,立即将音叉移置于外耳道口外侧 1 cm 外,测其气导听力(图 6-48)。若仍能听到声音,则表示气传导比骨传导时间长,称林纳试验阳性(RT"+")。反之骨传导比气传导时间长,则称林纳试验阴性(RT"-")。将试验结果记录于表 6-12。

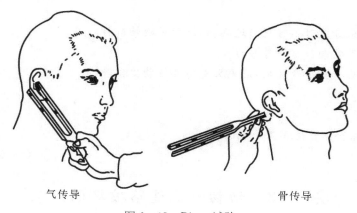

气传导　　　　　　　　　　　　　　　　　骨传导

图 6-48　Rinne 试验

2.1.2 用干棉球塞住同侧耳孔,模拟气传导障碍,重复以上实验步骤,结果气传导时间比骨传导时间短,此称 Rinne 试验阴性。

2.1.3 正常人气传导比骨传导时间长 1～2 倍,为林纳试验阳性,传导性聋因气导障碍,则骨传导比气传导长,为阴性,感音性耳聋气传导及骨传导时间均较正常短,且听到声音亦弱故为短阳性,气传导与骨传导时间相等者(RT"±")亦属传音性聋。

2.2 韦伯试验(Weber test,WT)又称骨导偏向试验

2.2.1 主试者将震动的音叉柄置于被检者的额部正中,记录两耳所听到的声音强度是否相同。

2.2.2 用干棉球塞住被检者一侧耳孔,重复以上实验,记录两耳听到的声音强度变化。

2.2.3　若两耳听力正常或两耳听力损害性质、程度相同,则感到声音在正中,是为骨导无偏向;由于气导有抵消骨导作用,当传音性聋时,气导有障碍,不能抵消骨导,以至患耳骨导要比健耳强,而出现声音偏向患耳;感音性聋时则因患耳感音器官有病变,故健耳听到的声音较强,而出现声音偏向健耳。

3　结果

记录各项检查结果记入表 6 – 12。

表 6 – 12　Rinne 和 Weber 试验结果

试 验 方 法		Rinne test		Weber test
		气传导/s	骨传导/s	
正　常	左　耳			
	右　耳			
棉球塞一侧耳孔	左　耳			
	右　耳			

4　讨论

比较气传导与骨传导功效的差异。

【注意事项】

1. 橡皮锤敲音叉时不可用力过猛,切记勿用硬物敲打。
2. 音叉震动方向应正对外耳道口。
3. 操作中用手指持音叉柄,避免叉支与其他物体接触。

【问题探究】

传音性耳聋和感音性耳聋的机制。

（汤伯瑜,陆源）

实验 42　动物一侧迷路破坏的效应

【预习要求】

1. 实验理论　　内耳前庭器官的功能。
2. 实验方法　　第五章动物实验技术。

【目的】　通过破坏蟾蜍或豚鼠的一侧迷路,观察迷路在维持机体正常姿势与平衡中的作用。

内耳迷路中的前庭器官是感受头部空间位置和运动变化的装置。通过前庭器官可反射性地影响肌紧张,调节机体姿势平衡和运动协调。破坏或消除动物一侧前庭器官后,会发生肌紧张协调障碍,静止和运动时的失平衡。

1　材料

蟾蜍或豚鼠;乙醚,氯仿。

2　方法

2.1　蟾蜍一侧迷路破坏

2.1.1　观察正常蟾蜍(术前)的爬行姿势和游泳动作。

2.1.2　将蟾蜍躯干用纱布包裹,腹部朝上握于手中。张开蟾蜍口,用手术刀在颅底口腔黏膜作一横切口,分开黏膜,即可看到十字形的副蝶骨。副蝶骨左右两旁的横突即迷路所在部位。用手术刀削去一侧横突骨膜,可见粟粒大的小白点,即是迷路(图6－49)。用探针刺入小白点约2 mm并捣毁之,用棉球止血。

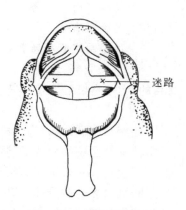

图6－49　蟾蜍迷路位置

2.1.3　实验观察　　数分钟后观察蟾蜍静止和爬行姿势的改变,观察蟾蜍游泳姿势和方向偏向何侧。

2.2　豚鼠一侧迷路麻醉

2.2.1　观察豚鼠的正常姿势、行走状态,有无眼球震颤。

2.2.2　使豚鼠侧卧,固定头部不动,提起一侧耳廓,用滴管向外耳道深处滴入氯仿(麻醉剂)2~3滴。

2.2.3　保持侧卧位和头部不动10~15 min,使氯仿渗入以消除迷路机能。

2.2.4　实验观察　　豚鼠眼球震颤与否及方向,握住豚鼠的后肢将它提起,其头部、躯干姿势偏向(麻醉一侧),自由爬行时的运动姿势变化(旋转或翻滚)方向。

3　结果

用文字逐一描述实验结果。

4　讨论

论述实验结果的机理。

【注意事项】

1. 破坏蟾蜍迷路后及时止血。

2. 氯仿是高脂溶性麻醉剂,给豚鼠滴入量不宜过多,以防止其死亡。

3. 标明滴入耳道是右侧或左侧,以便分析。不能双耳都滴。动物不能重复使用。

【问题探究】

为什么破坏动物一侧迷路后,其头和躯干运动皆偏向患侧?

(孙霞)

实验 43　镇 痛 实 验

【预习要求】

　　1. 实验理论　　药理学教材中有关 dolantin 和 rotundine 的药理作用及机制。

　　2. 实验方法　　第五章动物实验技术;第二章常用统计指标和统计方法。

　　3. 预绘制实验原始数据记录表格和统计表格。预测实验结果。

【目的】　观察麻醉性镇痛药杜冷丁与非麻醉性镇痛药罗通定的镇痛效应。

　　杜冷丁(dolantin)为合成品,是吗啡的代用品,较吗啡的成瘾性轻。与吗啡相似,作用于中枢神经系统的阿片受体而发挥作用,镇痛效力约比吗啡弱 10 倍,持续时间也比吗啡短。罗通定(rotundine),其结构为四氢巴马汀,镇痛作用比派替啶弱,但无成瘾性。罗通定阻断脑内多巴胺受体,抑制痛觉信息在脊髓水平的传递,亦增加与痛觉有关的特定脑区脑啡肽原和内啡肽原的 mRNA 表达,促进脑啡肽和内啡肽的释放,产生镇痛作用。

1　材料

　　小鼠;超级恒温器;dolantin,rotundine sulfate,生理盐水。

2　方法

2.1　热板准备　　开启超级恒温器,调节超级恒温器温度恒定于 $55 \pm 0.1℃$。

2.2　动物筛选　　取雌性小鼠数只,将小鼠放入金属罐内记录时间,罐口盖以透明盖,观察到小鼠出现舐后足的时间为止,此段时间作为该鼠的热痛反应时间(痛阈值),记录之,凡小鼠在 30 s 内不舐后足或放入罐内发生逃避、跳跃者弃之。

2.3　实验观察

2.3.1　将筛选合格的小鼠 3 只做好甲、乙、丙标记,测每只小鼠的正常痛阈值一次,作为该鼠给药前痛阈值。

2.3.2　甲鼠按 25 mg/kg(2.5 g/L,0.1 mL/10 g)体重剂量腹腔注射(i. p.)dolantin,乙鼠按 25 mg/kg (2.5 g/L,0.1 mL/10 g)体重剂量 i. p. rotundine,丙鼠按 0.1 mL/10 g 体重剂量 i. p. 生理盐水作为对照。

2.3.3　用药后 15 min、30 min、60 min 各测小鼠痛阈一次,如果用药后放入罐内 60 s 仍无反应,即将小鼠取出,以免时间太长把脚烫伤,其痛阈可按 60 s 计算。

2.3.4　计算各组的用药前、后各次的小鼠痛阈值的平均值,并按下列公式计算痛阈提高百分率。

$$痛阈提高百分率 = \frac{用药后平均热痛反应时间 - 用药前平均热痛反应时间}{用药前平均热痛反应时间} \times 100\%$$

2.4　统计方法　　结果以 $\bar{x} \pm s$ 表示,统计采用 Student t test 方法。

3 结果

根据各组在用药后不同时间的痛阈提高百分率进行统计,列表或作图表述,用文字、统计描述和统计结果表述结果。

4 讨论

比较 dolantin 与 rotundine 的作用及强度,讨论 dolantin、rotundine 的作用机制。

【注意事项】

1. 小鼠选用雌性,因雄性小鼠遇到热时睾丸易下垂,阴囊触及热板而致反应过敏。

2. 室温较低时,小鼠须保温一定时间,以免由于低温而致反应迟钝,影响实验结果。

【问题探究】

镇痛药和解热镇痛药在镇痛方面的作用机制有何不同?

（梅汝焕）

实验 44 药物对家兔瞳孔的作用

【预习要求】

1. 实验理论 拟胆碱药及拟肾上腺素药的药理作用和应用,瞳孔调节的生理机制。

2. 实验方法 第五章家兔的捉拿。滴眼及量瞳方法。

3. 实验准备 绘制实验记录表,预测实验结果。

【目的】 观察拟胆碱药及拟肾上腺素药对瞳孔的作用。

瞳孔大小主要受瞳孔括约肌和瞳孔开大肌调节。瞳孔括约肌上分布有 M 受体,当 M 受体激动后,引起瞳孔括约肌收缩,瞳孔缩小。瞳孔开大肌上主要分布的是 α 受体,当 α 受体激动时,瞳孔开大肌收缩,瞳孔扩大。

阿托品是 M 受体阻断药,去氧肾上腺素是 α 受体激动药,二药可作用于不同环节产生扩瞳作用;而毛果芸香碱是 M 受体激动药,毒扁豆碱则是抗胆碱酯酶药,二者可直接或间接激动 M 受体产生缩瞳作用。

本实验通过滴药的方法,观察药物对家兔瞳孔的影响,进一步理解传出神经系统药物的作用及其应用。

1 材料

家兔;硫酸阿托品,硝酸毛果芸香碱,盐酸去氧肾上腺素,水杨酸毒扁豆碱,手电筒,测瞳器。

2　方法

2.1　取兔 2 只,标记为甲兔、乙兔后放入兔固定箱内,剪去眼睫毛,在自然光线下测量并记录两侧正常瞳孔直径(mm)。另用手电筒进行对光反射试验,即突然从侧面照射兔眼,如瞳孔随光照而缩小,即为对光反射阳性,否则为阴性。

2.2　兔眼结膜囊内滴药　滴药时用拇指和食指将兔下眼睑拉开,使其成杯状,并用中指压住鼻泪管,甲兔左眼滴入 10 g/L 硫酸阿托品溶液 2 滴,右眼滴入 10 g/L 硝酸毛果芸香碱溶液 2 滴;乙兔左眼滴入 10 g/L 盐酸去氧肾上腺素溶液 2 滴,右眼滴入 5 g/L 水杨酸毒扁豆碱溶液 2 滴。滴入药液后轻轻揉动眼睑,使药液与角膜充分接触,并在结膜囊内保留 1 min,然后放手任其自然流出。

2.3　滴药 15 min 后,在同样强度的光线下,再分别测量并记录各眼瞳孔大小和对光反射。如滴入毛果芸香碱及毒扁豆碱的眼睛瞳孔已经缩小,在这两眼内再分别滴入 10 g/L 阿托品和 10 g/L 去氧肾上腺素 2 滴,15 min 后再检查瞳孔大小及对光反射又有何变化。

2.4　统计方法　结果以 $\bar{x} \pm s$ 表示,统计采用 Student t test 方法。

3　结果

列甲、乙两兔左、右眼用药前后瞳孔大小数据表,用文字、数据描述药物处理前后家兔瞳孔及对光反射变化情况。

4　讨论

根据结果,分析各药对影响瞳孔大小的机制,探讨各药的临床应用。

【注意事项】

1. 测量瞳孔勿刺激角膜,光照强度及角度须前后一致,否则会影响瞳孔大小。
2. 各眼滴药量要准确,在眼内停留时间要一致,以确保药液充分作用。
3. 观察对光反射只能用闪射灯光。
4. 实验动物应为一周内未用过眼药者。

【问题探究】

1. 阿托品和去氧肾上腺素的扩瞳作用,以及毛果芸香碱和毒扁豆碱缩瞳机制有何不同?如何通过实验来证明?
2. 毛果芸香碱与毒扁豆碱在治疗青光眼时其机制和作用特点有何不同?
3. 何谓调节痉挛和调节麻痹?

(汝海龙,孙霞)

第八节　神经系统实验

实验 45　反射弧的分析和反射时的测定

【预习要求】

1. 实验理论　　生理学教材中神经系统部分的反射与反射弧内容。
2. 实验方法　　第五章动物实验技术。
3. 实验准备　　预绘制实验原始数据记录表格和统计表格。预测结果。

【目的】　通过某些脊髓躯体运动反射,了解反射弧的完整性与反射活动的关系;通过用不同浓度的硫酸溶液刺激蛙趾引起的屈肌反射,学习掌握反射时的测定,了解刺激强度与反射时的关系。

在中枢神经系统的参与下,机体对刺激所产生的具有适应意义的反应过程称为反射。较复杂的反射需要较高级中枢部位的整合,而一些较简单的反射,只需通过中枢神经系统的低级部位就能完成。将动物的高位中枢切除,仅保留脊髓的动物称为脊动物,此时动物产生的各种反射活动为单纯的脊髓反射。由于脊髓已失去高级中枢的正常调节作用,故利于观察和分析研究反射过程的某些特征。

反射活动的结构基础是反射弧。典型的反射弧由感受器、传入神经、神经中枢、传出神经和效应器五个部分组成。一旦其中任何一个环节的解剖结构和生理完整性受到破坏,反射活动就无法实现。反射通过反射弧各组成部分所需的时间称为反射时,即由刺激作用于感受器开始,到效应器出现反射活动所经过的时间。反射时的长短与反射弧在中枢交换神经元的多少及是否有中枢抑制存在等有密切关系。反射时也与刺激强度有关,在一定的条件下与一定的刺激强度范围内,刺激愈强,反射时愈短。

1　材料

蟾蜍(或者蛙);硫酸;秒表。

2　方法

2.1　取蟾蜍一只,用粗剪刀由两侧口裂剪去上方头颅,制成脊蟾蜍(此类动物在断头后,尽管出血较多,各组织器官功能可基本维持正常,其脊休克时间也只有数秒,最长不过数分,是本实验较为理想的动物)。将动物俯卧位固定在蛙板上,于右侧大腿背侧纵行剪开皮肤,在股二头肌和半膜肌之间的沟内找到坐骨神经干,在神经干下穿一条细线备用。手术完后,用肌夹夹住动物下颌,悬挂在铁支柱上(图 6 - 50)。

2.2　反射弧的分析

2.2.1　用浸有 5 g/L 硫酸溶液的小滤纸片贴在下腹部。观察双后肢反应。待出现反应后,将动物浸于烧杯的清水内洗掉滤纸片和硫酸,用纱布擦干皮肤。提起穿在右侧坐骨神经下的细线,剪断坐骨神经,再重复上述实验,记录反应结果。

2.2.2 分别将左右后肢趾尖浸入盛有 5 g/L 硫酸的小平皿内(两侧浸没的范围应相等且仅限于趾尖),观察双侧后肢反应。

2.2.3 沿左后肢趾关节上作一环形皮肤切口,将切口以下的皮肤全部剥脱(趾尖皮肤一定要剥干净),再用 5 g/L 硫酸溶液浸泡该趾尖,观察该侧后肢的反应。

2.2.4 将一硫酸纸片贴于左后肢皮肤,观察引起的反应,用烧杯内的清水洗掉纸片及硫酸,擦干皮肤后,将探针插入脊髓腔内反复捣毁脊髓,用浸有 5 g/L 硫酸溶液的小滤纸片贴在下腹部。记录结果。

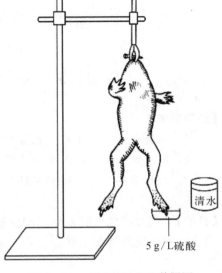

图 6-50 脊髓反射实验装置图

2.3 反射时的测定

2.3.1 按 2.1 法制备脊蟾蜍。

2.3.2 用培养皿盛 1 g/L 硫酸溶液,将蟾蜍任一后肢的脚趾尖浸入硫酸溶液中同时用秒表记录从浸入至后肢发生屈曲时所经历的时间。一旦出现屈肌反应时,迅速将后肢浸入烧杯内的清水中,清洗皮肤上的硫酸溶液。重复三次。求出反射时的平均值(两次实验间隔至少 2~3 min)。

2.3.3 用另外两个培养皿分别盛 3 g/L、5 g/L 硫酸溶液,分别测得各自的反射时。注意均重复测定三次,求出各自的平均值。

2.4 统计方法   结果以 $\bar{x} \pm s$ 表示,统计采用 Student t test 方法。

3 结果

列反射弧实验蛙处理前后反射情况记录表格和反射时原始数据表格。并对反射时进行统计处理。用文字和数据逐一描述实验结果。

4 讨论

论述各项处理对反射和反射时的影响及机制。

【注意事项】

1. 离断颅脑部位要适当,太高可能保留部分脑组织而出现自主活动,太低也会影响反射的引出。

2. 浸入硫酸溶液的部位应限于一个趾尖,每次浸泡范围、深度应恒定。

【问题探究】

1. 剪断右侧坐骨神经,动物的反射活动发生了什么变化?损伤了反射弧的哪一部分?

2. 剥去趾关节以下皮肤,如不再出现原有反应,是损伤了反射弧的哪一部分?

3. 当蟾蜍趾尖分别浸入 3 g/L 和 5 g/L 硫酸溶液中时,其反射时有何变化? 为什么?

（厉旭云）

实验 46　小 脑 损 伤

【预习要求】

1. 实验理论　生理学教材中小脑的功能。

2. 实验方法　第五章动物实验技术。

【目的】　观察小鼠一侧小脑被破坏后所出现的肌紧张失调和平衡功能障碍,了解小脑对躯体运动的调节功能。

小脑与大脑、丘脑、脑干网状结构、脊髓等处有广泛而复杂的纤维联系,是锥体外系的重要组成部分,具有维持身体平衡、调节肌肉紧张和协调随意运动等重要功能。当小鼠一侧小脑后损伤,将引起肌紧张失调和平衡功能障碍。

1　材料

小鼠;乙醚。

2　方法

2.1　取小鼠一只,在实验台上观察其正常活动情况。然后将其置于烧杯内,同时放入一浸透乙醚的棉球。待出现麻醉现象时立即取出。

2.2　剪去小鼠颅顶部的毛,沿头颅正中线剪开头皮,直达耳后部。以左手拇、食二指捏住其头部两侧,右手持棉球将顶间骨上的一层薄肌向后推压分离,尽量使顶间骨暴露出来。通过半透明的颅骨即可看到小脑。

2.3　用探针在如图 6-51 所示顶间骨的一侧刺入 3 mm,搅动破坏一侧小脑后出针,用棉球按压止血。

2.4　待小鼠清醒后,注意观察其姿势是否平衡,活动有何异常,比较两侧肢体的屈伸和肌张力有何变化。

3　结果

用文字描述实验结果。

4　讨论

论述小鼠姿势、活动、肌张力变化的机制。

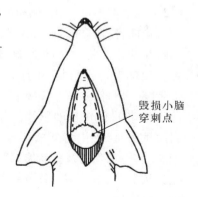

毁损小脑穿刺点

图 6-51　毁脑示意图

【注意事项】

1. 麻醉不宜过深,麻醉过程中要密切观察小鼠的呼吸运动。小鼠如在手术过程中苏醒挣扎,可用装有乙醚棉球的试管套在其嘴上追加麻醉。

2. 破坏小脑时以选用9号注射针头为宜。要垂直进针,深度适宜,刺入太深损伤中脑,刺入太浅无破坏作用。

(饶芳,方燕)

实验 47　家兔去大脑僵直

【预习要求】

1. 理论知识　　中枢神经系统对躯体运动的调节作用;去大脑僵直的产生机制。
2. 实验方法　　第五章动物实验技术;家兔开颅手术。

【目的】　观察去大脑僵直现象并了解其产生机制。

中枢神经系统对肌紧张具有易化和抑制作用。在正常情况下,通过这两种作用,使骨骼肌保持适当的紧张性,以维持机体正常姿势。若在中脑上、下丘之间切断脑干,使大脑皮层运动区和纹状体等部位与脑干网状结构的功能联系中断,则抑制肌紧张的作用减弱,易化作用相对增强,动物出现四肢伸直,头尾昂起,脊柱挺硬等伸肌紧张亢进的特殊姿势,称为去大脑僵直。

1　材料

家兔;颅骨钻;氨基甲酸乙酯。

2　方法

2.1　麻醉固定　　按 0.5～0.8 g/kg 体重剂量于耳缘静脉缓慢注射 200 g/L 氨基甲酸乙酯,麻醉后背位固定于手术台上。

2.2　手术准备　　沿颈正中线切开皮肤,暴露气管,行气管插管,以防开颅术时窒息死亡。分离两侧颈总动脉并结扎。将动物改为俯卧位,头部抬高固定。剪去头顶部毛,沿颅顶正中线切开皮肤并用刀柄刮去颅顶骨膜。用骨钻在冠状缝后矢状缝外的骨板上钻孔(图 6-52),勿伤及硬脑膜。用咬骨钳扩大创口,若遇到颅骨出血,可用骨蜡或明胶海绵填塞止血。在向对侧展时,注意勿伤及矢状窦,以免大出血。可用小缝针在矢状窦前、后各穿一线并结扎。小心剪开硬脑膜,露出大脑皮层。

2.3　实验观察　　松开动物四肢,将动物头托起并使

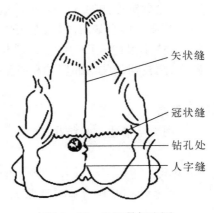

图 6-52　兔顶骨标志图

矢状缝

冠状缝

钻孔处

人字缝

呈屈曲低头位。用刀柄由大脑半球后缘与小脑之间伸入,轻轻托起两大脑半球枕叶,即可见到中脑上、下丘部分。用手术刀在上、下丘之间向口裂方向呈 45°方位插入,切断脑干(图 6-53)。将动物侧位置于手术台上,数分钟后可见兔的四肢伸直、头部后仰、尾部上翘,呈现角弓反张状态,即去大脑僵直现象(图 6-54)。若不明显,可用两手提起兔的背部,抖动动物,动物的四肢伸肌受重力牵拉作用,伸肌肌紧张会明显增强。

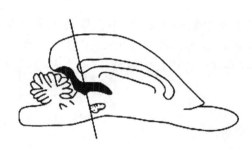 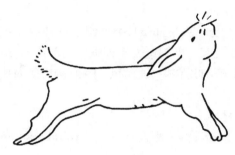

图 6-53　脑干切断部位示意图　　　　　图 6-54　兔去大脑僵直

3　结果

描述观察到的实验结果。

4　讨论

论述去大脑僵直产生的机制,讨论中枢神经系统对肌紧张和躯体运动的调节作用。

【注意事项】

1. 动物麻醉宜浅,麻醉过深不易出现大脑僵直现象。

2. 切断部位要准确,过低将伤及延髓呼吸中枢,导致呼吸停止。过高则不易出现去大脑僵直现象。

3. 为避免切断脑干时出血过多,可用拇指与食指在第一颈椎横突后缘压迫椎动脉数分钟。

【问题探究】

1. 如在上述结果的基础上在下丘的下方再次横断脑干,动物姿势有何改变?为什么?

2. 如在上述结果的基础上分别切断延髓或切断脊髓背根,将对肌紧张产生什么影响?为什么?

(刘翠清,孙霞)

实验48　药物对抗电刺激引起小鼠惊厥的作用

【预习要求】

1. 实验理论　药理学教材中有关巴比妥类药物的药理作用及机制。

2. 实验方法　　第五章动物实验技术;第二章常用统计指标和统计方法。

3. 实验准备　　预绘制实验原始数据记录表格和统计表格。

【目的】　观察苯巴比妥钠(phenobarbital sodium)预防性对抗由电刺激引起小鼠的惊厥作用。

　　巴比妥(barbital)类抑制中枢神经系统,随着剂量的由小到大,中枢抑制作用的程度由浅入深。当剂量大于催眠剂量时有抗惊厥作用。临床上常利用 barbital 类这一作用将其用于小儿高热、破伤风、子痫、脑炎等及中枢兴奋药中毒引起的惊厥。

1　材料

　　小鼠;电惊厥仪;phenobarbital sodium,生理盐水。

2　方法

2.1　取小鼠。将电惊厥仪输出线的鳄鱼夹尖端用生理盐水浸湿后,将一个鳄鱼夹夹于小鼠两耳根间的皮肤,另一个夹下颌部,开启电源开关,电流强度转至 40 mA 或 20～50 V,然后按通电钮,通电时间控制在 0.5～1 s,通电时观察小鼠是否发生惊厥(小鼠的惊厥发生过程:僵直屈曲期→后肢伸直期→阵挛期→恢复期)。以后腿强直作为惊厥的指标。逐渐增加刺激强度,直至小鼠出现惊厥。

2.2　用上述方法挑选出现电惊厥反应的小鼠一批,小鼠称重后随机为甲、乙两组。甲组小鼠按 0.1 mL/10 g 体重剂量腹腔注射(i. p.)5 g/L phenobarbital sodium 溶液,乙组小鼠按 0.1 mL/10 g 体重剂量 i. p. 生理盐水。

2.3　实验观察　　给药后 15 min,以给药前同样的电参数刺激两小鼠,观察小鼠的反应。

2.4　统计方法　　结果以百分率表示,统计采用 χ^2 检验,当样本数少于 40 或理论值小于 1 时采用 Fisher 确切概率法检验。

3　结果

　　列实验原始数据表格,对数据进行统计。用文字、数据描述结果。

4　讨论

　　分析 phenobarbital 抗电刺激引起小鼠惊厥作用的机制。

【注意事项】

　　1. JTC-1 型惊厥及痛觉实验交流刺激器输出电压范围已经超出人体能承受的安全范围,仪器通电时,不要直接接触刺激器输出线的金属夹子或使夹子相互接触短路。操作时最好使用绝缘手套。

　　2. 仪器不使用时,请关闭电源开关或将"输出电压"调到最小,以防止意外发生。

实验 49 药物的抗惊厥作用

【预习要求】

1. 实验理论 药理学教材中有关 diazepam、dimefline 和 procaine 的药理作用及机制。

2. 实验方法 第五章动物实验技术;第二章常用统计指标和统计方法。

3. 实验准备 预绘制实验原始数据记录表格和统计表格,预测实验结果。

【目的】 观察 diazepam 预防性对抗二甲弗林(dimefline)引起的小鼠惊厥或观察 diazepam 对抗 procaine 过量吸收中毒引起的惊厥。

惊厥是由多种原因所引起的中枢神经系统过度兴奋的一种症状,表现为全身骨骼肌不自主的强烈的收缩。dimefline 可直接兴奋呼吸中枢,对脊髓有兴奋作用,过量易引起惊厥。局部麻醉药过量可以吸收入血,进入中枢后使得边缘系统兴奋灶扩散,从而出现头晕、烦躁不安、肌肉震颤、肌张力增高,甚至惊厥。Diazepam 为中枢抑制药,其抗惊厥作用可通过抑制大脑皮质、丘脑、边缘系统异常放电的扩散,促进中枢抑制性神经递质 γ-氨基丁酸(GABA)与其受体结合,增加 Cl^- 通道开放的频率而增加 Cl^- 内流,导致突触后膜超极化,从而加强 GABA 的中枢抑制效应。

一、Diazepam 对抗 dimefline 引起小鼠的惊厥作用

1 材料

小鼠;diazepam,dimefline hydrochloride,生理盐水。

2 方法

2.1 取小鼠一批,小鼠称重后随机分为甲、乙两组,用苦味酸标记。

2.2 甲组小鼠按 0.085 mL/10 g 体重剂量腹腔注射(i. p.)1 g/L diazepam,乙组小鼠按 0.085 mL/10 g 体重剂量 i. p. 生理盐水,15 min 后,两组小鼠均按 0.1 mL/10 g 体重剂量 i. p. 0.8 g/L dimefline,观察两组小鼠有无惊厥(以阵挛性惊厥为指标)发生。

2.3 统计方法 结果以百分率表示,统计采用 χ^2 检验。

3 结果

列 dizepam 组和生理盐水组的原始数据表格,对数据进行统计。用文字、数据描述结果。

4 讨论

论述 dizepam 抗 dimefline 引起小鼠惊厥作用的机制。

二、Diazepam 对抗 procaine 引起家兔的惊厥作用

1　材料

家兔;diazepam,procaine hydrochloride。

2　方法

2.1　取家兔一只,称重,观察其正常活动及肌张力情况。

2.2　在一侧臀部肌肉按 2 mL/kg 体重剂量注射 5 g/L procaine,观察动物的活动、姿势、肌张力和呼吸等变化。

2.3　当家兔出现明显惊厥(强直性惊厥)后,按 0.5~1 mL/kg 体重剂量由耳缘静脉缓慢推注 5 g/L diazepam,直到肌肉松弛为止,并记录已给的 diazepam 总量。

2.4　实验观察　注射 procaine 前、后以及注射 diazepam 后家兔的活动、姿势、肌张力以及呼吸情况的变化。

4　结果

用文字逐一描述用药前后家兔一般活动、姿势及肌张力、呼吸况、惊厥情况。

5　讨论

论述 diazepam 的作用特点、作用机制和临床用途。

【注意事项】

1. procaine 过量中毒表现为强直性惊厥,此时应该立即静脉注射 diazepam。

2. 局部麻醉药中毒家兔出现强直性惊厥后,应缓慢推注 diazepam,防止抑制呼吸。

【问题探究】

procaine 等局部麻醉药其他不良反应和用药注意事项。

(吴达龙,周新妹)

第九节　生殖系统实验

实验50　子宫兴奋药对离体大鼠子宫的作用

【预习要求】

1. 实验理论　药理学教材中缩宫素内容。

2. 实验方法　第三章生物信号采集处理系统;第二章常用统计指标和统计

方法。

3. 实验准备 预绘制实验原始数据记录表格和统计表格。

【目的】 本实验利用成年未孕的大鼠子宫,观察不同剂量的子宫兴奋药对子宫产生的兴奋作用及其作用特点。

缩宫素又名催产素,对子宫平滑肌有选择性兴奋作用,小剂量可促进子宫底部节律性收缩,收缩力量加强,收缩频率加快,其收缩性质与自然分娩类似;大剂量则引起子宫强直性收缩。子宫平滑肌对缩宫素的敏感性与体内雌激素有密切关系。雌激素可提高其敏感性。

1 材料

160~240 g 雌性大鼠;张力换能器,微机生物信号采集处理系统;10 mL 麦氏浴槽;缩宫素,乐氏液,95%O_2+5%CO_2混合气体。

2 方法

2.1 实验系统连接和仪器参数设置 参照实验 19 的图 6-30 连接装置。麦氏浴槽中充以乐氏液至固定水平面,调节超级恒温器的温度至 38℃,保证麦氏浴槽内恒温于 38±0.5℃。通气管接 95%O_2+5%CO_2气瓶管道。调节通气管气流,通气速度以麦氏浴槽中的气泡一个个逸出为宜。将张力换能器固定于一维位移微调节器上,换能器输出线接微机生物信号处理系统输入通道,仪器参数设置:

(1) RM6240 系统:张力换能器输入通道模式为张力,时间常数为直流,滤波频率10 Hz,灵敏度 1.5 g,采样频率 100 Hz,扫描速度 25 s/div。

(2) MedLab 系统:张力换能器输入通道处理名称为张力,放大倍数 200~500、时间常数为直流,上限频率 10 Hz,采样间隔 10 ms。

2.2 标本制备

2.2.1 取 160~240 g 健康雌性大鼠,实验前 24 h 腹腔注射 1 g/L 雌二醇 0.2 mL。

2.2.2 用击打法或脊椎脱臼法处死大鼠,剖腹找出子宫(呈"V"字形),取出子宫,立即置于盛有 4℃乐氏液的培养皿中,培养皿内放少许棉花,将子宫平放在浸湿的棉花上,仔细剥离附着于子宫壁上的结缔组织和脂肪,然后将子宫的两角在其相连处剪开,取下一条子宫角约 1.5~2 cm,两端分别用线结扎。

2.2.3 子宫肌条移入麦氏浴槽,两结扎线一端固定于固定钩上,另一端与张力换能器相连。调节微调节器使前负荷 1 g,稳定 15~30 min,待收缩张力和频率规则后,记录正常数据。

2.3 实验观察

2.3.1 0.01 U/mL 缩宫素,按 0.01 mL、0.02 mL、0.07 mL 容量顺序加入灌流液,每次加入缩宫素须待反应稳定后再加药。

2.3.2　0.1 U/mL 缩宫素,按 0.02 mL、0.07 mL 容量顺序加入灌流液。

2.3.3　1 U/mL 缩宫素,按 0.02 mL、0.07 mL 容量顺序加入灌流液。

2.3.4　10 U/mL 缩宫素,按 0.02 mL、0.07 mL 容量顺序加入灌流液。

2.4　统计方法　　结果以 $\bar{x} \pm s$ 表示,统计采用 Student t test 方法。

3　结果

对数据进行统计,作量效曲线,用文字、统计描述、统计结果描述实验结果。

4　讨论

分析讨论缩宫素对子宫作用的特点和机理。

【注意事项】

1. 如果使用 20 mL 麦氏浴槽,所加药物的量加倍。

2. 把子宫一角取出及固定于灌流装置时不要损伤或过度牵拉子宫。

【问题探究】

1. 缩宫素对子宫作用的特点和机理。

2. 子宫平滑肌对缩宫素的敏感性与体内哪些激素有密切关系?

(周新妹,陆源)

第十节　药物作用实验

实验51　药物剂量对药物作用的影响

【预习要求】

1. 实验理论　　药物的量效关系;影响药物效应的因素。

2. 实验方法　　第五章小鼠捉拿和腹腔注射技术。

【目的】　观察不同剂量时药物作用的差异。

药物在体内产生的效应受到多种因素的影响,如药物的剂量、制剂、给药途径、联合应用以及病人的生理因素、病理状态等。药物不同剂量产生的药物作用是不同的。在一定范围内剂量愈大,药物在体内的浓度愈高,作用也就愈强。有时药物还可在不同剂量下时产生不同性质的作用。戊巴比妥钠是一种中枢抑制药,随着给药剂量增大,其中枢抑制作用逐渐加强,依次表现为镇静、催眠、抗惊厥、麻醉直至延髓麻痹。

本实验通过比较不同剂量时戊巴比妥钠中枢抑制作用强度及维持时间的差异,以了解给药剂量对药物作用的影响。

1 材料

体重 18~22 g 小鼠,雌雄兼用,戊巴比妥钠,电子秤。

2 方法

2.1 取体重接近、性别相同的小鼠 3 只,分别称重、编号为 1、2、3 号。观察小鼠正常活动情况及翻正反射。三只小鼠按 0.2 mL/10 g 体重剂量分别腹腔注射 5 g/L、2 g/L 和 0.5 g/L 的戊巴比妥钠溶液。置玻璃烧杯中观察比较三只小鼠的活动变化,记录翻正反射消失时间和翻正反射恢复时间。

2.2 统计方法 结果以 $\bar{x} \pm s$ 表示,统计采用 Student t test 方法。

3 结果

列各鼠给药浓度、给药剂量、翻正反射消失时间和恢复时间结果表,并简要描述不同剂量时戊巴比妥钠作用的差异。

4 讨论

结合结果,论述不同药物剂量对药物作用的影响,讨论影响药物效应的因素及意义。

【注意事项】

1. 翻正反射 正常小鼠轻轻用手将其侧卧或仰卧,小鼠会立即恢复正常姿势即为翻正反射。如轻轻用手将小鼠侧卧或仰卧,超过 1 分钟以上小鼠不能恢复正常姿势即为翻正反射消失,是小鼠产生睡眠的客观指标。

2. 各项实验用的注射器及针头应注意区分,以免污染影响实验结果。

3. 药物注射剂量要准确。

【问题探究】

1. 了解不同剂量对药物作用的影响,在临床用药中有何意义?

2. 什么是药物安全范围? 它对药物应用有何重要性?

实验 52 给药途径对药物作用的影响

【预习要求】

1. 实验理论 药理学教材中有关药物在体内的过程和影响药物效应的因素。

2. 实验方法 第五章小鼠灌胃、腹腔和皮下注射技术。

【目的】 观察不同给药途径对药物作用的影响。

大多数药物需进入血液分布到作用部位才能发生作用。药物自给药部位进入全身血液循环的过程为吸收,吸收速度的快慢及吸收数量的多少直接影响药物的起效时间及强度。不同给药途径,药物吸收速度和吸收量不同,药物效应因而呈现差异。主要包括"量差异"(即同一效应,但作用强度不同)和"质差异"(即出现不同的药理效应)。

尼可刹米能选择性兴奋延髓呼吸中枢,提高呼吸中枢对 CO_2 的敏感性,使呼吸加深、加快,对血管运动中枢也有一定兴奋作用,也可刺激颈动脉体化学感受器,反射性兴奋呼吸中枢。过量可引起血压上升、心动过速、肌震颤、强直性抽搐、死亡。

本实验比较观察小鼠灌胃、腹腔和皮下注射同剂量尼可刹米所引起药理作用的差异,以理解有关药物体内代谢过程和影响其效应的因素。

1　材料
小鼠;尼可刹米。

2　方法
2.1　取同性别、体重相近的小鼠 3 只,称重编号为甲、乙、丙。观察各鼠的一般情况。

2.2　甲鼠以灌胃法给予尼可刹米 4 mg/10 g(20 g/L 溶液,0.2 mL/10 g),乙鼠以同样剂量皮下注射,丙鼠以同样剂量腹腔注射。每次给药后立即计时,密切观察小鼠的反应。

2.3　记录动物首次出现惊厥时的时间。从给药到首次出现惊厥的时间为药物作用的潜伏期。

2.4　统计方法　　结果以 $\bar{x}\pm s$ 表示,统计采用 Student t test 方法。

3　结果
将结果填入表 6 - 13,并用文字简要描述各鼠反应的差异。

表 6 - 13　不同给药途径对药物作用的影响

鼠　号	性　别	体　重	药物剂量	给药途径	作用潜伏期	最后结果
甲						
乙						
丙						

注:最后结果栏记载是否发生死亡及给药到死亡的时间等。

4　讨论
分析不同给药途径引起药物作用差异的原因,讨论影响药物效应的因素。

【注意事项】

给小鼠灌胃,一定要掌握要领,注意不要误入气管或刺破食管和胃壁。前者可致窒息,后者可出现如同腹腔注射的吸收症状,重则死亡。

【问题探究】

不同给药途径在哪些情况下可使药物的作用产生量的差异? 在哪些情况下又可使药物产生质的不同?

(汝海龙,王欢欢,孙霞)

实验 53　药物在体内的分布

【预习要求】

1. 实验理论　　药动学理论知识。
2. 实验方法　　第三章分光光度计及本实验附录 2；第五章动物实验技术。
3. 实验准备　　预绘制实验原始数据记录表格和统计表格。

【目的】　观察小鼠口服磺胺嘧啶钠(sodium sulfadiazine, SD-Na)后一定时间血液、肝脏、脂肪组织中药物的浓度,以了解药物在体内分布的情况。

药动学研究药物在生物体内的转运、代谢变化过程和药物浓度随时间变化的规律。其基本的过程是药物的吸收、分布、代谢、排泄。本实验通过测定血、肝、脂肪组织中磺胺类药物浓度,以了解药物的吸收及分布。

药物吸收后首先进入血液循环,以后继续通过各种屏障进入细胞间隙及细胞内液。药物在体内的分布多数是不均匀的,且处于动态平衡中,随药物的吸收与排泄不断变化。药理作用强度取决于药物在靶器官的浓度。了解药物在体内的分布有助于认识和掌握药物的作用和应用。

1　材料

体重 25 g 以上雌性小鼠;离心机,组织匀浆器,分光光度仪;酸式及碱式滴定管;磺胺嘧啶钠,三氯醋酸,麝香草酚,亚硝酸钠。

2　方法

2.1　测定血中 SD-Na 浓度

2.1.1　用 SD-Na 溶液按 1.5 g/kg(150 g/L SD-Na, 0.1 mL/10 g)体重剂量给小鼠灌胃,记录给药时间,于给药后 45～60 min 剪断股动脉或取眼球放血,将血滴入含有肝素或枸橼酸钠的离心管中。

2.1.2　取血 0.2 mL 置另一试管内,加 50 g/L 三氯醋酸溶液 9.8 mL,充分振荡后放置10 min,过滤。

2.1.3　取滤液 6 mL,加入 5 g/L 亚硝酸钠溶液 0.5 mL,充分摇匀后再加入 5 g/L 麝香草酚溶液(以 200 g/L 氢氧化钠溶液配制)1.0 mL,摇匀,放置 10 min 后,用分光光度计测定(460 nm 波长),记录所得光密度,从标准曲线(见附录)查得磺胺嘧啶浓度,所得数即为血中 SD-Na 浓度。

2.2　测定肝、脂肪中磺胺嘧啶浓度

2.2.1　小鼠放血后,打开腹腔取肝脏及脂肪组织(睾丸或卵巢附近处脂肪组织较多,此外两腹股沟处皮下亦有一定数量脂肪组织供取用)于培养皿中,肝脏和脂肪组织分别剪碎。

2.2.2　秤取 0.5 g 肝组织置于盛 50 g/L 三氯醋酸溶液 2.0 mL 之匀浆器中研碎,将匀浆

倒入另一试管中,再加 50 g/L 三氯醋酸 2.0 mL 研磨一次,匀浆也倒入上述试管中,然后以 50 g/L 三氯醋酸溶液洗涤匀浆器,溶液也倒入上述试管中,总容积达 10 mL 为止,充分振摇,静置 10 min,过滤。

2.2.3　取滤液 6 mL,加入 5 g/L 亚硝酸钠溶液 0.5 mL,充分摇匀后再加入 5 g/L 麝香草酚溶液 1.0 mL,摇匀后静置 10 min,用分光光度计测定(460 nm 波长),记录所得光密度,从标准曲线上查得磺胺嘧啶钠浓度,将此数值乘 2/5(因所取组织量为 0.5 g)即为肝中 SD-Na 浓度。

2.3　依同法测定脂肪组织中 SD-Na 浓度。

2.4　统计方法　　结果以 $\bar{x} \pm s$ 表示,统计采用 Student t test 方法。

3　结果

列小鼠血、肝和组织中的 SD-Na 浓度数据表。进行统计,比较小鼠口服 SD-Na 后不同组织的含量。

4　讨论

讨论 SD-Na 在体内分布的不均匀性,靶器官的浓度不均匀性对药理作用强度影响。

【注意事项】

1. 空白管配制　　以 50 g/L 三氯醋酸混合液代替滤液,将 50 g/L 三氯醋酸溶液 6.0 mL、5 g/L 亚硝酸钠溶液 0.5 mL、5 g/L 麝香草酚溶液 1.0 mL 溶液混匀即可。

2. 血中 SD-Na 浓度以 mg/100 mL 表示,而肝、脂肪组织中 SD 含量以 mg/100 g 湿重表示。

【问题探究】

试述药物的分布及其影响因素。

附录　标准曲线的制备

于一系列试管中,分别加入 1 g/L、0.8 g/L、0.6 g/L、0.4 g/L、0.2 g/L、0.1 g/L、0.05 g/L 的 SD-Na 溶液 0.2 mL,再分别加入 5 g/L 三氯醋酸溶液 9.8 mL,摇匀,取 6 mL 再依次加入 5 g/L 亚硝酸钠溶液 0.5 mL,5 g/L 麝香草酚液 1 mL,摇匀后静置 10 min,以分光光度计(460 nm 波长),记录各管的光密度。以光密度为纵坐标,SD-Na 浓度(mg/100 mL)为横坐标,在坐标纸上绘一标准曲线。

实验 54　肝功能对药物作用的影响

【预习要求】

1. 实验理论　　药理学教材中的药动学,propofol 的药理作用及生物转化过程。

2. 实验方法　　第五章动物实验技术,第二章常用统计指标和统计方法。

3. 实验准备　　预绘制实验原始数据记录表格和统计表格。

【目的】　了解肝脏在药物代谢中重要性。观察小鼠肝功能损伤对硫喷妥钠作用的影响。

药动学研究药物在生物体内的转运、代谢变化过程和药物浓度随时间变化的规律。其基本的过程是药物的吸收、分布、代谢、排泄。本实验通过观察四氯化碳损伤小鼠肝功能对药物作用的影响以间接了解药物在体内经肝脏代谢的情况。通过实验初步了解药动学的研究方法。

Propofol(异丙酚,也称普鲁泊福、丙泊酚)是一种新型快速短效的全麻药,在体内主要经肝脏的生物转化消除。Propofol 的脂溶性极高,血浆蛋白结合率 96% ~ 98%,由肾小球滤过较少,也易被肾小管再吸收,其主要消除方式由肝药酶代谢。因此,肝脏损伤极易使 propofol 的生物转化受阻,从而使小鼠的麻醉时间延长。

1　材料

小鼠;propofol 溶液,四氯化碳。

2　方法

2.1　肝损模型　试验前 24 h 用 10% 四氯化碳按 0.2 mL/10 g 体重剂量皮下注射,损伤小鼠肝功能。

2.2　取体重相近的正常及肝功能已损伤小鼠各一只,称体重,以苦味酸溶液做好标记。并试其翻正反射是否存在(将小鼠仰卧试验台上,若能恢复正常体位,为翻正反射存在,否则为翻正反射消失)。

2.3　实验观察

2.3.1　两鼠按 100 mg/kg(0.1 mL/10 g)剂量腹腔注射(i. p.) 10 g/L propofol 溶液后即记录进入翻正反射消失的时间。

2.3.2　记录翻正反射消失到恢复的时间。

2.3.3　将小鼠处死(用颈椎脱臼法),剖视肝脏观察形态改变,并注意肝脏形态改变与麻醉作用维持时间的关系。

2.4　统计方法　结果以 $\bar{x} \pm s$ 表示,统计采用 Student t test 方法。

3　结果

列正常、肝损小鼠给药剂量、进入翻正反射消失的时间和翻正反射消失到恢复的时间统计表,用文字、统计描述、统计结果表述正常小鼠和肝功能损伤小鼠的麻醉维持时间。

4　讨论

对实验结果进行分析,讨论肝功能受损对药物生物转化的影响。

【注意事项】

1. Propofol 要注射到腹腔内,不要注射到皮下或肌肉内或肠管内。
2. 注射的剂量必须准确。

【问题探究】

试述肝功能障碍患者、老年人需减量使用镇静催眠药的理论依据。

（梅汝焕）

实验 55　药动学参数计算

【预习要求】

1. 实验理论　药物体内过程及药物代谢动力学。
2. 实验方法　第三章分光光度计；第五章家兔采血方法；本实验药动学参数计算。
3. 实验准备　预绘制实验原始数据记录表格和统计表格。

一、静脉注射磺胺嘧啶钠或苯酚磺酞的药动学参数计算

【目的】　了解药动学研究的方法学。观察正常和肾功能受损家兔对磺胺嘧啶钠或苯酚磺酞在体内随时间变化的代谢规律，学习药动学参数的计算方法，了解肾功能受损对药动学的影响。

药动学研究药物的体内过程和药物浓度随时间变化的规律，本实验通过测定正常和肾功能损伤家兔血浆中磺胺嘧啶钠（Sulfadiazine Sodium，SD-Na）或苯酚磺酞（Phenolsulfonphthalein，PSP）浓度分别求得 SD-Na 或 PSP 的血浆半衰期等，以了解肾功能损害对药物消除的影响。

SD-Na 或 PSP 静脉注射后迅速分布全身，其血浆浓度与各组织器官的浓度之间保持动态平衡，此时整个机体可视作单一房式，即一室模型。在给药后不同时间取血测定血药浓度，依血药浓度与时间关系计算如下药动学参数：

血药浓度（C）　血药浓度随时间（t）变化的关系常用 C-t 曲线表示，0 时刻的血药浓度用 C_0 表示、t 时刻的血药浓度用 C_t 表示等。

消除速率常数（k）　指单位时间内药物被消除的比率。SD-Na 或 PSP 在体内的消除遵循一级动力学规律，血药消除速度与血浆药物浓度成正比：$dC/dt=-kC$，C、t、k 分别为血药浓度、时间和一级消除速率常数；负号表示药物浓度随时间下降。对 $dC/dt=-kC$ 式积分后得：$C_t=C_0e^{-kt}$，C_t、C_0、e 分别表示经 t 时间后的血药浓度、初始血药浓度和自然对数。$C_t=C_0e^{-kt}$ 式两侧取自然对数后得：$\ln C_t=\ln C_0-kt$。该式 $\ln C_t$ 与 t 之间的呈线性关系，若已知几个时间点的血药浓度，则可计算出 k 与 C_0（利用直线回归分析法）。令 $\ln C_t=y$、$\ln C_0=a$（a 为截距）、$-k=b$（b 为斜率），$t=x$，则 $\ln C_t=\ln C_0-kt$ 可表示为直线方程：$y=bx+a$。

消除半衰期（$t_{1/2}$）　血浆 SD-Na 或 PSP 浓度下降一半所需要的时间，即 SD-Na 或 PSP 的血浆半衰期 $t_{1/2}$。按 $\ln C_t=\ln C_0-kt$ 式，当 $C_t=0.5C_0$ 时得：$t=t_{1/2}=\ln 2/k=0.693/k$。

清除率（CL）　指单位时间内有多少体液容积内的药量被清除，与消除速率常数的关系为 $CL=k\times V_d$。

表观分布容积(V_d)　　SD－Na 或 PSP 的表观分布容积(V_d)是按照其血浆药物浓度(C)推算体内药物总量(A)在理论上应占有的体液容积,反映 SD－Na 或 PSP 在体内的分布广窄程度,计算公式:$V_d = A(\text{mg/kg})/C(\text{mg/L})$,$A$ 一般取 0 时刻(静脉注射后瞬间)的体内药量。C 一般取 C_0(0 时刻的血浆浓度,或称初始浓度)。

SD－Na 或 PSP 主要经肾脏排泄,家兔肾功能受损后,PSP 的排泄速率减慢,与消除有关的常数($t_{1/2}$,k,CL)就会发生改变。

(一)静脉注射 SD－Na 的药动学参数计算实验

1　材料

家兔;分光光度计,离心机,恒温水浴;磺胺嘧啶钠,三氯醋酸,亚硝酸钠,麝香草酚(用 20%氢氧化钠溶液配制),盐酸,氯化汞,生理盐水。

2　方法

2.1　制备肾功能受损家兔模型　　实验前一天(18~20 h),取家兔,称重后一批家兔皮下注射 1%$HgCl_2$溶液 1.2 mL/kg 体重,造成急性肾功能衰竭动物模型;另一批家兔则在相同部位注射等量的生理盐水作为正常对照。

2.2　注射 SD－Na 和采血　　将肾功能受损家兔和正常对照家兔分别称重并固定。从家兔一侧耳缘静脉内采血约 0.4 mL、摇匀。随后向耳缘静脉内快速注入 20%磺胺嘧啶钠 1 mL/kg。第 5、15、30、60、90 min 时,分别从家兔另一侧耳缘静脉内采血约 0.4 mL,摇匀。

2.3　SD－Na 血浆浓度的测定

2.3.1　脱蛋白　　准确吸取各血样 0.2 mL,分别加入蒸馏水 1.8 mL(标准管的处理:准确吸取给药前血样 0.2 mL,加入蒸馏水 1.6 mL,30 mg%的磺胺嘧啶钠 0.2 mL)。加 5%三氯醋酸 4.0 mL,摇匀后将液体放入离心管中进行离心:1 000 r/min,3 min。

2.3.2　重氮化及偶联呈色　　分别吸取不同时间的离心后的上清液 2.0 mL 加入对应的试管中,并依次向各试管中加入下述试剂:2 N 盐酸 0.5 mL、0.5%亚硝酸钠 0.5 mL、0.5%麝香草酚 1.0 mL,摇匀(重氮化及偶联呈色原理参见附录)。

2.3.3　吸光度测定　　将各管内药液分别置于分光光度计的 0.5 cm 比色杯内,在波长为 480 nm 处比色,以给药前的样品管调零点,测出各样品管的吸光度值(A480)。

2.3.4　SD－Na 血浆浓度的计算

$$样品管浓度 = \frac{标准管浓度}{标准管吸光度} \times 样品管吸光度$$

将上述计算好的各时间的血样浓度换算成对数浓度,在方格纸上对时间做图,可目测到一条消除直线。利用直线回归分析法计算直线斜率 k,根据 $t_{1/2} = 0.693/k$,求出消除半衰期 $t_{1/2}$。

2.4　统计方法　　结果以 $\bar{x} \pm s$ 表示,统计采用 Student t test 方法。

3　结果

记录本组各时间点的 A480,计算 SD－Na 血浆浓度(C_t)和 ln C_t,并记入表 6－14,计

算 $\ln C_t$ 平均值和标准差,并作 $\ln C_t - t$ 图。计算肾功能受损家兔和正常家兔的 C_0 及药动学参数 k、$t_{1/2}$、V_d,并将结果填入表 6-15。

表 6-14　家兔静脉注射 SD-Na 后不同时间点的血浆 SD-Na 浓度

取血时间 (min)	正常家兔			肾损伤家兔		
	吸光度 (A_{480})	SD-Na 浓度 (mg/mL)	$\ln C_t$	吸光度 (A_{480})	SD-Na 浓度 (mg/mL)	$\ln C_t$
5						
15						
30						
60						
90						

表 6-15　正常家兔与肾损伤家兔的药动学参数

参　数	正常家兔($n=$　)	肾损伤家兔($n=$　)
k ($\min^{-1}$)		
$t_{1/2}$ (min)		
V_d (mL/kg)		

4　讨论

对实验结果进行分析,讨论肾功能受损对 SD-Na 的药动学影响。

【注意事项】

1. 静脉注射药物的剂量要准确,一次将全部药液注入后即计时。

2. 供测定用的血样应严格避免污染,尤其不能被 SD-Na 药液污染。取血和处理血样时应尽量注意避免溶血,明显溶血的血浆不能用于 SD-Na 含量测定。

3. 本实验为定量实验,所测样本量须精确无误,每次加液后应摇匀,以保证显色反应。

【问题探究】

1. 给 SD-Na 时注射速度应注意什么,其原因何在? 采血时间点的设计原则是什么?

2. 试述肾功能损伤对药物代谢动力学参数 k、$t_{1/2}$、V_d 的影响。

(二)静脉注射 PSP 的药动学参数计算实验

1　材料

家兔;离心机,分光光度计;PSP 溶液,氯化汞溶液,氨基甲酸乙酯,稀释液(0.9% NaCl 29 mL+1N NaOH 1 mL),肝素钠。

2　方法

2.1　制备肾功能受损家兔模型　实验前 48 小时按 0.2 mL/kg 体重剂量给家兔皮下

注射 60 g/L 氯化汞溶液,至实验开始时该兔的肾功能已受相当损害,此即肾功能受损兔。

2.2　麻醉和动脉插管　　取肾功能正常及肾功能受损的家兔各 1 只,称重后按 1 g/kg 体重剂量给家兔静脉注射氨基甲酸乙酯进行麻醉(肾功能受损家兔麻药剂量减至 2/3)。兔麻醉后背位固定于手术台,切开颈部皮肤,分离暴露颈动脉,行颈总动脉插管。取血时松开动脉夹即可。

2.3　注射 PSP 和采血　　按 1 mL/kg 体重从耳缘静脉注射 10 g/L 肝钠素,按 0.2 mL/kg 体重剂量在另一侧耳缘静脉注射 6 g/L PSP 溶液。注射后第 2、5、10、15、20、25 min 分别从颈动脉取血 2 mL(注意每次取血前应将导管内的陈血放去),置于刻度试管内,离心 10 min(2 000 转/min)后取血浆 0.2 mL,置于另一试管,加稀释液 3 mL 摇匀待测定。

2.4　PSP 血浆浓度计算　　用分光光度计(波长 520 nm)测定 PSP 含量。先用稀释液调零,然后测定稀释血浆的吸光度。将测到的吸光度乘以 8.13(实验室已利用不同浓度的 PSP 标准液计算吸光度与 PSP 浓度的线性关系,得到吸光系数 D=8.13),再乘稀释倍数 16,即为 PSP 的血浆浓度。

2.5　统计方法　　结果以 $\bar{x} \pm s$ 表示,统计采用 Student t test 方法。

3　结果

3.1　药动学参数计算　　将不同时间点的 PSP 血浆浓度(C)记入表 6-16,按图 6-55 作图。

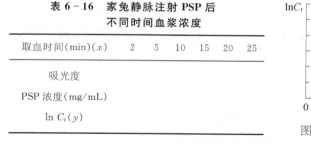

表 6-16　家兔静脉注射 PSP 后不同时间血浆浓度

取血时间(min)(x)	2	5	10	15	20	25
吸光度						
PSP 浓度(mg/mL)						
$\ln C_t$(y)						

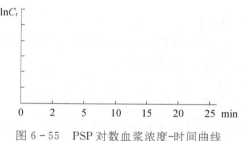

图 6-55　PSP 对数血浆浓度-时间曲线

3.2　计算药动学参数 C_0、k、$t_{1/2}$、V_d 和 CL(计算方法见附录),结果填入表 6-17。

表 6-17　正常家兔与肾功能受损家兔的药动学参数

参　数	正常家兔	肾损家兔
$k(\min^{-1})$		
$t_{1/2}(\min)$		
$V_d(\mathrm{mL/kg})$		
$CL(\mathrm{mL/kg/min})$		

3.3　用文字、统计描述、统计结果表述正常家兔和肾功能损伤的药动学参数。

4　讨论

对实验结果进行分析,讨论肾功能受损对药动学的影响。

【注意事项】

1. 在动脉插管前,用肝素溶液充盈插管,以免凝血堵塞。

2. 静脉注射药物的剂量要准确,一次将全部药液注入后即计时。

3. 供测定用的血样应严格避免污染,尤其不能被 PSP 药液污染。取血和处理血样本时应尽量注意避免溶血,明显溶血的血浆不能用于 PSP 含量测定。

5. 本实验为定量试验,所测样本的量须精确无误,不能将血球吸到试管内稀释比色,影响实验结果。每次加液后应摇匀,以保证显色反应。

【问题探究】

1. 试述肾功能损伤对药物排泄的影响。

2. k、$t_{1/2}$、V_d、CL 和生物利用度的定义、单位、主要计算方法和临床意义。

二、水杨酸钠血浆半衰期的测定

【目的】　学习用分光光度法测定水杨酸钠的血药浓度和计算半衰期的方法。

水杨酸钠在酸性环境中成为水杨酸,后者与三氯化铁生成一种紫色络合物。将该络合物在 520 nm 波长下进行比色,其吸光度与水杨酸浓度成正比。

1　材料

家兔;水杨酸钠标准液,三氯醋酸溶液,三氯化铁溶液,肝素,生理盐水,氨基甲酸乙酯;分光光度计,离心机。

2　方法

2.1　取试管 4 支编号后各管中加入 100 g/L 三氯醋酸溶液 3.5 mL(见表 6-18)。

表 6-18　各管加入试剂(mL)

试　　剂	试管编号			
	1(对照管)	2(标准管)	3(给药管)	4(给药管)
100 g/L 三氯醋酸	3.5	3.5	3.5	3.5
血液	1.0	1.0	1.0	1.0
蒸馏水	1.0		1.0	1.0
0.2 g/L 水杨酸钠		1.0		
100 g/L 三氯化铁	0.5	0.5	0.5	0.5

2.2　家兔称重后按 1 g/kg 体重剂量耳缘静脉注射 200 g/L 氨基甲酸乙酯麻醉,背位固定手术台。分离一侧颈总动脉(或股动脉),用经 5 g/L 肝素生理盐水润湿过内壁的注射器从动脉取血 2.0 mL,分别置于 1 号管(对照管)和 2 号管(标准管)内各 1.0 mL,摇匀静置。

2.3　按 2.0 mL/kg 体重剂量由耳缘静脉缓慢注射 100 g/L 水杨酸钠溶液,给药后开始计时,给药后 10 min 和 60 min 时各取血 1.0 mL,分别置入 3 号管和 4 号管,摇匀静置。

2.4　在 1、3、4 号管各加入蒸馏水 1.0 mL，2 号管加入 0.2 g/L 水杨酸钠 1.0 mL，摇匀。

2.5　将 4 支试管离心 5 min (2 000 r/min)，精确吸取上清液 3.0 mL，分别放入另一编号的试管中，每管加 100 g/L 三氯化铁溶液 0.5 mL，摇匀显色。

2.6　以 1 号管为对照管，在分光光度计 520 nm 波长下测定其余各管的吸光度(Y)。由 2 号管的吸光度值(Y_2)和浓度(X_2，已知)求比值 K，即 $K=X/Y$，再根据 $X=KY$，由 Y_3 和 Y_4 求得 3、4 管的浓度值(X_3、X_4)，根据下式求得半衰期(half-life，$t_{1/2}$)：

$$t_{1/2} = \frac{0.301}{(\lg X_3 - \lg X_4)/\Delta t}$$

式中，X_3、X_4 分别为给药后 10 min 和 60 min 血药浓度，Δt 为两次取血间隔时间(50 min)。

3　结果

列各号管的吸光度和药物浓度(μg/mL)表，并根据结果计算 $t_{1/2}$。

4　讨论

结合结果，讨论反映药动学特点的参数以及测定血药浓度、血浆半衰期的临床意义等。

【注意事项】

试剂勿污染。加试剂要按照顺序进行，药品和试剂用量要准确。样品震荡要充分。

【问题探究】

1. 影响血药浓度测定结果的因素有哪些？
2. 什么是药物代谢动力学？为何要研究药物代谢动力学？
3. 不同个体水杨酸钠的 $t_{1/2}$ 不同，除个体差异外还有什么因素会影响其 $t_{1/2}$？

附录　重氮化及偶联呈色原理和药动学参数计算方法

重氮化及偶联呈色原理：

血中磺胺类药物能与某些试剂发生反应，生成有色物质，通过比色对磺胺血浓度进行定量。磺胺类药物生成有色物质的反应包括重氮化和偶联反应，原理如下：磺胺与亚硝酸反应，生成重氮盐，因亚硝酸易分解，无现成制剂，所以实验中用亚硝酸钠，使其与盐酸反应生成亚硝酸，磺胺也必须首先与盐酸反应，使其苯核上的氨基离子化生成铵类化合物才能与亚硝酸发生重氮化反应；生成的盐酸重氮苯磺胺与麝香草酚在碱性溶液中发生偶联反应生成橙黄色的偶氮化合物。

计算药动学参数：

将不同时间点的 PSP 血浆浓度(C)换算成 $\ln C_t$ 将时间 t 作为 x，$\ln C_t$ 作为 y，用直线回归分析法可参考本书的第二章用 Excel 统计函数进行数据统计中的"直线回归参数"，求得截距($a = \ln C_0$)及斜率($b = -k$)，再计算 C_0、k、$t_{1/2}$、V_d 和 CL。

(汝海龙，吴达龙，陆源)

实验 56　链霉素的急性中毒反应及钙剂的对抗作用

【预习要求】

　　1. 实验理论　　药理学教材中氨基糖苷类抗生素不良反应中有关神经肌肉麻痹发生原理和抢救用药。生理学教材中兴奋性、兴奋的概念,神经肌肉接头化学传递的机制。

　　2. 实验方法　　第五章动物实验技术。

　　3. 实验准备　　预绘制实验原始数据记录表格。

【目的】　　本实验观察小鼠及家兔硫酸链霉素的急性中毒症状,了解其解救方法。

　　链霉素属于氨基苷类抗生素,这类药物具有神经肌肉接头处的阻滞作用。这种作用可致神经肌肉麻痹,与给药剂量和给药途径有关,最常见于大剂量腹膜内或胸膜内应用后或静脉滴注速度过快,也偶见于肌内注射后。可引起心肌抑制、血压下降、肢体瘫痪和呼吸衰竭。可能是由于药物与突触前膜钙结合部位结合,抑制神经末梢 ACh 释放,造成神经肌肉接头处传递阻断而出现上述症状。抢救此毒性反应临床上应立即静脉注射氯化钙(或葡萄糖酸钙)或新斯的明。动物实验常用氯化钙或葡萄糖酸钙抢救。

一、小鼠实验法

1　材料

　　小鼠;硫酸链霉素,氯化钙溶液,生理盐水。

2　方法

2.1　取小鼠 2 只,编号,称重观察并记录正常活动、呼吸、肌张力和翻正反射情况。

2.2　两鼠分别按 0.1 mL/10 g 体重剂量腹腔注射 75 g/L 硫酸链霉素溶液。

2.3　待毒性症状明显后(肌震颤、四肢无力、呼吸困难、发绀等),1 号鼠按 0.1 mL/10 g 体重剂量腹腔注射生理盐水作为对照,2 号鼠立即按 0.1 mL/10 g 体重剂量腹腔注射 50 g/L 氯化钙溶液,注毕,观察两鼠有何变化。

3　结果

　　列正常、注射硫酸链霉素及氯化钙两鼠的活动、呼吸和肌紧张力实验结果表。

4　讨论

　　论述药物处理后小鼠活动、呼吸和肌紧张力变化的机制。

二、家兔实验法

1　材料

家兔;硫酸链霉素,葡萄糖酸钙或氯化钙,生理盐水。

2　方法

2.1　取家兔2只,编号,称重,观察并记录家兔的呼吸、翻正反射和四肢肌肉张力。

2.2　两兔分别按1.6 mL/kg体重耳静脉注射250 g/L硫酸链霉素,观察家兔的反应。

2.3　当兔出现呼吸麻痹时,1号兔按2.5 mL/kg体重耳缘静脉注射100 g/L葡萄糖酸钙(或按1.6 mL/kg体重耳缘静脉注射50 g/L氯化钙溶液),2号兔耳缘静脉注射等量生理盐水。

3　结果

列注射药物前、后家兔的呼吸、翻正反射和四肢肌肉张力实验结果表。

4　讨论

论述药物处理后家兔的呼吸、翻正反射和肌紧张力变化的机制。

【注意事项】

中毒症状应仔细观察,一出现立即抢救效果较好,中毒过深时抢救可能会无效。

实验57　硫酸镁急性中毒及钙剂的解救作用

【预习要求】

1. 实验理论　　药理学教材中硫酸镁、氯化钙内容,传出神经递质的效应,神经肌肉接头化学传递的机制。

2. 实验方法　　第三章微生物信号采集系统;第五章家兔的捉拿和给药方法。

3. 实验准备　　绘制实验数据原始记录表,预测药物对呼吸幅度和频率的影响。

【目的】　观察硫酸镁吸收中毒时的症状及钙盐的解救效应,并理解其临床意义。

静脉或肌内注射硫酸镁,可引起抗惊厥,降压和中枢抑制作用。Mg^{2+}主要存在于细胞内液,细胞外液仅占5%,血液中的Mg^{2+}为2～3.5 mg/100 mL,低于此浓度时,神经及肌肉的兴奋性升高。Mg^{2+}在体内参与多种酶活性的调节,影响神经冲动传递和肌肉应激性。神经化学传递和骨骼肌收缩均需Ca^{2+}参与,Mg^{2+}与Ca^{2+}化学性质相似,可以特异性地竞争Ca^{2+}结合点,拮抗Ca^{2+}作用,使运动神经末梢乙酰胆碱释放减少,骨骼肌松弛和血压下降,较高浓度的Mg^{2+}可直接扩张血管平滑肌,抑制心肌而引起血压下降。同时Mg^{2+}也作用于中枢神经系统,引起感觉及意识的消失。

硫酸镁注射的安全范围狭窄,血镁过高即可抑制延髓呼吸中枢和血管运动中枢,引起呼吸抑制、血压骤降和心脏骤停。肌腱反射消失是呼吸抑制的先兆,连续注射过程中应经常检查腱反射。中毒时应立即进行人工呼吸,缓慢静脉注射钙剂(氯化钙或葡萄糖酸钙)对抗。

1　材料

家兔;硫酸镁,氯化钙,氨基甲酸乙酯,呼吸换能器,微机生物信号采集处理系统。

2　方法

2.1　实验系统连接和参数设置　　参见实验 28。

2.2　动物手术　　参见实验 28。

2.3　实验观察

2.3.1　家兔正常呼吸曲线。

2.3.2　按 2.0 mL/kg 体重剂量耳缘静脉缓慢注射 100 g/L 硫酸镁(或按 2 mL/kg 体重剂量由腿部肌注 250 g/L 硫酸镁)后,观察呼吸曲线的变化。

2.3.3　当呼吸曲线幅度明显降低,立即耳缘静脉缓慢注射事先准备好的 50 g/L 氯化钙 4～8 mL 抢救,观察家兔呼吸曲线的变化。抢救后若再次出现麻痹,应再次用钙剂抢救。

3　结果

描述正常、静脉注射硫酸镁、氯化钙后家兔呼吸幅度和频率。

4　讨论

论述静脉注射硫酸镁、氯化钙后家兔呼吸幅度和频率变化的机制。

【注意事项】

1. 硫酸镁静脉注射宜慢,否则会导致单位时间内剂量过大,致实验动物中毒死亡。

2. 一旦发现家兔呼吸曲线幅度、频率明显降低时,立即静脉缓慢注射氯化钙抢救。

【问题探究】

1. 实验中硫酸镁和氯化钙溶液需缓慢静脉注射,静注过快各会发生什么现象?

2. 临床静注或肌注硫酸镁的应用及用药注意事项有哪些? 硫酸镁口服与注射的作用有什么不同?

(汝海龙,汤伯瑜)

实验 58　有机磷酸酯类中毒及解救

【预习要求】

1. 实验理论　　有机磷酸酯类中毒的毒理及症状;阿托品或碘解磷定解救有机磷中

毒的机制及解救后分别消除哪些症状。

2. **实验方法**　第五章家兔的捉拿和给药方法。

3. **实验准备**　绘制实验结果记录表,预测敌百虫中毒后出现哪些症状及解救效果。

【目的】　观察有机磷酸酯类中毒的症状,通过比较阿托品、碘解磷定的解救作用,掌握两药的作用机制。

有机磷酸酯类为持久性抗胆碱酯酶药,主要用作农业杀虫剂和化学战争毒剂。有机磷酸酯类中毒后,胆碱酯酶活性受到抑制,失去水解乙酰胆碱的能力,乙酰胆碱在体内蓄积,导致胆碱能神经过度兴奋,引起一系列中毒症状(M 样症状、N 样症状及中枢神经症状)。

阿托品为 M 受体阻断药,可迅速解除 M 样症状及部分中枢症状,但不能使胆碱酯酶复活,对消除肌颤无效。解磷定为胆碱酯酶复活药,能使失活的胆碱酯酶复活,并可直接与游离的有机磷酯类结合成无毒物质,从尿排出,从而缓解 M 样症状、N_2 症状(肌颤)及中枢症状。在临床治疗中如能尽早联合应用阿托品与解磷定,则治疗效果更好。

1　材料

2.5～3.0 kg 家兔;肝素,敌百虫,硫酸阿托品,碘解磷定;测瞳尺。

2　方法

2.1　家兔 2 只,称重编号为甲、乙,观察并记录动物正常呼吸频率、幅度、节律及体征(体征或症状观察指标见附录)。

2.2　分别给甲、乙两兔按 75 mL/kg 体重剂量耳缘静脉注射 50 g/L 敌百虫。观察动物呼吸及中毒体征。

2.3　待中毒症状明显时,甲兔立即按 1 mL/kg 体重剂量耳缘静脉注射 1 g/L 硫酸阿托品,乙兔立即按 2 mL/kg 体重剂量耳缘静脉注射 25 g/L 碘解磷定,观察动物呼吸及体征,特别注意甲、乙两兔的区别。实验结束后,甲、乙两兔分别补注碘解磷定和阿托品。

3　结果

将动物正常、注射敌百虫、阿托品和碘解磷定后的体征或症状记入表 6 - 19 和表 6 - 20。

表 6 - 19　家兔有机磷酸酯类中毒及其解救的体征

兔号	体重	药物/mg	瞳孔/mm	唾液分泌	肌紧张度	肌震颤	大小便
甲	用药前						
	敌百虫						
	阿托品						
乙	用药前						
	敌百虫						
	解磷定						

表 6－20　有机磷酸酯类中毒及其解救对家兔呼吸的影响

兔　号	体　重	药物/mg	呼吸频率/(次/min)	呼吸幅度	呼吸节律
甲	用药前				
	敌百虫				
	阿托品				
乙	用药前				
	敌百虫				
	解磷定				

4　讨论

论述实验结果的机制。

【注意事项】

1. 测量瞳孔时应注意光线强弱对瞳孔的影响，实验前后光线应一致。
2. 注射敌百虫后，经 15 min 仍未出现中毒症状，可再静注 1/3 量敌百虫。

【问题探究】

1. 根据实验结果分析有机磷酸酯类中毒机制。
2. 比较阿托品、碘解磷定的解救效果及解毒机制。

附录　体征或症状观察指标

1. 瞳孔　直接用测瞳尺测量瞳孔直径(mm)。
2. 唾液分泌　用滤纸擦拭兔嘴，看纸上水印大小，以－(无)、＋(少)、＋＋(较多)、＋＋＋(很多)表示其分泌程度。
3. 大小便　－(无)、＋(有)、＋＋(较多)、＋＋＋(很多)。
4. 骨骼肌活动　－(无肌震颤)、＋(局部有肌震颤)、＋＋(全身肌震颤)、＋＋＋(全身肌震颤并站立不稳或瘫卧桌上)。

实验 59　普鲁卡因与丁卡因毒性比较

【预习要求】

1. 实验理论　药理学教材中有关普鲁卡因、丁卡因的药理作用及作用机制。
2. 实验方法　第五章第一节动物实验的基本操作。
3. 实验准备　预绘制实验原始数据记录表格，预测小鼠用药前后的反应。

【目的】　比较普鲁卡因与丁卡因的毒性大小，并联系临床应用。

局部麻醉药的作用除了局麻作用外，还可被大量吸收入血而产生其他作用：抑制中枢、心脏，扩张血管，这些即为局麻药的毒性作用。普鲁卡因毒性较小，是常用的局麻药之一，属短效酯类局麻药，亲脂性低，对黏膜的穿透力弱，一般不用于表面麻醉，常局部注射用于浸润麻醉、传导麻醉、蛛网膜下腔麻醉和硬膜外麻醉。丁卡因亦属于酯类局麻药，其麻醉强度比普鲁卡因强 10 倍,毒性大 10～12 倍,因毒性大,一般不用于浸润麻醉。

1　材料

小鼠;盐酸普鲁卡因,盐酸丁卡因。

2　方法

2.1　体重相近的甲、乙两鼠,称取体重,观察正常活动。

2.2　按 0.05 mL/10 g 体重剂量给甲鼠腹腔注射 10 g/L 盐酸普鲁卡因溶液、给乙鼠注射 10 g/L 盐酸丁卡因溶液。

2.3　实验观察　　两鼠给药后的反应,有无惊厥、死亡。

3　结果

列两鼠体重、给药名称、剂量及用药后反应结果表,用文字逐一描述实验结果。

4　讨论

普鲁卡因和丁卡因的作用特点、作用机制和临床用途。

【注意事项】

给药后要密切注意小鼠的变化,如翻正反射、呼吸频率、骨骼肌紧张度等。

【问题探究】

丁卡因为什么不用于浸润麻醉?

(吴达龙,周新妹,柴荣奎)

实验 60　普鲁卡因半数致死量(LD_{50})的测定和计算

【预习要求】

1. 实验理论　　药理学教材中药物剂量与效应关系内容。
2. 实验方法　　第五章第一节动物实验的基本操作;本实验 LD_{50} 计算方法。
3. 实验准备　　预绘制实验原始数据记录表格。

【目的】　通过实验了解测定药物 LD_{50} 的方法、步骤和计算过程。

由于实验动物的抽样误差,药物能使动物致死的剂量大都在 50% 质反应的上下,呈正态分布。在急性毒性试验中 50% 质反应即所谓半数致死量(LD_{50})。在这样的质反应中药物计量和质反应间呈 S 形曲线,S 形曲线的两端处较平,而在 50% 质反应处的曲线斜率最大。因此这里的药物剂量稍有变动,则动物的死或活的反应出现明显差异,所以测定半数致死量是能比较准确地反映药物毒性的大小。LD_{50} 数字越小,毒性越大。

1 材料

体重 17～25 g 小鼠(雌雄不拘,注明性别);电子秤,盐酸普鲁卡因。

2 方法

2.1 探索剂量范围 取小鼠 8～10 只,以 2 只为一组,分成 4～5 组,选择剂量间距较大的一系列剂量,分别给各组腹腔注射 20 g/L 盐酸普鲁卡因溶液,观察出现的症状并记录死亡数,找出引起 0 及 100% 死亡率剂量的所在范围(致死量约在 105～150 mg/kg 范围内)。本步骤可由实验室预先进行。

2.2 正式试验 在预试验所获得的 0 和 100% 致死量的范围内,选用几个剂量(一般用 5 个剂量,按等比级数增减,相邻剂量之间比例为 1:0.7 或 1:0.8),各剂量组动物数为 10 只,分别用苦味酸标记。动物的体重和性别要分层随机分配,完成动物分组和剂量计算后按组腹腔注射给药。最好先从中剂量组开始,以便能从最初几组动物接受药物后的反应来判断两端的剂量是否合适,否则可随时进行调整,尽可能使动物的死亡率在 50% 上下,死亡率为 0 或 100% 时,不能用于计算[实验以全班为一个单位,可以一个组观察一个剂量组(10 只小鼠),或每组各作每一剂量组的 2 只小鼠。务求用药量准确,注射方法规范,以减少操作误差,避免非药物所致的死亡,得到较理想的结果]。

2.3 实验观察 给药后即观察小鼠活动改变情况和死亡数,存活者一般都在 15～20 min 内恢复常态,故观察 30 min 内的死亡率。

3 结果

列剂量(单位体重所用药量,mg/kg),死亡率等 LD_{50} 的计算数据简明表格(参照表 6-20),报告 LD_{50} 及其 95% 可信限主要计算过程和计算结果(计算方法参考附录)。

4 讨论

对实验结果进行分析讨论,分析影响和干扰实验结果因素及原因。

【问题探究】

1. 测定 LD_{50} 的意义是什么? 有何临床意义?

2. 将某种中药制剂给小鼠灌胃后,48 h 内各剂量组的死亡数如下,求该药的 LD_{50} 及其 95% 可信限。

灌胃剂量(g/kg): 5.12 6.40 8.00 10.0 12.5

死亡数/实验动物数: 1/10 2/10 4/10 7/10 9/10

附录 计算 LD_{50} 及其 95% 可信限

LD_{50} 计算方法有多种,这里介绍最常用的加权直线回归法(Bliss 法)。此法虽计算步骤稍繁,但结果较精确,实际应用时可借助于计算机。

首先,用较大的剂量间距确定致死剂量的范围,进而在此范围内设定若干剂量组,剂量按等比方式设计,相邻两个剂量间距比例在 0.65～0.85 之间,给药后观察 7～14 天内动物一般情况和死亡数,根据死亡率计算 LD_{50}。请注意:若死亡率为 100% 和 0 的数据,其机率单位为 $+\infty$ 和 $-\infty$,数据可列于表格中,但不能用于计算。现用下述例子具体说明计算方法。

例：将某批中药厚朴注射液腹腔注射于小鼠,三天内的死亡率如下：

剂量(g/kg)：　　　　　4.25　5.31　6.64　8.30

死亡率(死亡数/试验动物数)：　1/10　3/10　5/10　9/10

求 LD_{50} 及其 95% 可信限,计算步骤如下：

(1) 列计算用表

将各项数据填入表 6-21,机率单位和权重系数分别查附表 6-22 和附表 6-23。

表 6-21　小鼠腹腔注射厚朴注射液 LD_{50} 计算表

剂量 D	$\log D$ X	X^2	n	死亡率 %	机率单位 Y	权重系数	权重* W	WX	WX^2
4.25	0.628 4	0.394 9	10	10	3.72	0.343	3.43	2.155 4	1.354 5
5.31	0.725 1	0.525 8	10	30	4.48	0.576	5.76	4.176 6	3.028 4
6.46	0.822 2	0.676 0	10	50	5.00	0.637	6.37	5.237 4	4.306 2
8.30	0.919 1	0.844 7	10	90	6.28	0.343	3.43	3.152 5	2.897 5
							$\sum W$ 18.99	$\sum WX$ 14.721 9	$\sum WX^2$ 11.586 6

* 权重＝权重系数×各组动物数(n)

表 6-22　百分率与机率单位对照表

百分率	0	1	2	3	4	5	6	7	8	9
0		2.67	2.95	3.12	3.25	3.36	3.45	3.52	3.59	3.66
10	3.72	3.77	3.83	3.87	3.92	3.96	4.01	4.05	4.08	4.12
20	4.16	4.19	4.23	4.26	4.29	4.33	4.36	4.39	4.42	4.45
30	4.48	4.50	4.53	4.56	4.59	4.61	4.64	4.67	4.69	4.72
40	4.75	4.77	4.80	4.82	4.85	4.87	4.90	4.92	4.95	4.97
50	5.00	5.03	5.05	5.08	5.10	5.13	5.15	5.18	5.20	5.23
60	5.25	5.28	5.31	5.33	5.36	5.39	5.41	5.44	5.47	5.50
70	5.52	5.55	5.58	5.61	5.64	5.67	5.71	5.74	5.77	5.81
80	5.84	5.88	5.92	5.95	5.99	6.04	6.08	6.13	6.18	6.23
90	6.28	6.34	6.41	6.48	6.55	6.64	6.75	6.88	7.05	7.33

表 6-23　机率单位与权重系数对照表

机率单位	权重系数	机率单位	权重系数	机率单位	权重系数	机率单位	权重系数
1.1	0.000 82	3.1	0.154 36	5.1	0.634 31	7.1	0.110 26
1.2	0.001 18	3.2	0.179 94	5.2	0.627 42	7.2	0.091 79
1.3	0.001 67	3.3	0.207 74	5.3	0.616 09	7.3	0.076 54
1.4	0.002 35	3.4	0.237 53	5.4	0.600 52	7.4	0.061 68
1.5	0.003 27	3.5	0.269 07	5.5	0.580 89	7.5	0.049 79
1.6	0.004 51	3.6	0.301 99	5.6	0.557 88	7.6	0.039 77
1.7	0.006 14	3.7	0.335 89	5.7	0.531 59	7.7	0.031 43
1.8	0.008 28	3.8	0.370 31	5.8	0.502 60	7.8	0.024 58
1.9	0.011 05	3.9	0.404 74	5.9	0.471 44	7.9	0.019 03
2.0	0.014 57	4.0	0.438 63	6.0	0.438 63	8.0	0.014 57
2.1	0.019 03	4.1	0.471 44	6.1	0.404 74	8.1	0.011 04
2.2	0.024 58	4.2	0.502 60	6.2	0.370 31	8.2	0.008 28
2.3	0.031 43	4.3	0.531 59	6.3	0.355 89	8.3	0.006 14
2.4	0.039 77	4.4	0.557 88	6.4	0.301 99	8.4	0.004 51
2.5	0.049 79	4.5	0.580 99	6.5	0.269 07	8.5	0.003 27
2.6	0.061 68	4.6	0.600 52	6.6	0.237 53	8.6	0.002 35
2.7	0.075 64	4.7	0.616 09	6.7	0.207 74	8.7	0.001 67
2.8	0.091 79	4.8	0.627 42	6.8	0.179 94	8.8	0.001 18
2.9	0.110 26	4.9	0.634 31	6.9	0.154 36	8.9	0.000 82
3.0	0.131 12	5.0	0.636 62	7.0	0.131 12	9.0	0.000 56

(2) 计算 LD_{50}　$\log D$ 与机率单位之间有线性关系，因此将 $\log D$ 作为 X，机率单位作为 Y，即 $Y = a + bX$，用统计软件(第二章用 Excel 统计函数进行数据统计)作直线回归计算得到 $a = -1.675\ 89$，$b = 8.460\ 496$。LD_{50} 的对数值与机率单位 5 相对应，按 $Y = a + bX$ 计算得到 $X = 0.789\ 066$，即为 LD_{50} 的对数(称为 m)，取其反对数，就是 LD_{50}：$LD_{50} = \log^{-1} m = 6.153\ 2\ g/kg$。

(3) 计算 LD_{50} 的 95% 可信限　由于实验求得的 LD_{50} 存在抽样误差，因此须按统计学方法确定 LD_{50} 值 95% 可能出现的范围(95% 可信限)。在此例，由于 n 数相等，算法如下：

$$m \pm 1.96 S_m (S_m \text{ 为 } m \text{ 的标准误})$$

$$m = \log LD_{50} = 0.789\ 1 (\text{见上述计算步骤})$$

$$S_m{}^2 = 1/b^2 [(m - X)^2 / \sum W(X - \overline{X})^2 + 1/\sum W]$$

其中 $\sum W(X - \overline{X})^2 = \sum WX^2 - (\sum WX)^2 / \sum W = 0.173\ 5$、$b = 8.460\ 5$、$\overline{X} = \sum WX / \sum W = 0.775\ 2$，因而

$$S_m{}^2 = 0.013\ 97 \times [(0.789\ 1 - 0.775\ 2)^2 / 0.173\ 5 + 0.052\ 66] = 0.000\ 751\ 2$$

$$m \pm 1.96 S_m = 0.789\ 1 \pm 0.053\ 72 = 0.735\ 38 \sim 0.842\ 82$$

$$S_m = \sqrt{S_m^2} = \sqrt{0.000\ 751\ 2} = 0.027\ 41$$

分别取反对数，取 LD_{50} 的 95% 可信限：$5.437\ 3 \sim 6.963\ 4\ g/kg$

LD_{50} 及其 95% 可信限：$6.153\ 2\ g/kg(5.437\ 3 \sim 6.963\ 4\ g/kg)$

（厉旭云，陆源）

第七章

机能学综合性实验

实验 61　离体蟾蜍心脏的实验研究

【预习要求】

1. 实验理论　查阅心脏生理、药理有关文献。

2. 实验方法　第三章微机生物信号采集处理系统；实验 14；第二章统计指标和方法。

3. 实验准备　在回答本实验的"问题探究"的基础上，充分理解本实验的设计原理，预绘制实验原始数据记录表格和统计表格，预测结果。

【目的】　学习实验设计、非处理因素控制、全定量的实验处理、结果数据统计和表述等基本的科研方法。探究钙离子、钾离子、肾上腺素、乙酰胆碱对离体心脏的作用及机制。

1　材料

参见实验 14。

2　方法

2.1　离体蟾蜍心脏标本制备、系统连接及仪器参数设置参见实验 14。

2.2　实验观察

2.2.1　任氏液灌流　　用定容移液器向插管中加入 1 mL 任氏液，心搏曲线稳定后记录 45 s。用移液器向插管中加入 30 μl 任氏液，心搏曲线稳定后记录 45 s 数据。

2.2.2　无钙任氏液灌流　　把插管内的任氏液全部更换为 1 mL 无钙任氏液，心搏曲线稳定后记录 45 s。

2.2.3　高钙任氏液灌流　　用任氏液洗脱 3 次，加入 1 mL 任氏液，待曲线稳定 45 s 后，向灌流液中加 0.045 mol/L $CaCl_2$ 溶液 20 μl，心搏曲线稳定后记录 45 s。

2.2.4　高钾任氏液灌流　　用任氏液洗脱数次，曲线恢复稳定后，加入 1 mL 任氏液，待曲线稳定 45 s 后，在任氏液中加 0.2 mol/L KCl 溶液 20 μl，心搏曲线稳定后记录 45 s。

2.2.5　用新鲜任氏液换洗数次，加入 1 mL 任氏液，待曲线稳定后记录 45 s，在任氏液中加 6×10⁻⁶ mol/L 的 acetylcholine (ACh) 溶液 15 μl，心搏曲线稳定后记录 45 s。再加

2×10^{-4} mol/L atropine(Atr)15 μl,心搏曲线稳定后记录 45 s。

2.2.6　用任氏液洗脱数次，曲线恢复稳定后，加入 1 mL 任氏液，待曲线稳定 45 s 后，在任氏液中加 6×10^{-5} mol/L 的 adrenaline(Adr)溶液 10 μl,心搏曲线稳定后记录 45 s。

2.2.7　用任氏液洗脱数次，曲线恢复稳定后，加入 1 mL 任氏液，待曲线稳定 45 s 后，在任氏液中加 5×10^{-4} mol/L propranolol(Pro)溶液 10 μl,心搏曲线稳定后记录 45 s,再加入 6×10^{-5} mol/L 的 Adr 溶液 10 μl,心搏曲线稳定后记录 45 s。

2.2.8　用任氏液洗脱数次，曲线恢复稳定后，加入 1 mL 任氏液，待曲线稳定 45 s 后，在任氏液中加 0.2 mol/L 乳酸溶液 20 μl,心搏曲线稳定后记录 45 s。

2.2.9　数据测量　测量各项处理前后的心率(heart rate, HR)、心脏舒张末期张力(end diastolic tension, EDT)、心脏收缩末期张力(End systolic tension, EST)。

2.3　统计方法　结果以 $\bar{x}\pm s$ 表示，统计采用 Student t test 方法。

3　结果

列各项处理前后心率、心室收缩末期张力和心室舒张末期张力原始数据表格和统计表(表 7-1),对数据进行统计和显著性检验。用文字、统计描述、统计结果逐一描述实验结果。

表 7-1　钙离子、钾离子、肾上腺素、乙酰胆碱对离体蟾蜍心脏的作用

组　别	n	舒张末期张力/g		收缩末期张力/g	
		对　照	处　理	对　照	处　理
30 μl 任氏液		0.92 ± 0.12	0.90 ± 0.14	5.80 ± 3.04	5.66 ± 2.93
无钙任氏液	9	0.85 ± 0.18	$1.17\pm0.23^*$	5.56 ± 2.94	$2.34\pm0.56^{\#\#}$
Ca^{2+} 22×10^{-4} mol/L 任氏液	9	0.82 ± 0.18	$0.65\pm0.21^{**}$	5.10 ± 2.48	$8.96\pm3.33^{\#\#}$
K^+ 59×10^{-4} mol/L 任氏液	9	0.62 ± 0.15	$0.77\pm0.18^{**}$	5.34 ± 2.70	$3.47\pm1.71^{\#}$
9×10^{-8} mol/L ACh 任氏液	9	0.68 ± 0.20	$0.83\pm0.21^*$	4.44 ± 1.90	$3.04\pm1.05^{\#\#}$
9×10^{-8} mol/L ACh + 3×10^{-6} mol/L Atr 任氏液	9	0.83 ± 0.22	$0.59\pm0.20^{**}$	3.04 ± 1.07	$5.19\pm3.12^{\#}$
6×10^{-7} mol/L Adr 任氏液	9	0.74 ± 0.43	$0.42\pm0.24^*$	4.54 ± 2.21	$9.96\pm3.76^{\#\#}$
5×10^{-6} mol/L Pro 任氏液	9	0.67 ± 0.29	0.65 ± 0.32	3.62 ± 1.79	$3.20\pm1.53^{\#}$
5×10^{-6} mol/L Pro + 6×10^{-7} mol/L Adr 任氏液	9	0.63 ± 0.34	0.63 ± 0.33	3.44 ± 1.56	3.45 ± 1.77
4×10^{-3} mol/L 乳酸任氏液	9	0.63 ± 0.25	$0.86\pm0.26^{**}$	3.08 ± 1.54	$1.46\pm0.86^{\#\#}$

$*$: $P<0.05$, $**$: $P<0.01$,vs. EDT 对照；$\#$: $P<0.05$, $\#\#$: $P<0.01$,vs. EST 对照.

4　讨论

论述各项处理引起心脏收缩、舒张、心率的变化机制。包括分析影响实验结果的主要干扰因素及改进方法。

【问题探究】

1. 心肌细胞内的钙池对哪种激动剂敏感？

2. 心肌收缩强弱除与胞浆游离钙浓度有关外，还与什么因素有关？

3. 心肌舒张时,胞浆中的钙离子分别经何种途径被排除? 钠-钙交换体、胞膜钙泵、钙池膜上钙泵的活性受哪些因素调控?

4. 心肌收缩与舒张周期中,胞浆钙浓度的增加量和排除量是否相等? 增加量多于排除量会发生什么情况?

5. 本实验为什么采用蟾蜍作为实验对象? 有何依据?

6. 离体心脏制备有哪几种方法? 分别适用哪种动物和研究?

7. 蟾蜍心脏是否有营养性血管? 心肌细胞通过什么方式获取氧和营养物质?

8. 调节前负荷前,张力换能器-RM6240生理信号采集处理系统是否需要调零? 如何调零? 为什么要调零? 实验过程中是否可以调零?

9. 为什么要统一前负荷? 前负荷会对结果产生什么影响吗? 为什么? 在实验记录过程中,是否可以调节前负荷? 为什么?

10. 如何保证插管内灌流液液面高度的恒定? 灌流液液面高度会对实验结果有影响吗? 为什么?

11. 本实验有哪些非处理因素? 请列举4项。如何消除这些非处理因素?

12. 正常情况下,药物会对心房、起搏点起作用吗? 如果不起作用,哪项观察指标不受影响? 为什么? 在什么情况下,药物会对心房、起搏点起作用? 观察指标会受什么影响? 为什么?

13. 为什么要等心脏收缩曲线稳定后再进行加药处理? 否则会对实验结果产生什么影响? 心脏收缩曲线稳定的标准是什么?

14. 从实验设计角度看,本实验中加30微升任氏液的目的是什么?

15. 本实验采用何种实验设计方法? 本实验最少的有效样本数据数?

16. 本实验的结果数据采用哪种统计描述?

17. 本实验结果数据的显著性检验采用哪种统计方法?

18. 按本实验的处理水平,细胞外钾离子浓度为多少? 处于正常还是异常水平? 该处理水平的钾离子浓度对心脏的收缩末期张力、舒张末期张力、心率会产生什么影响? 其机制如何?

19. 按本实验加无钙任氏液的处理方法,细胞外液是否呈无钙状态? 该项处理对心脏的收缩末期张力、舒张末期张力、心率会产生什么影响? 其机制如何? 用何方法可以做到细胞外液呈无钙状态?

20. 按本实验的加钙的处理水平,细胞外钙离子浓度为多少? 处于正常还是异常水平? 该处理水平的钙离子浓度对心脏的收缩末期张力、舒张末期张力、心率会产生什么影响? 其机制如何?

21. 按本实验的处理水平,乙酰胆碱的浓度为多少? 该处理水平的乙酰胆碱浓度对心脏的收缩末期张力、舒张末期张力、心率会产生什么影响? 其机制如何?

22. 按本实验的处理水平,阿托品对乙酰胆碱作用呈完全阻断还是不完全阻断? 用阿托品处理的目的是什么? 阿托品具有生物活性吗?

23. 按本实验的处理水平,肾上腺素的浓度为多少? 该处理水平的肾上腺素浓度对心脏的收缩末期张力、舒张末期张力、心率会产生什么影响? 其机制如何?

24. 按本实验的处理水平,普萘洛尔对肾上腺素作用呈完全阻断还是不完全阻断? 用普萘洛尔处理的目的是什么? 普萘洛尔具有生物活性吗?

25. 按本实验的处理水平,氢离子对心肌收缩力有抑制作用吗? 其作用机制如何?

(陆源,厉旭云)

实验 62　　家兔循环系统综合实验

【预习要求】

1. 实验理论　　生理学教材有关动脉血压的调节理论,病理生理学教材有关失血代偿理论。

2. 实验方法　　第三章生物信号采集处理系统;第五章动物实验技术;第二章常用统计指标和统计方法。

3. 实验准备　　在解答本实验的"问题探究"的基础上,充分理解本实验的设计原理,预绘制实验原始数据记录表格和统计表格,预测结果。

【目的】　学习循环系统实验设计方法。探究神经和体液因素在正常、急性失血情况对动脉血压的调节作用。

在生理情况下,人和其他哺乳动物的血压相对稳定,这种相对稳定是通过神经和体液因素的调节而实现的,其中颈动脉窦-主动脉弓压力感受性反射起着重要作用。此反射既可在血压升高时降压,又可在血压降低时升压,反射的传入神经为主动脉神经与窦神经。反射的传出神经为心交感神经、心迷走神经和交感缩血管纤维,心交感神经兴奋,其末梢释放去甲肾上腺素,去甲肾上腺素与心肌细胞膜上的 β_1 受体结合,引起心脏正性的变时变力变传导作用,心迷走神经兴奋,其末梢释放乙酰胆碱,乙酰胆碱与心肌细胞膜上的 M 受体结合,引起心脏负性的变时变力变传导作用,交感缩血管纤维兴奋,其末梢释放去甲肾上腺素,去甲肾上腺素与血管平滑肌细胞膜上的 α 受体结合,引起阻力血管的收缩。

机体对一定量的急性失血有代偿能力。急性失血使动脉血压下降,血容量减少,在失血的瞬时,通过压力感受性反射和容量感受性反射,阻力血管、容量血管收缩、心脏活动增强以维持动脉血压。急性失血引起交感-肾上腺髓质系统兴奋,导致儿茶酚胺大量分泌,出现血管的明显收缩。静脉系统属于容量血管,可容纳血液总量的 $60\% \sim 70\%$。静脉的收缩可以迅速而短暂地增加回心血量。微动脉和毛细血管前括约肌比微静脉对儿茶酚胺更为敏感,导致毛细血管前阻力比后阻力升高更明显,毛细血管灌流不足,流体静压下降,使组织液进入血管,循环血量增加。抗利尿激素、血管紧张素Ⅱ、皮质激素的产生和分泌增加也参与急性失血的代偿。

1　材料

家兔;氨基甲酸乙酯,肝素,去甲肾上腺素,乙酰胆碱;血球计数仪,血压换能器,微机生物信号采集处理系统。

2　方法

2.1　实验系统连接及参数设置　　按图 7-1 将股动脉插管与放血瓶相连,用抗凝生理盐水充满放血管道内,排出空气,记下瓶内液体量。瓶内液平面距离心脏水平约 68 cm。将压力换能器置于心脏同一水平面。压力换能器接 RM6240 多道生理信号采集处理系统,仪器参数:时间常数为直流,滤波频率 100 Hz,灵敏度 90 mmHg(12 kPa),采样频率800 Hz,扫描速度 2 s/div。连续单刺激方式,刺激强度 5～10 V,刺激波宽 2 ms,刺激频率 30 Hz。

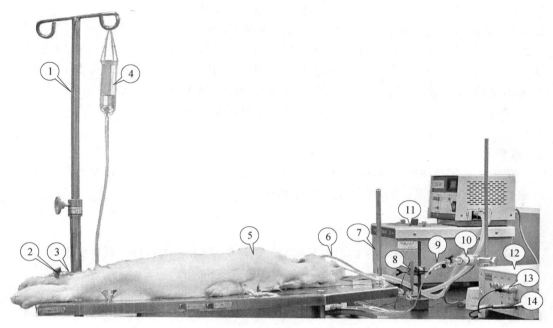

图 7-1　兔动脉血压实验仪器和装置

1:输液架;2:三通;3:股动脉插管;4:放血瓶;5:家兔;6:动脉插管;7:固定杆;8:刺激电极;9:测压管;10:血压换能器;11:恒温浴槽;12:RM6240 多道生理信号采集处理系统;13:第 1 通道;14:刺激器输出

2.2　手术准备(参见第五章第一节动物实验的基本操作、第四节实验动物手术)

2.2.1　麻醉固定　　参见第六章实验 16。

2.2.2　颈部手术　　颈部血管神经分离、左颈总动脉插管、抗凝处理参见第六章实验 16。

2.2.3　股动脉插管　　用左手拇指和另外四指将股部皮肤绷紧固定,沿股腹面正中线从腹股沟下缘向膝部切开皮肤 4～5 cm。钝性离皮下组织、肌肉。用玻璃分针分离股动脉约2～3 cm,在其下穿 2 线,结扎远心端的血管,近心端用动脉夹夹闭血管。近结扎处用眼科直剪呈 45°角剪开血管直径的 1/2,用眼科镊夹挑起切口,插入动脉插管 2 cm,结扎固定。

2.3　实验观察

2.3.1　启动 RM6240 多道生理信号采集处理系统记录按钮,除去动脉夹,记录正常血压曲线(参见第六章实验 16 的图 6-28)。

2.3.2　用动脉夹夹闭右侧颈总动脉 10 s,观察血压变化。

2.3.3　用两细线在减压神经中部两处结扎。在两结扎间切断神经,用强度 $5\sim10$ V,频率 30 Hz,波宽 2 ms 的电脉冲分别刺激神经中枢端和外周端 10 s,观察血压变化。

2.3.4　用两细线在右侧迷走神经中部两处结扎,在两结扎间切断神经,用强度 $5\sim10$ V,频率 30 Hz,波宽 2 ms 的电脉冲分别刺激神经中枢端和外周端 10 s,观察血压变化。

2.3.5　静脉注射 0.1 g/L 去甲肾上腺素 0.3 mL,观察血压变化。

2.3.6　按 0.1 mL/kg 体重剂量静脉注射 10^{-2} g/L 乙酰胆碱,观察血压变化。

2.3.7　按 0.3 mL/kg 体重剂量静脉注射 1 g/L 阿托品。

2.3.8　重复观察 2.3.4 至 2.3.6 项目处理,观察血压变化。

2.3.9　从颈静脉内取血 $0.2\sim0.3$ mL 测定 Hb 浓度(方法见附录)。

2.3.10　打开股动脉插管上方的三通阀,使动脉血进入放血瓶,持续失血 3 min 后关闭三通阀,终止失血。连续记录放血过程中血压动态变化,于失血停止后即刻、10 min、20 min、30 min 分别从颈静脉采血 $0.2\sim0.3$ mL,测定 Hb 浓度。

2.4　统计方法　　结果以 $\bar{x}\pm s$ 表示,统计采用 Student t test 方法。

3　结果

列各项处理前后的收缩压,舒张压,脉压,平均动脉压,心率,血红蛋白原始数据表格,并进行统计处理。用文字和数据逐一描述实验结果。

4　讨论

论述各项处理对动脉血压的影响及机制。论述失血期间、失血停止后动脉血压、血红蛋白浓度变化及机制。

【注意事项】

每一项观察须有处理前对照,失血前各项处理后须待其基本恢复后再进行下一步骤。

【问题探究】

1. 神经调节、体液调节和自身调节的各自有何特点?

2. 请简述颈动脉窦和主动脉弓压力感受性反射及容量感受器反射。

3. 请简述交感-肾上腺髓质系统的功能和调节。简述组织液的生成及影响因素。

4. 本实验的观察指标有哪些? 各项观察指标分别说明机体什么功能或代谢变化? 各项观察指标对阐明实验目的有何意义?

5. 血压换能器液压传递法测定血压,为什么导管系统中要充满抗凝生理盐水? 是否可以充蒸馏水? 导管中有气体,对血压的测定会有什么影响? 主要影响哪个观察指标?

6. 用血压换能器液压传递法测定血压时,血压换能器放置高度对结果有什么影响?

7. 放血瓶应充灌什么溶液? 液面高度多少? 设置该液面高度的目的是什么?

8. 本实验,家兔采用全身麻醉还是局部麻醉? 如何判断动物的麻醉深浅?

9. 颈总动脉处于什么位置? 颈总动脉血管神经鞘内有哪些神经血管? 如何分辨?

10. 分离神经、血管应采用什么器械为好? 为什么?

11. 行颈总动脉插管前,线结扎颈总动脉和动脉夹夹闭颈总动脉的目的是什么?

12. 何谓血压一级波、二级波、三级波? 各波是如何形成的? 各自有什么特点?

13. 夹闭未插管一侧颈总动脉对血压和心率有何影响? 此血压变化主要是由心脏活动变化还是外周阻力变化引起的? 依据是什么?

14. 左、右两侧颈迷走神经各支配心脏什么部位? 如何用实验方法验证这种支配? 迷走神经为什么要切断后再行刺激? 刺激其中枢端、外周端后对血压、心率有什么影响?

15. 分别刺激减压神经中枢端、外周端对血压、心率有什么影响? 此血压变化主要是由心脏活动变化还是外周阻力变化引起的? 依据是什么?

16. 静脉注射去甲肾上腺素后,家兔血压、心率有何变化? 此血压变化主要是由心脏活动变化还是外周阻力变化引起的? 依据是什么?

17. 静脉注射乙酰胆碱后,可否通过家兔的收缩压、舒张压、脉压、心率的变化来确定乙酰胆碱主要作用于心脏还是外周血管? 其作用的机制是什么?

18. 静脉注射阿托品后再行刺激迷走神经外周端,家兔血压、心率有何改变?

19. 从实验设计的角度考虑,在给家兔失血前记录一段稳定的血压曲线起什么作用?

20. 家兔在动脉急性失血3 min期间,其血压、心率、血红蛋白浓度有何变化? 在失血初期兔血压为什么呈缓慢下降? 按时间顺序家兔发生哪些调节反应或代偿?

21. 本实验中,家兔动脉急性失血的时间设定的是3 min,其主要目的是什么?

22. 急性失血停止后30 min内,家兔血压、血红蛋白浓度的变化及其机制。

23. 在家兔急性失血代偿中,抗利尿激素、血管紧张素、盐皮质激素、糖皮质激素是否也参与代偿调节?

24. 本实验采用何种实验设计方法? 从实验设计角度考虑,该项实验的最少动物例数是多少? 实验结果的显著性检验应采用何种统计方法?

25. 该实验设计是否有可改进的方面? 让你来设计该实验,你将如何设计?

附录 血红蛋白测定法

CA620血细胞计数仪 选择与样本相同的动物模式。将抗凝的新鲜全血样品置于2.5 mL试管内,压下"进样探针挡板",试管置于"全血吸样针"下,使吸样针浸入血样,按"WHOLE BLOOD"板,待仪器显示屏左上角变黑后移去测试样本。测试完毕,结果显示于屏幕上。选择打印或在联机的计算机作业。

(饶芳)

实验63 家兔呼吸系统综合实验

【预习要求】

1. 实验理论 生理学教材有关呼吸运动调节,病理生理学教材中有关酸碱平衡,药理学教材中有关哌替啶和尼可刹米的药理作用及机制。

2. 实验方法 第三章生物信号采集处理系统;第五章动物实验技术;第二章常用统计指标和统计方法和用Excel统计函数进行数据统计。

3. 实验准备 在解答本实验的"问题探究"的基础上,充分理解本实验的设计原理,预绘制实验原始数据记录表格和统计表格,预测结果。

【目的】　探究血液中 PCO_2、PO_2 和 $[H^+]$ 改变及切断、刺激迷走神经对家兔呼吸频率、节律、通气量的影响及机制。探究动物酸中毒模型和纠正酸中毒的方法及 nikethamide 对抗 pethidine 对呼吸的抑制作用。

　　呼吸运动是呼吸中枢节律性活动的反映。在不同生理状态下,呼吸运动所发生的适应性变化有赖于神经系统的反射性调节,其中较为重要的有呼吸中枢、肺牵张反射以及外周化学感受器的反射性调节。体内外各种刺激,可以直接作用于中枢部位或通过不同的感受器反射性地影响呼吸运动。

　　代谢性酸中毒的特征是血浆 HCO_3^- 浓度原发性减少。本实验通过静脉注射 NaH_2PO_4 增加细胞外液 H^+ 浓度,消耗 HCO_3^- 并使血浆 HCO_3^- 浓度降低,复制家兔代谢性酸中毒模型。

　　代谢性酸中毒动物呼吸加深加快,是由血液内 H^+ 浓度增加,刺激颈动脉体和主动脉体外周化学感受器及延髓中枢化学感受器,反射性地兴奋延髓呼吸中枢所致。呼吸加深加快,肺泡通气量增加,CO_2 排出增多,血液 H_2CO_3 浓度随之下降,恢复 $[NaHCO_3]/[H_2CO_3]$ 的正常比值。这种代偿调节作用可在数分钟内发生,并很快达到高峰,但一般不容易获得完全代偿。

　　代谢性酸中毒,血浆 HCO_3^- 浓度原发性减少,血气分析时可测得反映代谢因素的指标 AB、SB、BB 降低,BE 负值增大,同时由于呼吸代偿活动,可使 $PaCO_2$ 降低,AB<SB。

　　代谢性酸中毒动物血浆碳酸氢盐减少,碳酸氢钠可作为首选补碱药物,直接由静脉输入,使细胞外液的 $[NaHCO_3]/[H_2CO_3]$ 比值恢复正常。

　　中枢兴奋药 nikethamide 主要兴奋延脑呼吸中枢(又称呼吸兴奋药)。当呼吸中枢受抑制时,该药的作用明显,能使呼吸加深加快,并能提高呼吸中枢对 CO_2 的敏感性。

1　材料

　　家兔;氮气,二氧化碳,氨基甲酸乙酯,磷酸二氢钠,碳酸氢钠,pethidine,nikethamide;呼吸换能器,流量头,高灵敏度压力传感器,生物信号采集处理系统。

2　方法

2.1　实验系统连接及参数设置　　呼吸换能器、高灵敏度压力换能器分别接生物信号采集处理系统 1、2 通道。RM6240 系统:1、2 通道时间常数为直流,滤波频率 30 Hz,1 通道灵敏度 100 mL/s(或 10 cmH_2O),2 通道灵敏度 25 cmH_2O,采样频率 800 Hz,扫描速度 1 s/div。

2.2　颈部手术　　家兔称重、麻醉固定,切开颈部皮肤,分离颈部肌肉,分离两侧迷走神经,分离一侧颈总动脉,分离气管,行气管插管参见实验 28。

2.3　实验观察

2.3.1　记录正常呼吸曲线　　启动生物信号采集处理系统记录按钮,记录一段正常呼吸运动曲线作为对照。辨认曲线上吸气、呼气的波形方向。

2.3.2　在流量头通气口(或气管插管一个侧管上)接一根长 50 cm 胶管,记录呼吸曲线。

2.3.3　降低吸入气中的氧分压　　待呼吸曲线恢复正常,将一只小烧杯的杯口扣住流量头通气口(或气管插管开口前),将氮气导管沿烧杯壁平行放入,开启气阀(或气囊导管)使气体冲入烧杯,给动物吸入含有较高浓度氮气的空气,记录呼吸曲线。

2.3.4　增加吸入气中二氧化碳分压　　待呼吸曲线恢复正常,按观察项目 3 的操作方法开启二氧化碳气阀(或气囊导管),使家兔吸入含有较高浓度二氧化碳的空气。待家兔呼吸运动增强后,立即关闭二氧化碳气气阀(或气囊导管)。待呼吸恢复正常后再做下一步实验。

2.3.5　测定血气参数　　用 1 mL 注射器取肝素溶液少许,湿润注射器内壁后推出,使注射器死腔和针头内部充满肝素溶液。然后向心方向刺入颈总动脉内,由助手打开动脉夹,抽血 0.5 mL(注意切勿进入气泡),夹上动脉夹,针头拔出后立即插入小橡皮塞内以隔绝空气,测定血气参数(pH、PaO_2、$PaCO_2$、[HCO_3^-]、ABE),血气测定方法见本实验附录。

2.3.6　酸中毒处理　　按 5 mL/kg 体重剂量耳缘静脉注射 120 g/L 磷酸二氢钠,注射速度控制在 5～6 mL/min。记录呼吸运动的变化。

2.3.7　测定血气参数　　注射磷酸二氢钠 10 min 后,由颈动脉取血 0.5 mL 测定血气参数。

2.3.8　纠正酸中毒　　按 ΔABE×0.5×体重(ΔABE 是输入酸前后 ABE 值之差的绝对值)计算出 50 g/L 碳酸氢钠注射剂量,静脉注射,速度应控制在 4 mL/min,观察呼吸变化。由耳缘静脉注入碳酸氢钠后 10 min 再从颈总动脉取血 0.5 mL 测定血气参数。

2.3.9　Pethidine 对呼吸的作用　　呼吸曲线稳定后,按 1～2 mL/kg 体重剂量于耳缘静脉注射 50 g/L Pethidine(注意速度宜先快后慢,剂量应根据呼吸抑制情况调节,一旦出现呼吸幅度下降时即停止给药)。

2.3.10　Nikethamide 抗 pethidine 对呼吸作用　　待呼吸抑制明显时(约 2～5 min)即按 0.4 mL/kg 体重剂量由耳缘静脉缓慢注入 250 g/L nikethamide(注意速度不宜过快,以免引起惊厥)观察并记录呼吸变化,并等待呼吸平稳。

2.3.11　迷走神经对呼吸运动的调节作用　　分别观察和记录切断一侧迷走神经和切断两侧迷走神经以后呼吸运动的变化。

2.3.12　以中等强度(5～10 V),频率为 15～30 Hz,波宽为 2 ms 的连续电脉冲间断刺激一侧迷走神经中枢端,观察呼吸运动较之切断前有何改变。

2.3.13　观察胸内负压　　将连于高灵敏度换能器(或水检压计)胶管上的 18 号注射针头,在左腋前线第四、五肋间,沿肋骨上缘垂直刺入胸膜腔内,首先用较大力量穿透皮肤,然后控制力量,用手指抵住胸壁缓进以防刺入过深。当看到记录曲线小于零(检压计水液面产生位差),并随呼吸运动而上下波动时,说明针头已进入胸膜腔内,即停止进针并固定于这一位置。观察胸内负压曲线(或从水检压计记录水柱波动的幅度),记下正常平静呼吸时胸内负压数值。此时呼气和吸气应均为负值。在流量头通气口(或气管插管一个侧管)上接一根长胶管,堵住另一开口,使呼吸运动加强(用力呼吸),记下此时胸内负压在呼气吸气时的变化情况。去除长胶管并开放另一开口,等待呼吸恢复正常。

2.4　统计方法　　结果以 $\bar{x}\pm s$ 表示,统计采用 Student t test 方法。

3　结果

　　列各种因素处理前后家兔每分通气量(或气道压力)、呼吸频率原始数据表格,列注射酸、碱前后家兔血气参数原始数据表格,列胸内负压数据表。用文字、统计描述、统计结果逐一描述实验结果。

4　讨论

　　分析和探讨各处理因素对呼吸、血气参数的影响及机制。

【问题探究】

　　1. 请给出本实验的五个关键词。

　　2. 简述呼吸曲线形成的机制。

　　3. 实验采用哪几项呼吸指标? 各反映什么?

　　4. 本实验为什么采用家兔作为实验对象? 对实验有何利弊?

　　5. 本实验中采集血液标本应注意的事项有哪些? 血液标本的质量对实验结果有什么影响?

　　6. 本实验采用哪些仪器? 分别用于观察哪些指标? 为什么要统一仪器参数?

　　7. 本实验采用何种实验设计方法? 本实验最少有效样本数是多少?

　　8. 本实验的数据应采用何种统计描述? 结果的显著性检验应采用何种统计方法?

　　9. 家兔气道长度加长、吸入高浓度 N_2、CO_2 后,其呼吸频率和通气量的变化及机制?

　　10. 代谢性酸中毒对呼吸运动有何影响? 兔体内酸碱的变化是否影响其呼吸运动?

　　11. 切断一侧迷走神经、切断两侧迷走神经和刺激迷走神经中枢端,家兔的呼吸频率、节律、通气量会发生什么变化? 其变化机制是什么?

　　12. 本实验使用 pethidine 的目的是什么?

　　13. 静脉注射 pethidine 后家兔的呼吸频率、通气量的变化及机制?

　　14. 静脉注射 pethidine 过程中须注意什么? 为什么? 为什么在给家兔静脉注射 pethidine 的同时须准备好 nikethamide?

　　15. 在 pethidine 对家兔呼吸运动产生作用时静脉注射 nikethamide 的目的是什么? 静脉注射 nikethamide 后家兔呼吸频率、通气量会发生什么变化? 变化机制是什么?

　　16. 静脉注射 nikethamide 过程中须注意什么? 为什么? nikethamide 注射过量对家兔有何影响?

　　17. 本实验检测的血气指标有哪些? 哪些指标反应体内的酸碱情况?

　　18. 对酸中毒家兔进行补碱,补碱量如何计算?

　　19. 给家兔静脉注射 NaH_2PO_4 后,家兔的血气指标、呼吸频率和通气量会发生什么变化?

　　20. 补碱过程是否可以用 NaOH 代替 $NaHCO_3$? 为什么?

附录　ABL700 血气分析仪样本测试

待仪器处于"准备"模式,可进入样本测定模式。

将样品注射器上下颠倒混匀标本,观察样本是否处于密闭状态、有无气泡,血液标本是否凝固,确定样本正常后,抬起注射器进样入口副翼,拔去注射器针头,将注射器轻轻插入注射器进样口;在触摸屏的样本模式中,选择注射器进样模式。在触摸屏上按【开始】键,进样针自动进入注射器中吸取标本,当仪器发出"嘀嘀"提示音后,及时移去注射器,并关闭注射器进样口副翼。

在数据采集处理工作站的数据处理软件中输入动物或病人标识信息,当测定结果显示后,在软件中进行刷新操作,选择相应的数据进行保存。

(梅汝焕,陆源)

实验 64　泌尿和循环系统综合实验

【预习要求】

1. 实验理论　　生理学教材有关动脉血压的调节和肾脏泌尿功能的调节内容,药理学教材有关垂体后叶素,呋塞米的药理作用及机制内容。

2. 实验方法　　第三章生物信号采集处理系统;第五章动物实验技术;第二章常用统计指标和统计方法和用 Excel 统计函数进行数据统计。

3. 实验准备　　在解答本实验的"问题探究"的基础上,充分理解本实验的设计原理,预绘制实验原始数据记录表格和统计表格,预测结果。

【目的】　观察静脉注射生理盐水、葡萄糖、呋塞米等处理对尿量、血压的影响,分析处理因素的作用机制。

1　材料

家兔;氨基甲酸乙酯,生理盐水,葡萄糖,去甲肾上腺素,垂体后叶素,呋塞米(速尿),酚红,NaOH,斑氏试剂;压力换能器,微机生物信号采集处理系统。

2　方法

2.1　仪器连接和参数设置　　血压换能器置于与心脏在同一水平面。换能器输出线接生物信号处理系统;记滴器插入记滴插口。参数设置:

(1) RM6240 系统:打开"实验"菜单,选择"影响尿液生成的因素",1 通道为记滴器计滴,默认参数;压力换能器输入 2 通道,模式为血压,时间常数为直流,滤波频率100 Hz,灵敏度 90 mmHg(12 kPa),采样频率 800 Hz,扫描速度 500 ms/div。连续单激刺激方式。

(2) MedLab 系统:1 通道设置为记滴器,默认参数;换能器输入 2 通道,处理名称为血压,放大倍数 200,时间常数为直流,上限频率 30 Hz;采样间隔 2 ms;串刺激方式。

2.2　手术准备

2.2.1　麻醉固定　　按 1 g/kg 体重剂量耳缘静脉注射 200 g/L 氨基甲酸乙酯。待兔麻醉后,将其仰卧,先后固定四肢及兔头。

2.2.2　颈部手术　　分离右侧迷走神经、行颈动脉插管、抗凝,参见第六章实验 16。

2.2.3　膀胱插管　　参见第六章实验 39。

2.3　实验观察

2.3.1 连续记录动脉血压、尿流量(滴/min)。

2.3.2 按6～9 mL/kg 体重剂量静脉快速注射 37～38℃的生理盐水,记录最高血压、最多尿量时的数据。取尿液2滴作一次尿糖定性试验。

2.3.3 待尿量、血压恢复稳定后用强度5～10 V,频率30 Hz,波宽2 ms 的电脉冲间断刺激右侧颈迷走神经的末梢端1～2 min,尿量记录最少时的数据,血压记录最低时的数据。

2.3.4 待尿量、血压恢复稳定后静脉注射 200 g/L 葡萄糖5 mL,当尿量显著变化时,取流出的尿液2滴作一次尿糖定性试验,观察尿糖。尿量记录最多时的数据,血压记录最高时的数据。

2.3.5 待尿量、血压恢复稳定后静脉注射 0.1 g/L 去甲肾上腺素0.3 mL,尿量记录最少时的数据,血压记录最高时的数据。

2.3.6 待尿量、血压恢复稳定后按5 mg/kg 体重剂量静脉注射 10 g/L 呋塞米,尿量记录最多时数据,血压记录最高时的数据。

2.3.7 静脉注射6 g/L 酚红0.5 mL,用盛有 100 g/L NaOH 溶液的培养皿收集尿液,计算从注射酚红起到尿中刚出现酚红所需的时间(酚红在碱性液中呈红色,可在培养皿下垫一白纸以及时察觉)。

2.3.8 按 0.75 U/kg 体重剂量静脉注射 1 000 U/L 垂体后叶素,尿量记录最少时的数据,血压记录最低时的数据。

2.4 统计方法   结果以 $\bar{x}\pm s$ 表示,统计采用 Student t test 方法。

3 结果

列各项处理前后尿量和血压变化的原始数据表格,并进行统计。用文字和数据逐一描述实验结果。实验结果曲线剪贴并标注。

4 讨论

分析讨论各项处理对尿量和血压变化的机制。

【注意事项】

参见第六章实验39。

【问题探究】

1. 本实验采用何种实验设计方法?从统计角度考虑,最少需要几只动物?

2. 本实验的观察指标有哪些?这些指标分别要说明哪些机体功能和代谢变化?结果数据采用哪种统计描述?结果应采用哪种统计分析方法?

3. 本实验为什么往往需要在实验前给动物喂食蔬菜或用灌胃法给动物补充一定量的水?

4. 本实验中,需要给动物做哪些手术?尿液引流有哪些方法?各自的优缺点是什么?

5. 动脉血压对尿生成有何影响?

6. 本实验为什么要强调"快速"静脉注射生理盐水？目的是什么？主要观察哪一生理效应？本项试验对尿量影响的主要因素与次要因素各是什么？

7. 本实验静脉注射生理盐水的量相当于本实验兔血容量的百分之几？

8. 快速静脉注射生理盐水对家兔血压的影响及机制。

9. 简述电脉冲刺激迷走神经外周端，家兔血压、尿量的变化及机制。

10. 本实验，将电脉冲参数中的刺激频率减小到 1 Hz，其他参数不变，刺激家兔颈迷走神经外周端，家兔的血压和尿量可能会发生什么变化？为什么？

11. 按本实验剂量静脉注射葡萄糖，兔血压、尿量会发生什么？其机制如何？

12. 按本实验剂量静脉注射葡萄糖，理论计算与糖尿检测结果是否相符？

13. 如果静脉注射 0.5% 葡萄糖 5 mL，兔血压、尿量会发生什么？其机制如何？

14. 按本实验剂量静脉注射去甲肾上腺素，兔血压、尿量会发生什么？其机制如何？

15. 按本实验剂量静脉注射速尿，兔血压、尿量会发生什么？其机制如何？

16. 按本实验剂量静脉注射垂体后叶素，该剂量是生理剂量还是药理剂量？

17. 按本实验剂量静脉注射垂体后叶素，尿量会发生什么？其机制如何？

18. 按本实验剂量静脉注射垂体后叶素，从兔的收缩压、舒张压、脉压、心率的变化能发现什么？

19. 给兔静脉注射酚红的实验目的是什么？酚红经何途径排泄？为什么兔排出的尿液呈红色？

20. 本实验中，影响酚红排泄时间的因素有哪些？酚红排泄时间与药物注射顺序有关吗？

（孙霞）

实验 65　循环、呼吸、泌尿综合实验

【预习要求】

1. 实验理论　生理学、药理学教材中有关血管生理、心血管活动调节、呼吸调节、尿生成、利尿、抗利尿药等内容。

2. 实验方法　第三章生物信号采集处理系统；第五章动物实验技术；第二章常用统计指标和统计方法和用 Excel 统计函数进行数据统计。

3. 实验准备　预绘制实验原始数据记录表格和统计表格。预测结果。

【目的】　通过观察动物在整体情况下，各种理化刺激引起循环、呼吸、泌尿等功能的适应性改变，加深对机体在整体状态下的整合机制的认识。

机体通过神经-体液调节机制不断改变和协调各器官系统的活动，以适应内、外环境的变化，维持新陈代谢正常进行。循环、呼吸和泌尿系统联系密切，活动相互影响。

1　材料

家兔；氨基甲酸乙酯，肝素，生理盐水，去甲肾上腺素，乙酰胆碱，呋塞米，垂体后叶素，

葡萄糖,乳酸,CO_2气体,N_2气体;生物信号采集处理系统,计滴器,压力换能器,呼吸换能器,流量头。

2 方法

2.1 系统连接与参数设置 记滴器接受滴口、压力换能器、呼吸换能器与生物信号采集处理系统 2、3 通道相连。系统参数:

(1) RM6240 系统:打开"实验"菜单,选择"影响尿液生成的因素",1 通道为记滴器计滴,默认参数;2 通道模式为血压,时间常数为直流,滤波频率 100 Hz,灵敏度 90 mmHg (12 kPa);3 通道模式为流量,时间常数为直流,滤波频率 30 Hz,灵敏度 100 mL/s (10 cmH$_2$O),采样频率 800 Hz,扫描速度 500 ms/div。连续单激刺激方式。

(2) MedLab 系统:1 通道设置为记滴器,默认参数;2 通道处理名称为血压,放大倍数 200,时间常数为直流,上限频率 30 Hz;3 通道处理名称为潮气量,时间常数为直流,滤波频率 100 Hz,放大倍数 200,采样间隔 2 ms;串刺激方式。

2.2 手术准备

2.2.1 麻醉固定 按 5 mL/kg 体重剂量耳缘静脉注射 200 g/L 氨基甲酸乙酯溶液,麻醉后仰卧固定于手术台。

2.2.2 手术 颈部切开,分离右侧迷走神经,分离气管行气管插管术(参见第六章实验 28);分离左侧颈总动脉行动脉插管术(参见第六章实验 16)。腹部手术,行膀胱插管术(参见第六章实验 39)。

2.3 实验观察

2.3.1 记录正常的动脉血压、呼吸曲线和尿量。

2.3.2 在流量头的通气口上接一根长 50 cm 胶管(压力法:接气管插管一个侧管),记录血压、呼吸及尿量的变化。

2.3.3 降低吸入气中的氧分压 待呼吸曲线恢复正常,用一只小烧杯扣住流量头的通气口(气管插管开口),将氮气导管口平行于烧杯壁使气体冲入烧杯,给动物吸入含有较高浓度氮气的空气以降低家兔吸入气中的氧分压,记录血压、呼吸及尿量的变化。

2.3.4 增加吸入气中二氧化碳分压 待呼吸曲线恢复正常,按实验观察 2.3.3 的操作方法,使家兔吸入含有较高浓度二氧化碳的空气。待家兔呼吸运动增强后,立即移去二氧化碳气体导管。待呼吸恢复稳定后再做下一步实验。

2.3.5 改变血液的酸碱度 耳缘静脉缓慢注入 20 g/L 乳酸溶液 2 mL,观察血压、呼吸及尿量的变化。

2.3.6 夹闭颈总动脉 待血压稳定后,用动脉夹夹住右侧颈总动脉 10 s,观察血压、呼吸及尿量的变化。

2.3.7 静脉注射生理盐水 由耳缘静脉快速注射 38℃ 生理盐水 20 mL,观察血压、呼吸及尿量的变化。

2.3.8 电刺激迷走神经和减压神经 用强度 5 V,频率 30~40 Hz,波宽 2 ms 的电脉冲分别刺激右侧迷走神经外周端、减压神经中枢端 10 s,观察血压、呼吸及尿量的变化。

2.3.9 静脉注射葡萄糖 待尿量恢复后,由耳缘静脉注射 200 g/L 葡萄糖 5 mL,观察血压、呼吸及尿量的变化。

2.3.10　静脉注射去甲肾上腺素　　待尿量恢复后,由耳缘静脉注射 0.1 g/L 去甲肾上腺素 0.3 mL,观察血压、呼吸及尿量的变化。

2.3.11　静脉注射乙酰胆碱　　待尿量恢复后,由耳缘静脉注射 0.01 g/L 乙酰胆碱 0.3 mL,观察血压、呼吸及尿量的变化。

2.3.12　静脉注射呋塞米　　待尿量恢复稳定后,按 5 mg/kg 体重剂量由耳缘静脉注射呋塞米(速尿),观察血压、呼吸及尿量的变化。

2.3.13　静脉注射垂体后叶素　　待尿量恢复稳定后,由耳缘静脉缓慢注射垂体后叶素 2 U,观察血压、呼吸及尿量的变化。

2.3.14　动脉失血　　待血压恢复后,调节三通管使动脉插管与 50 mL 注射器(内有肝素)相通,放血 50 mL(放血后立即用肝素生理盐水将插管内血液冲回兔体内,以防凝血),观察血压、呼吸及尿量的变化。

2.3.15　回输血液:于放血后 5 min,经动脉插管将放出的血液全部回输入兔体内,观察血压、呼吸及尿量的变化。

2.4　统计方法　　结果以 $\bar{x} \pm s$ 表示,统计采用 Student t test 方法。

3　结果

列各项处理前后尿量、血压、呼吸的原始数据表格,并进行统计。用文字和数据逐一描述实验结果。

4　讨论

论述各项处理对尿量、血压、呼吸变化的机制。

【注意事项】

1. 术后用湿纱布覆盖手术切口。

2. 在前一项实验的作用基本消失后,再做下一步实验。

【问题探究】

1. 呼吸运动发生变化是否会引起血压变化? 为什么?

2. 刺激迷走神经,血压、呼吸、尿量会发生什么变化? 其机制如何?

3. 该实验设计有哪些方面需要改进? 让你设计该实验,你会如何设计?

(周新妹,柴荣奎)

第八章

机能学高仿(模拟)实验

第一节　机能学(生理科学)实验教学系统介绍

一、系统概要

机能学(生理科学)实验教学系统是由国家级教学团队及国家精品资源共享课-生理科学实验课程负责人研发,首创实景仿真实验,仿真实验真实、科学、生动再现实验场景、过程、数据等,令实验者身临其境(图8-1)。

机能学实验教学系统包含高仿实验、仪器设备、实验动物、视频实验等十二部分。

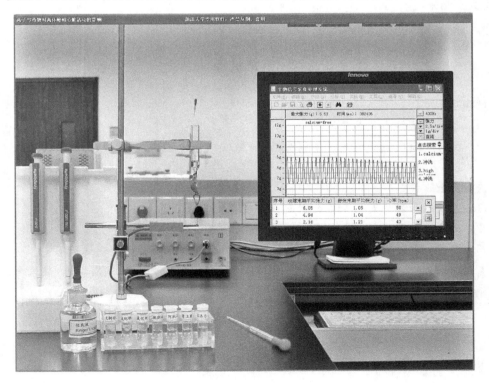

图8-1　高仿实验界面

二、高仿实验

　　高仿实验采用真实的全景式实验场景,其实验仪器、装置、实验对象与真实实验现场情况一致,实验仪器界面和操作与真实的生物信号采集处理系统相仿,实验数据为生物信号采集处理系统、血气分析仪、血球计数仪等仪器采集于实验现场的数据,真实科学。实验步骤按实际实验设计,实验操作与实验对象的活动应用实景动画显示。采用生物信号测量技术对实验数据进行生理指标的定量分析测量,并可导出至 Excel。
　　高仿实验制作了全定量实验和"三理"综合性实验案例。本教材编写 14 项实验。

三、机能学高仿实验系统使用方法

(一) 系统启动

　　1. 在 Windows 桌面上双击"高仿实验"快捷图标进入系统启动窗口。
　　2. 仿真实验　　鼠标点击启动窗的"中文"或"ENGLISH",进入仿真目录窗,显示"神经肌肉"、"血液"、"循环"、"循环泌尿"、"呼吸"、"消化"、"综合"、"视频实验"8 个图标,点击前 7 个图标中的任一图标,即可显示相应系统的实验项目,点击实验项目即进入相应仿真实验,可进行仿真实验。
　　3. 视频实验　　在仿真目录窗口点击"视频实验",显示视频实验目录窗口,显示"细胞"、"血液"、"循环"、"呼吸"、"消化泌尿"、"感官神经"、"综合"、"教学资源"。点击任一图标,即可显示相应系统的实验项目,点击实验项目即进入相应视频实验,可进行视频实验。点击"教学资源",即进入系统教学资源部分。
　　4. 关闭系统　　点击目录窗口"END",系统关闭。

(二) 仿真生物信号采集处理系统使用方法

　　仿真生物信号采集处理系统见图 8-2,功能如下。
　　1. 工具条　　在生物信号采集处理系统上部有一工具条,其功能分别为:
　　(1) "打印"按钮　　点击"打印"按钮,可将当前记录的数据曲线送打印机打印。
　　(2) "记录"按钮　　点击开始记录数据。
　　(3) "停止"按钮　　点击数据转入后台记录。可对记录数据测量。
　　(4) "数据搜索"按钮　　点击弹出搜索框,再点击关闭搜索框。搜索框顺序列显所做的实验处理项目,点击处理项目文字,数据区显示相应的处理项目的数据,点击小三角键,处理项目文字可上下滚动。
　　(5) 浏览器图标　　按"停止"按钮,该图标由虚变实。点击弹出有实验目的、实验原理、实验材料等内容的网页。
　　2. 数据区与数据测量　　鼠标器在数据区域内的不同水平位置点击,两次点击即可对两次点击区域内的数据进行自动分析测量,数据自动进入数据板,数据板弹出显示。
　　3. 数据显示栏　　数据显示栏显示记录状态时的即时生理指标等数据,如血压、心率、尿量等。点击"停止"按钮后,数据显示栏显示鼠标器所处位置的相应数据及两次点击区域内的相对生理指标数据和时间。

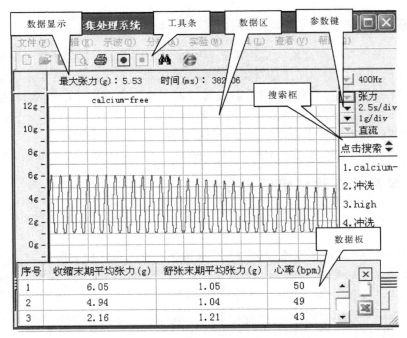

图 8 - 2　仿真生物信号采集处理系统

4. 数据板　　数据板除显示测量数据外,还有三个功能键:

(1)"关闭"键　点击关闭数据板。

(2)"清空"键　　点击该键,数据板数据被清空(不可恢复)。

(3)"导出"键　　点击数据板的 Excel 图标键,数据板数据自动导出到 Excel。

鼠标器左键在数据板边框上压下并移动,数据板可在采集处理系统界面内移动。

5. 参数键　　一般设置扫描速度和灵敏度两个参数键:

(1)"扫描速度"键　　点击该键,弹出一选择框,选择其中一扫描速度,数据曲线或水平压缩显示或水平扩展显示。

(2)"灵敏度"键　　点击该键,弹出一选择框,选择其中一灵敏度,数据曲线或垂直压缩显示或垂直扩展显示。

6. 结束实验　　点击"返回"按钮,结束该项实验,返回目录窗。

(三) 实验处理操作

各项实验处理操作在实验项目内介绍。

第二节　机能学(生理科学)高仿实验

高仿实验 1　前负荷对骨骼肌收缩作功的影响

【目的】　探究在相同刺激条件下,不同前负荷对骨骼肌收缩作功的影响及机制。

肌肉收缩前所承受的负荷,称前负荷(preload),前负荷决定了肌肉在收缩前被拉长的程度,也即肌肉的初长度(initial length)。肌肉收缩时遇到的负荷,称后负荷(afterload)。每一块肌肉都有一个最适初长度,在最适初长度的情况下,肌肉收缩可作最大的功,肌肉收缩所作的功等于肌肉缩短长度与负荷的乘积。肌肉收缩作功受后负荷的影响,后负荷愈大,肌肉收缩时产生的张力愈大,开始缩短的时间愈迟,缩短的速度愈慢,缩短的长度愈小。肌肉最适初长度时,粗、细肌丝处于最适重叠状态,即所有的横桥都处于能与细肌丝重叠而有可能发生相互作用的位置,当胞质中钙离子浓度升高到一定水平时,粗、细肌丝之间就会有最多数量的横桥与肌动蛋白结合,产生最大的收缩张力。如果肌肉初长度大于或小于最适初长度,则粗、细肌丝重叠程度小于最适初长度时,粗、细肌丝之间横桥与肌动蛋白结合数量减少,所以肌肉收缩时产生的张力会下降。

1　材料

蟾蜍或蛙;任氏液;微调固定器,等张换能器,BB-3G屏蔽盒,砝码,RM6240多道生理信号采集处理系统。

2　方法

2.1　实验装置连接和系统参数设置　　等张换能器信号输入多道生理信号采集处理系统1通道,通道模式为长度,采样频率800 Hz,扫描速度1 s/div;灵敏度1 mm,时间常数为直流,滤波频率100 Hz。刺激器输出接标本盒刺激电极用于刺激标本的神经干。刺激器设置为单刺激模式,波宽0.1 ms,频率1 Hz,刺激强度为最大刺激强度(本实验为1.3 V)。固定等张换能器,使其横杆呈水平,换能器此时输出为零,仪器基线呈零线位。
2.2　标本固定　　腓肠肌上端用丝线与等张换能器横杆左端相连,10 g砝码钩悬挂等张换能器横杆右端,调节微调器,使换能器横杆处于水平位置,RM6240多道生理信号采集系统的记录线处于零线水平。此时,肌肉前负荷为10 g。坐骨神经置于标本盒刺激电极上(图8-3)。

3　实验观察

3.1　记录在不同前负荷时骨骼肌的缩短程度　　给肌肉加载前负荷(拖动盘中砝码至砝码钩释放),每个砝码的重量是10 g,依次增加肌肉的前负荷至100 g,每增加10 g前负荷,按压刺激器的"刺激"按钮(图8-3)。
3.2　测量结果数据　　按记录仪的"停止",停止数据记录。点击"快速数据搜索定位按钮",测量对应每一前负荷的肌肉缩短长度。

4　结果

测定每一前负荷下骨骼肌的缩短长度(峰-峰值),绘制前负荷(横坐标)-肌肉缩短长度关系曲线。将每一前负荷的值与对应的肌肉缩短长度相乘,绘制前负荷(横坐标)-肌肉收缩作功关系曲线。

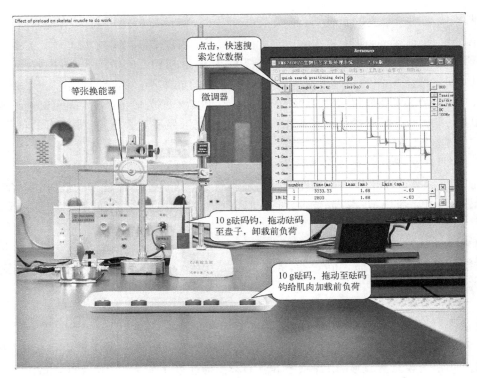

图 8 - 3　前负荷对骨骼肌收缩作功的影响实验界面

5　讨论

论述前负荷对骨骼肌收缩作功的影响及机制。

【问题探究】

1. 为什么不同前负荷时骨骼肌收缩缩短长度不同?
2. 本实验中,前负荷与骨骼肌收缩缩短长度、收缩作功呈现何种变化关系?
3. 本实验中,哪一前负荷时,骨骼肌收缩作功最大?为什么?

高仿实验 2　后负荷对骨骼肌收缩作功的影响

【目的】　探究在相同刺激、前负荷条件下,不同后负荷对骨骼肌收缩作功的影响及机制。

1　材料

参见高仿实验1。

2　方法

2.1　实验装置连接和系统参数设置　等张换能器信号输入多道生理信号采集处理系统1通道,通道模式为长度,采样频率 800 Hz,扫描速度 1 s/div;灵敏度 1 mm,时间常数为直流,滤波频率 100 Hz。刺激器输出接标本盒刺激电极用于刺激标本的神经干。刺激器设置为单刺激模式,波宽 0.1 ms,频率 1 Hz,刺激强度为最大刺激强度(本实验为 1.3 V)。固定等张换能器,使其横杆呈水平,换能器此时输出为零,仪器基线呈零线位。

2.2　标本固定　　腓肠肌上端用丝线与等张换能器横杆左端相连,10 g 砝码钩悬挂等张换能器横杆右端,调节 1 号微调器,使换能器横杆处于水平位置,RM6240 多道生理信号采集系统的记录线处于零线水平。此时,肌肉前负荷为 10 g。调节 2 号微调器,使压杆正好与等张换能器的横杆左端接触。坐骨神经置于标本盒刺激电极上(图 8-4)。

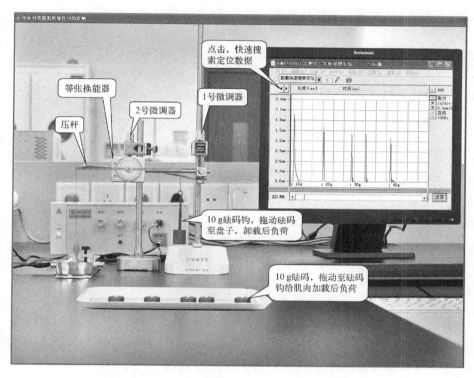

图 8-4　后负荷对骨骼肌收缩作功的影响实验界面

3　实验观察

3.1　记录在 10 g 前负荷情况下不同后负荷时骨骼肌的缩短程度　　给肌肉加载后负荷(拖动盘中砝码至砝码钩释放),每个砝码的重量 10 g,依次增加肌肉的后负荷至 100 g,每增加 10 g 后负荷,按压刺激器的"刺激"按钮(图 8-4)。

3.2　测量结果数据　　按记录仪的"停止",停止数据记录。点击"快速数据搜索定位按钮",测量对应每一后负荷的肌肉缩短长度。

4　结果

测定每一后负荷下骨骼肌的缩短长度(峰-峰值),绘制后负荷(横坐标)-肌肉缩短长度关系曲线。将每一后负荷的值与对应的肌肉缩短长度相乘,绘制后负荷(横坐标)-肌肉收缩作功关系曲线。

5　讨论

论述后负荷对骨骼肌收缩作功的影响及机制。

【问题探究】

1. 为什么不同后负荷时骨骼肌收缩缩短长度不同？
2. 本实验中，后负荷与骨骼肌收缩缩短长度、收缩作功呈现何种变化关系？

高仿实验 3　蟾蜍心室期前收缩和代偿间歇

【目的】　学习蛙在体心脏舒缩活动和心电图记录方法和技术。探究在心脏活动的不同时期给予刺激，观察心肌兴奋性阶段性变化的特征。

1　材料

参见第六章实验 13。

2　方法

2.1　实验装置连接和仪器参数设置　　参见第六章实验 13。

2.2　动物准备　　参见第六章实验 13。

3　实验观察

3.1　记录正常蛙心的搏动曲线，分清曲线的收缩相、舒张相和 ECG 各波。

3.2　分别在心室收缩期和舒张期刺激心室，观察能否引起期前收缩。刺激如能引起期前收缩，观察其后是否出现代偿间歇（参见第六章实验 13 图 3 - 24）。

3.3　测量正常情况的心动周期和 ECG 的 Q 波至心室收缩起点的时间。测量期前收缩起点至下次正常心室收缩起点的时间。

4　结果

用文字和数据逐一描述心动周期、ECG 的 Q 波至心室收缩起点的时间、期前收缩起点至下次正常心室收缩起点的时间及心室收缩起点与期前收缩起点的最短时间。

5　讨论

论述结果中各时间的生理意义。论述在心脏收缩期和舒张期分别给予心室阈上刺激时心室反应的机制。

【问题探究】　参见第六章实验 13。

高仿实验4　离体心脏定量实验

【目的】　本实验采用全定量的实验方法,学习实验条件的控制、结果的数据统计和表述等基本的科研方法。

1　材料

参见第六章实验14。

2　方法

2.1　实验装置连接和仪器参数设置　　参见第六章实验14。

2.2　离体心脏固定连接　　试管夹固定心脏插管,蛙心夹与张力换能器用线相连,用蛙心夹夹住离体蟾蜍心室尖部,调节前负荷1g左右,记录心脏舒缩曲线。插管上方滴头处为加药、冲洗之处(参见第九章图8-1)。

2.3　试剂药品及给药处理　　试管架上的eppendorf管依次是无钙任氏液、$CaCl_2$、KCl、乙酰胆碱、阿托品、肾上腺素、普萘洛尔。鼠标器拖动一药品或试剂的标签以上部分至蛙心插管上方滴头处释放完成灌流液的更换或药品的滴加。鼠标器拖动桌面上吸管至插管上方释放以吸出灌流液,更换任氏液。

3　实验观察

3.1　任氏液灌流　　观察记录一段正常心搏曲线。

3.2　无钙任氏液灌流　　把插管内的任氏液全部更换为1mL无钙任氏液,心搏曲线稳定后记录一段数据。加入1mL任氏液洗脱。

3.3　高钙任氏液灌流　　待曲线稳定后向灌流液中加0.045mol/L $CaCl_2$溶液25μL,心搏曲线稳定后记录一段数据。加入1mL任氏液洗脱。

3.4　高钾任氏液灌流　　曲线恢复稳定后,在任氏液中加0.2mol/L KCl溶液25μL,心搏曲线稳定后记录一段数据。加入1mL任氏液洗脱。

3.5　肾上腺素任氏液灌流　　曲线稳定一段数据后,在任氏液中加$6×10^{-5}$mol/L的Adr溶液10μL,心搏曲线稳定后记录一段数据。加入1mL任氏液洗脱。

3.6　普萘洛尔和肾上腺素任氏液灌流　　待曲线稳定一段数据后,在任氏液中加$5×10^{-4}$mol/L propranolol(Pro)溶液10μL,心搏曲线稳定后记录一段数据,再加入$6×10^{-5}$mol/L的Adr溶液10μL,心搏曲线稳定后记录一段数据。加入1mL任氏液洗脱。

3.7　乙酰胆碱任氏液灌流　　待曲线稳定后记录一段数据,在任氏液中加$6×10^{-6}$mol/L的ACh溶液15μL,心搏曲线稳定后记录一段时间。加入1mL任氏液洗脱。

3.8　阿托品和乙酰胆碱任氏液灌流　　待曲线稳定后记录一段数据,在任氏液中加$2×10^{-4}$mol/L atropine(Atr)15μL,心搏曲线稳定后记录一段数据。再向任氏液中加$6×10^{-6}$mol/L的ACh溶液15μL,心搏曲线稳定后记录一段时间。加入1mL任氏液洗脱。

3.9　数据测量　　测量各项处理前后的心率(heart rate,HR)、心脏舒张末期张力(end

diastolic tension,EDT)、心脏收缩末期张力(End systolic tension,EST)。

3.10　统计方法　　结果以 $\bar{x} \pm s$ 表示,统计采用 Student t test 方法。

4　结果

　　将各项处理前后心室收缩末期张力和心室舒张末期张力和心率数据整理入表,或将上述数据作为一个样本数据分别输入附件 hp. xls 中各表进行统计和显著性检验。用文字、统计描述、统计结果逐一描述实验结果。

5　讨论

　　论述各项处理引起心脏收缩、舒张、心率的变化机制。分析影响实验结果的主要干扰因素及改进方法。

【问题探究】　参见第 7 章实验 61。

高仿实验5　家兔动脉血压的神经和体液调节

【目的】　本实验采用直接测压法记录动脉血压的急性实验方法,探究神经和体液因素对动脉血压的调节作用。

1　材料

　　参见第六章实验 16。

2　方法

2.1　实验装置连接和仪器参数设置　　参见第六章实验 16。

2.2　动物准备　　家兔麻醉仰卧固定于手术台上,颈部手术分离减压神经、迷走神经和颈总动脉,颈总动脉插管(录像后),仪器记录动脉血压(鼠标器左键在场景中压下并左右移动可浏览整个实验场景,见图 8-5)。

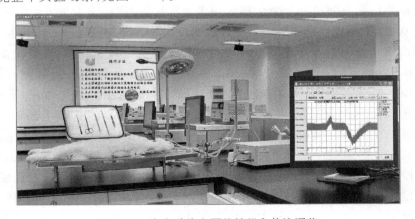

图 8-5　家兔动脉血压的神经和体液调节

3　**实验观察**

3.1　正常血压　　观察正常血压波动曲线,分辨一级波、二级波。

3.2　夹闭一侧颈总动脉　　鼠标器移动至器械盘,拖动器械盘中的动脉夹至家兔颈部(出现颈部气管、颈总动脉及神经画面),动脉夹图标在颈总动脉中部释放,即呈现夹闭动脉画面,场景左移,记录夹闭颈总动脉后的血压变化曲线并自动打标。

3.3　静脉注射去甲肾上腺素　　拖动器械盘中的注射器至家兔耳部处释放,向输入框输入 0.3(0.1 g/L 去甲肾上腺素),点击确定,药品从家兔耳缘静脉注入。观察注射药品后的血压变化。

3.4　刺激神经　　在多道生理信号采集处理系统的工具栏开启刺激器,鼠标器拖动刺激电极至家兔颈部(出现颈部气管、颈总动脉及神经画面),刺激电极图标分别在迷走神经中枢端、迷走神经末梢端、减压神经中枢端、减压神经末梢端释放,即呈现刺激神经画面,场景左移,记录刺激神经后的血压变化曲线并自动打标。

4　**结果**

4.1　测量各项处理前后家兔的收缩压、舒张压和心率。

4.2　用文字数据描述正常、各项处理前后的动脉血压和心率。

5　**讨论**

　　论述血压曲线的一级波、二级波形成机制。论述各项处理后动脉血压和心率变化的机制。

【**问题探究**】　参见第六章实验16。

高仿实验 6　动脉血压与减压神经放电的同步记录

【**目的**】　利用多道生理信号采集处理系统引导神经放电,观察减压神经放电与血压升降的关系。

1　**材料**

　　参见第六章实验17。

2　**方法**

2.1　实验装置连接和仪器参数设置　　参见第六章实验17。

2.2　动物准备　　家兔麻醉仰卧固定于手术台上,颈部手术分离减压神经和颈总动脉,行动脉插管。神经悬挂于引导电极(录像),仪器记录减压神经放电和血压,见图 8-6。

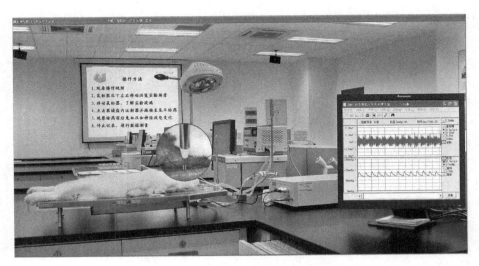

图 8-6 减压神经放电与血压同步记录

3 实验观察

3.1 正常减压神经放电　观察减压神经冲动群集性放电,观察其节律与血压、心率相对应关系,同时监听放电发出的似火车开动样声音。

3.2 静脉注射去甲肾上腺素　耳缘静脉注射 0.1 g/L 去甲肾上腺素 0.3 mL(鼠标器拖动器械盘上的注射器至家兔耳部上方释放,向输入框输入药品剂量,点击确定),药品从家兔耳缘静脉注入。观察放电波形的幅度和密度变化,同时观察血压和心率的变化并监听其放电声音变化。

3.3 静脉注射乙酰胆碱　耳缘静脉注射 0.01 g/L 乙酰胆碱 0.3 mL(鼠标器拖动器械盘上的注射器至家兔耳部上方释放,向输入框输入药品剂量,点击确定),药品从家兔耳缘静脉注入。观察放电波形的幅度和密度变化,同时观察血压和心率的变化并监听其放电声音变化。

4 结果

用文字、数据描述正常、注射药品后的动脉血压和减压神经放电积分,描述血压与减压神经放电的关系及减压神经放电波形的特征。

5 讨论

论述减压神经放电与血压的时序关系,并讨论减压神经放电波形的特征及形成机制。论述注射药品后动脉血压和减压神经放电变化的机制。论述减压反射的生理意义。

【问题探究】　参见第六章实验 17。

高仿实验 7 颈动脉窦压力感受性反射

【目的】　了解颈动脉窦在体灌流方法,观察颈动脉窦在血压调节中的作用。

有关心血管系统的反射种类很多,其中以颈动脉窦-主动脉弓减压反射(sinoaortic depressor reflex)为最重要。颈动脉窦和主动脉弓的血管壁内有大量的压力感受器(牵张感受器 pressure, stretch receptors)分布,感受血管容积的变化。当血压升高时,刺激这些感受器,使其向心血管中枢发放的冲动增加,通过复杂的反射性调节,使血压下降。这种反射活动在正常血压范围内感受性最灵敏,对稳定血压有重要调节作用。

本实验用家兔做灌流颈动脉窦的实验,人为地改变灌流液的压力,观察颈动脉窦在调节血压中的作用。

1　材料

家兔;氨基甲酸乙酯;压力换能器,多道生理信号采集处理系统。

2　方法

2.1　实验装置连接和仪器参数设置　　两个压力换能器置于家兔心脏水平位置,换能器和导管充满抗凝生理盐水,加压 100 mmHg。换能器与 RM6240 多道生理信号采集处理系统 1、2 通道相连,系统参数:1、2 通道时间常数为直流,滤波频率 100 Hz,灵敏度 20 mmHg;采样频率 800 Hz,扫描速度 10 s/div,见图 8-7。

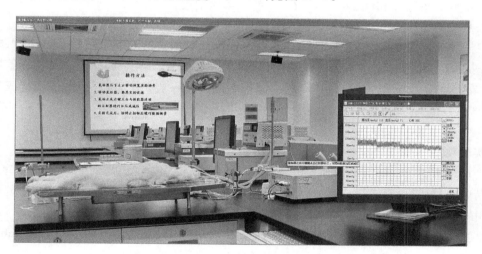

图 8-7　颈动脉窦压力感受性反射

2.2　动物准备　　家兔麻醉仰卧固定于手术台上,行股动脉插管记录血压。颈部手术分离颈总动脉和颈动脉窦,在动脉窦头端结扎动脉,行颈总动脉插管(三通插管),进行在体灌流和加压,三通插管接与多道生理信号采集处理系统第 2 通道相连的压力换能器,记录灌流压。压力换能器侧管口接一注射器(鼠标器左键点击注射器活塞柄向颈动脉窦加压,右键点击注射器活塞柄给颈动脉窦减压),见图 8-8。

3　实验观察

给颈动脉窦加压和减压,观察颈动脉窦内压力改变引起的动脉血压的变化。绘制窦内压力与动脉血压的关系曲线。

4　结果

测量不同颈动脉窦内压力时的动脉血压值,绘制颈动脉窦内压力与动脉血压关系图。

5　讨论

论述颈动脉窦内压力与动脉血压之间的关系及机制。

高仿实验 8　离体大鼠胸主动脉环实验

【目的】　学习离体器官组织灌流的方法,探究维拉帕米对电压门控钙通道的阻断作用及酚妥拉明对配体门控钙通道的阻断作用。

1　材料

参见第六章实验 19。

2　方法

2.1　实验装置连接和仪器参数设置　　参见第六章实验 19 及图 6-30。

2.2　标本准备　　参见第六章实验 19 及图 6-30。

2.3　试剂药品及给药处理　　试管架上 eppendorf 管依次是乙酰胆碱(ACh)、KCl、苯肾上腺素(PE)、维拉帕米(Ver),酚妥拉明(Phen),鼠标器拖动某一药品或试剂的标签以上部至麦氏浴槽上方滴头处释放完成药品滴加。点击麦氏浴槽下方的三通,完成洗脱和加 Krebs 营养液。

3　实验观察

3.1　KCl 试验　　向浴槽内加 3 mol/L KCl 0.2 mL(终浓度 0.06 mol/L)诱发血管环收缩,待收缩稳定后(点击三通)用预热的 Krebs 洗脱,至张力恢复到初始值为止;重复加入同一浓度 KCl,连续 3 次,用 Krebs 液脱洗标本使其张力回复初始值。

3.2　血管内皮完整性试验　　向浴槽内加 10^{-4} mol/L PE 0.1 mL(终浓度 10^{-6} mol/L)诱发血管收缩达稳定后,加入 10^{-3} mol/L ACh 0.1 mL(终浓度 10^{-5} mol/L),血管张力稳定后,用 Krebs 液脱洗标本使其张力回复初始值(加 ACh,血管的松弛效应≥60% 则为内皮完整,否则为内皮受损或无内皮)。本实验用内皮受损或无内皮血管环。间隔 30 min 进行下一项目,每隔 15 min 换液一次(仿真实验此项略)。

3.3　维拉帕米作用　　加入 10^{-5} mol/L Ver 0.2 mL,15 min 后再加入 3 mol/L KCl 0.2 mL。记录血管环收缩,在收缩达高峰后用 Krebs 液脱洗标本使其张力回复初始值。

3.4　苯肾上腺素作用　　加入 10^{-4} mol/L PE 0.1 mL,记录血管环的收缩,在反应达高峰时用 Krebs 液脱洗标本使其张力回复初始值。

3.5　酚妥拉明　　加入 10 g/L Phen 0.1 mL,再加入 10^{-4} mol/L PE 0.1 mL,记录血管环的收缩。张力稳定后用 Krebs 液脱洗标本使其张力回复初始值。

4　结果

列各项处理前后血管环的张力原始数据表格。用文字、结果数据逐一描述实验结果。

5　讨论

论述各项处理对血管环张力变化的机制。

【问题探究】　参见第六章实验19。

高仿实验9　急性右心衰竭

【目的】　学习家兔急性右心衰竭模型的制备方法。探究急性右心衰竭过程中家兔血压、中心静脉压、呼吸的变化,理解变化的发生机制。

1　材料

参见第六章实验20。

2　方法

2.1　实验装置连接和仪器参数设定　　参见第六章实验20。

2.2　动物准备　　家兔麻醉仰卧固定于兔台,左侧颈总动脉插管、右颈外静脉插管、气管插管分别接血压换能器、高灵敏度压力换能器、呼吸换能器记录动脉血压、中心静脉压和呼吸通气。静脉输液针穿刺耳缘静脉并接微量注射泵上的注射器,见图8-8。

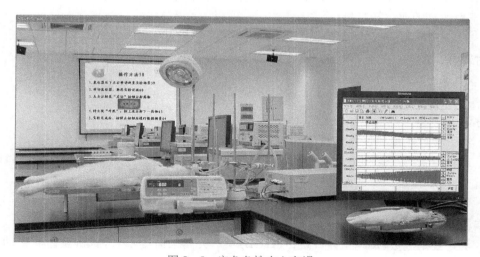

图8-8　家兔急性右心衰竭

3　实验观察

3.1　观察记录动脉血压、中心静脉压、呼吸曲线。

3.2　注射生理盐水　　以 10 mL/min 的速度静脉注射生理盐水 50 mL(点击微量注射泵启动按钮,下同)。观察记录动脉血压、中心静脉压、呼吸曲线。

3.3　注射 37℃的液体石蜡　　按 0.5 mL/kg 体重剂量由耳缘静脉注射 37℃的液体石蜡,用微量注射泵以 0.5 mL/min 速度注射,观察中心静脉压、血压、呼吸的变化。待呼吸加强时,停止注射,观察血压是否下降 20 mmHg,中心静脉压是否持续升高。

3.4　注射生理盐水　　血压稳定 5～10 min 后,以 1 mL/min 的速度静脉注射生理盐水,直至动物死亡。连续观察记录动脉血压、中心静脉压,呼吸曲线。

4　结果

　　数据测量　　测量各项处理前后家兔的动脉血压、中心静脉压、呼吸频率、通气量的数据表,用文字、数据描述上述生理指标变化情况。

5　讨论

　　论述本实验右心衰竭模型的复制机制,家兔右心衰竭过程中动脉血压、中心静脉压、呼吸变化的机制。

【问题探究】　参见第六章实验 20。

高仿实验 10　体液分布改变在家兔急性失血中的代偿作用

【目的】　学习复制兔急性失血模型。探究兔在失血期间及失血停止以后家兔动脉血压和血红蛋白浓度的变化及机制。

1　材料

　　参见第七章实验 62。

2　方法

2.1　实验装置连接和仪器参数设置　　参见第七章实验 62。

2.2　动物准备　　家兔麻醉仰卧固定于手术台上,颈部手术分离颈总动脉,行颈总动脉插管记录动脉血压。分离股动脉,行股动脉插管,插管连接放血瓶,见图 8-9。

3　实验观察

3.1　测定红细胞数(RBC)、血红蛋白(HGB)　　关闭采血提示对话框,鼠标器拖动器械盘中的注射器至家兔颈部释放,即出现颈静脉采血画面,采血毕,弹出血球计数仪测定 RBC、HGB 等画面,测定完毕,RBC、HGB 数据进入数据板。

3.2　失血观察　　鼠标器左键在场景中压下并向右移动至家兔后肢出现,鼠标点击与股动脉插管连接的三通放血。数据区记录血压并打标。观察失血、停止失血整个过程中家

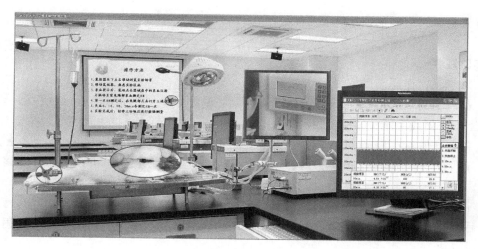

图 8-9 体液分布改变在家兔急性失血中的代偿作用

兔动脉血压的变化。

3.3 在失血停止即刻、10 min、20 min、30 min 时,采血提示对话框出现,按 3.1 方法测定 RBC、HGB。

3.4 数据测量 待失血停止 30 min,测定完成 RBC、HGB 后,停止记录。分别测定失血前、失血停止即刻、10 min、20 min、30 min 时的动脉血压。

4 结果

用文字、数据描述失血前、失血停止即刻、10 min、20 min、30 min 时的动脉血压和 HGB。

5 讨论

论述家兔失血期间及失血停止后血压和 HGB 的变化机制。

【问题探究】 参见第七章实验 62。

高仿实验 11 药物对家兔动脉血压的作用

【目的】 探究肾上腺素受体激动药、胆碱受体激动药物对兔血压的作用及机制。

1 材料

参见第六章实验 23。

2 方法

2.1 实验装置连接和仪器参数设置 参见第六章实验 23。

2.2 动物准备 家兔麻醉仰卧固定于手术台上,颈部手术分离颈总动脉,行颈总动脉插管(录像)后,仪器记录动脉血压。

3　实验观察

3.1　观察正常血压波动曲线。

3.2　静脉注射 adrenaline　　按 2 $\mu g/kg$ 体重剂量静脉注射 adrenaline(鼠标器拖动器械盘上的注射器至家兔耳部上方释放,下同),观察药物注射前后的血压变化。

3.3　静脉注射 noradrenaline　　按 2 $\mu g/kg$ 体重剂量静脉注射 noradrenaline,观察血压变化。

3.4　静脉注射 isoprenaline　　按 2 $\mu g/kg$ 体重剂量静脉注射 isoprenaline,观察血压变化。

3.5　静脉注射 phentolamine　　按 1 mg/kg 体重剂量静脉注射 phentolamine,待血压稳定后再按上述剂量静脉注射 adrenaline、noradrenaline、isoprenaline,观察药物注射前后的血压变化。

3.6　静脉注射 propranolol　　按 0.5 mg/kg 体重剂量静脉注射 propranolol,待血压稳定后再按上述剂量静脉注射 adrenaline、noradrenaline、isoprenaline,观察药物注射前后的血压变化。

3.7　静脉注射 acetylcholine 等按上述方法及提示操作。

4　结果

4.1　测量各药物给药前后动脉血压的收缩压、舒张压及心率,整理入表。

4.2　用文字数据描述正常、各项处理前后的动脉血压和心率。

5　讨论

论述各项处理后动脉血压和心率变化的机制。

【问题探究】　参见第六章实验 23。

高仿实验 12　呼吸系统综合实验

【目的】　探究血液中 PCO_2、PO_2 和 $[H^+]$ 改变、切断及刺激迷走神经对家兔呼吸运动的影响及机制。探究酸中毒模型和纠正酸中毒的机理。探究 nikethamide 对抗 pethidine 对呼吸的抑制作用。

1　材料

参见第七章实验 63。

2　方法

2.1　实验装置连接和仪器参数设置　　参见第七章实验 63。

2.2　动物准备家兔麻醉仰卧固定于手术台上,颈部手术分离气管和颈总动脉,行气管插

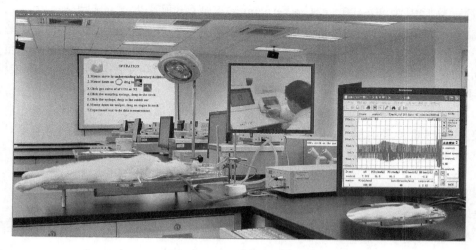

图 8 - 10 呼吸系统综合实验

管,见图 8 - 10。

3 实验观察

3.1 正常呼吸曲线 记录一段正常呼吸曲线,辨认曲线上吸气、呼气的波形方向。

3.2 增加无效腔 在流量头通气口接一根长 50 cm 胶管(鼠标器移拖动器械盘上的胶管至流量头通气口释放),观察呼吸运动变化。

3.3 降低吸入气中的氧分压 开启 N_2 气阀(鼠标器点击 N_2 气阀),观察呼吸运动变化。

3.4 增加吸入气中的二氧化碳分压 开启 CO_2 气阀(鼠标器点击 CO_2 气阀),观察呼吸运动变化。

3.5 测定血气参数 用 1 mL 注射器针头向心方向刺入颈总动脉内抽血 0.5 mL 测定血气(鼠标器拖动器械盘上的采血注射器至颈部释放),测定完毕,pH、PCO_2、PO_2、[HCO_3^-]、BE 数据显示于数据板。

3.6 复制酸中毒模型 按 5 mL/kg 体重剂量耳缘静脉注射 120 g/L 磷酸二氢钠(鼠标器拖动器械盘上含 NaH_2PO_4 的注射器至家兔耳部释放,在弹出的对话框中输入注射剂量(剂量计算方法在工具栏的帮助里)即开始注射酸),观察呼吸变化。

3.7 测定血气参数 待出现采血提示,按 3.5 采血测定血气参数。

3.8 纠正酸中毒 按 $\Delta ABE \times 0.5 \times$ 体重(ΔABE 是输入酸前后 ABE 值之差的绝对值)计算出 50 g/L 碳酸氢钠注射剂量,注射 $NaHCO_3$(鼠标器拖动器械盘上含 $NaHCO_3$ 注射器至家兔耳部释放,在弹出的对话框中输入注射剂量即开始注射碱),观察呼吸变化。

3.9 测定血气参数 待出现采血提示,按 3.5 采血测定血气参数。

3.10 哌替啶对呼吸的抑制 按 50~100 mg/kg 体重剂量由兔耳缘静脉注射 50 g/L pethidine(鼠标器拖动器械盘上含 pethidine 的注射器至兔耳部释放),观察呼吸变化。

3.11 尼可刹米对抗哌替啶抑制呼吸作用 待呼吸抑制明显时立即按 0.4 mL/kg

体重剂量静脉缓慢注入 250 g/L nikethamide 溶液(出现注射尼可刹米提示后,立即用鼠标器拖动器械盘上含尼可刹米的注射器至家兔耳部释放注射),观察呼吸变化。

3.12　切断颈迷走神经　　切断一侧颈迷走神经(鼠标器拖动器械盘上的手术刀至兔颈部迷走神经处释放),观察切断一侧颈迷走神经后呼吸运动变化。切断两侧颈迷走神经,观察呼吸运动变化。

3.13　电刺激迷走神经中枢端　　以强度 5 V,频率 30 Hz,波宽为 5 ms 的连续电脉冲间断刺激一侧迷走神经中枢端(打开刺激器,鼠标器拖动刺激电极至兔颈部迷走神经处释放),观察呼吸运动较之切断前有何改变。

3.14　数据测量　　待上述处理完毕。分别测定各项处理前、后的通气量,呼吸频率。

4　结果

测量各项处理前后每分通气量、呼吸频率数据整理入表,注射酸、碱前后的血气数据整理入表。用文字数据描述各项处理前、后的通气量,呼吸频率变化,描述注射酸、碱前后的血气变化。

5　讨论

论述各项处理前、后的通气量、呼吸频率和血气变化的机制。

【问题探究】　参见第七章实验 63。

高仿实验 13　药物对离体豚鼠回肠的作用

【目的】　以阿托品和扑尔敏为工具药,探究乙酰胆碱和组胺对肠道平滑肌 M 受体和 H_1 受体的激动作用及机制。

1　材料

参见第六章实验 37。

2　方法

2.1　实验装置连接和仪器参数设置　　参见第六章实验 37 及图 6－41。

2.2　肠肌标本固定　　参见第六章实验 37 及图 6－41。

2.3　药品试剂　　试剂架上药品为乙酰胆碱(acetylcholine, ACh)、组胺(histamine, His)、阿托品(atropine, Atr)、扑尔敏(chlorpheniramine, CPA)和 $BaCl_2$ 溶液。

3　实验观察

3.1　乙酰胆碱作用　　向灌流液加 0.01 g/L ACh 0.2 mL(鼠标器拖动某一药品标签以上部分至麦氏浴槽上方释放实施加药,下同)。观察并记录其收缩幅度,反应稳定后换液冲洗(点击三通排放灌流液,冲洗标本,下同)。

3.2　阿托品拮抗乙酰胆碱作用　　向灌流液加 0.01 g/L ACh 0.2 mL,待收缩达稳定时,加入 1 g/L Atr 0.2 mL,观察反应。待曲线恢复至基线或基本稳定后换液冲洗。

3.3　组胺作用　　向灌流液加入 10^{-2} g/L His 0.3 mL,待作用明显时,迅速换液。使肠肌张力恢复正常。

3.4　扑尔敏拮抗组胺作用　　向灌流液加入 10^{-3} g/L CPA 溶液 0.2 mL,稍后(不换液)加入 10^{-2} g/L His 0.3 mL,观察并记录其张力曲线,并与 3.3 比较。换液冲洗,使肠肌张力恢复正常。

3.5　$BaCl_2$作用　　向灌流液加入 10 g/L $BaCl_2$ 溶液 1 mL,观察其反应,当作用达稳定时,加入 1 g/L Atr 溶液 0.2 mL,观察并记录其张力曲线。

4　结果

测量各项处理前后回肠的张力数据。用文字数据描述各项处理前、后离体回肠的张力变化。

5　讨论

论述各项处理前、后离体回肠张力变化的机制。

【问题探究】　参见第六章实验 37。

高仿实验 14　尿生成的影响因素

【目的】　学习膀胱插管技术和尿液的收集方法。探究刺激迷走神经及静脉注射生理盐水、葡萄糖、去甲肾上腺素等药物对尿量影响及机制。

1　材料

参见第 7 章实验 64。

2　方法

2.1　实验装置连接和仪器参数设置　　参见第 7 章实验 64。

2.2　动物准备　　家兔麻醉仰卧固定于手术台上,颈部手术分离迷走神经、颈总动脉,行颈总动脉插管记录动脉血压。行膀胱插管,插管引流管置于计滴器上。术毕(录像)即可实验,见图 8-11。

3　实验观察

3.1　正常血压和尿量　　记录正常尿流量(滴/min)和血压值(提示:尿量直接从数据显示栏读取,以节约测量时间,下同)。

3.2　快速增加血容量　　静脉快速注射生理盐水 20 mL(鼠标器拖动器械盘中的注射器至兔耳部上释放,下同。向输入框输入:20,点击确定)。记录最大尿流量和最高血压值。

3.3　刺激迷走神经　　待尿量恢复稳定后用强度 5 V,频率 30 Hz,波宽 2 ms 的电脉冲

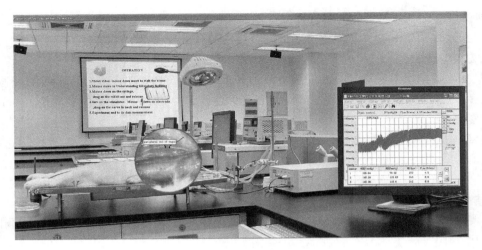

图 8-11　尿生成的影响因素

间断刺激右侧颈迷走神经的末梢端 1～2 min(开启刺激器,鼠标器拖动刺激电极至家兔颈部,在右侧颈迷走神经末梢端上方释放)。记录最小尿流量和最低血压值。

3.4　静脉注射葡萄糖　　静脉注射 200 g/L 葡萄糖 5 mL(向输入框输入:5,点击确定)。记录最大尿流量和最高血压值。

3.5　静脉注射去甲肾上腺素　　静脉注射 0.1 g/L 去甲肾上腺素 0.3 mL(向输入框输入:0.3,点击确定)。记录最小尿流量和最高血压值。

3.6　静脉注射速尿　　按 5 mg/kg 体重静脉注射 10 g/L 速尿(向输入框输入:家兔体重×5 的计算结果,点击确定)。记录最大尿流量和最高血压值。

3.7　静脉注射酚红　　静脉注射 6 g/L 酚红 0.5 mL(向输入框输入:0.5,点击确定),计算从注射酚红起到尿中刚出现酚红的时间。

3.8　静脉注射垂体后叶素　　静脉注射垂体后叶素 2 U(向输入框输入:2,点击确定),记录最小尿流量和最低血压值。

4　结果

　　测量各项处理前后尿量和血压数据整理入表。用文字数据描述各项处理前、后家兔的尿量和血压变化。

5　讨论

　　论述各项处理前、后家兔尿量和血压变化的机制。

【问题探究】　参见第七章实验 64。

(厉旭云)

第九章

机能学探索性和设计性实验

实验 1　一氧化碳、亚硝酸盐中毒动物的解救时间窗的探索

【目的】　依据问题及实验设计,综合所学知识、技能,自主完成实验方案和实践探索。

【探索背景】

　　在 CO 浓度较高的环境中,如密闭房间内燃烧煤炭、使用 CO 场所的 CO 泄露等,因 CO 无色、无味,人会在不知不觉中中毒。CO 与血红蛋白的亲和力比氧与血红蛋白的亲和力高 210 倍,因此,吸入气中 CO 浓度达到 0.1%,就有 50% 血红蛋白生成碳氧血红蛋白,碳氧血红蛋白不能结合氧并抑制氧合血红蛋白释放氧,引起机体严重缺氧、能量代谢障碍,导致人的死亡。我国每年 CO 中毒致死的人数约为 1 500 人。

　　CO 中毒的急救,首先是立即将中毒者转移到空气新鲜处,保持其呼吸道通畅,后续的临床治疗采用吸氧,有条件的用高压氧舱进行治疗。对危重病人采用呼吸中枢兴奋药或人工呼吸机通气,同时采取防止并发症治疗措施。

　　亚硝酸盐物理性状与食盐相似,容易引起误食,多数因食用硝酸盐、亚硝酸盐含量高的腌制食品、水等导致中毒。硝酸盐在肠道细菌作用下生成亚硝酸盐,亚硝酸盐被肠道吸收入血后氧化血红蛋白的二价铁成三价铁,生成的高铁血红蛋白不能携带氧并抑制氧合血红蛋白释放氧,引起机体严重缺氧、能量代谢障碍,严重的导致人的死亡。亚硝酸盐的中毒剂量 0.3~0.5 g,致死量约 3 g。我国每年都会发生群体性亚硝酸盐中毒的事件。

　　亚硝酸盐中毒急救采用催吐、洗胃、导泻,将含有亚硝酸盐的食物、消化物排出体外,以防亚硝酸盐进一步被吸收加重中毒。同时采用静脉注射或静脉滴注低浓度美兰与葡萄糖混合液解毒和吸氧治疗。

【探索的问题】

　　CO 中毒急救的关键是及早发现中毒者并使其脱离中毒环境、迁移到空气新鲜处,既可防止中毒者加重中毒,又可使其呼吸新鲜空气排出 CO,为后续的救治赢得时间。亚硝酸盐中毒急救的关键是及早给中毒者注射低浓度美兰解毒。

　　CO、亚硝酸盐中毒者从中毒到被发现、解救往往都有一个时间过程。那么在中毒者

中毒后的多少时间内被解救,中毒者被解救成功率会显著高于失败率?

现以实验动物为探究对象,动物中毒后在"某个时间点"前进行解救,解救的成功率大于等于80%,且显著大于"某个时间点"后的解救成功率,则定义"某个时间点"为"解救临界时间",而将动物中毒开始到解救临界时间的时间段定义为"解救时间窗"。是否存在这样的"解救临界时间"和"解救时间窗"?

【实验设计】

1. 实验对象　　ICR 小鼠

2. 小鼠 CO、亚硝酸盐中毒处理

2.1　小鼠 CO 中毒　　小鼠置于 2%CO 环境让其中毒。当小鼠的耳、口唇黏膜变为樱桃红后表明其已 CO 中毒。

2.2　小鼠亚硝酸盐中毒　　小鼠腹腔注射 5%亚硝酸钠 10 mg,当小鼠的耳、口唇黏膜变为青紫色后表明其已亚硝酸盐中毒。

3. 解救时间点和解救方法

3.1　解救时间点设置　　解救时间点以分钟为单位设置。小鼠 CO 中毒的解救可以在小鼠进入 2%CO 环境 1 min 后设置两个或两个以上的解救时间点。小鼠亚硝酸盐中毒的解救时间可以在小鼠注射亚硝酸盐 3 min 后设置两个或两个颜色的解救时间点。

3.2　小鼠 CO 中毒解救　　在小鼠 CO 中毒后在解救时间点使其脱离 2%CO 的环境进入大气环境(CO 浓度为 0.000 43%)。

3.3　小鼠亚硝酸盐中毒解救　　在小鼠亚硝酸钠中毒后在解救时间点时腹腔注射 1%美兰 2 mg。

4. 观察指标　　存活率、血液、黏膜颜色。

5. 动物数量和组数　　采用卡方检验,CO、亚硝酸钠试验每组 30 只小鼠;采用 Fisher 确切概率法检验,CO、亚硝酸钠试验每组 10 只小鼠。CO、亚硝酸钠中毒解救的实验组数按解救临界时间的个数决定。

6. 实验设计方法　　实验组数只有两组,可采用配对实验设计方法。实验组数超过两组,可采用随机实验设计方法。

7. 控制非处理因素　　实验需要保证 CO 纯度及 2%CO 浓度的准确、均匀,确保 CO 中毒试验的容器密闭。给药剂量准确,药物正确注射入腹腔。计时要准确。动物性别相同、体重相近。

【实验方案】

请依据上述问题的探究和实验设计,查阅相关资料文献,制定具有操作性的实验方案并实施。探讨一氧化碳、亚硝酸盐中毒动物的解救临界时间和解救时间窗。

实验 2　为什么神经干双相动作电位不对称?

【目的】　学习提出问题和假设,并通过实验设计、实验验证假设,得出结论。

【实验】

如图 9-1 所示,坐骨神经干标本的中枢端置于刺激电极上,末梢端置于引导电极上,引导电极 R_1 与 R_2 的间距 10 mm。用强度 1.0 V,波宽 0.1 ms 的电脉冲刺激神经干中枢端,在引导电极 R_1 与 R_2 上可引导出图 9-2 所示的双相动作电位(biphasic action potential,BAP)。

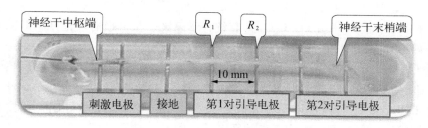

图 9-1 神经干动作电位引导电极和神经干

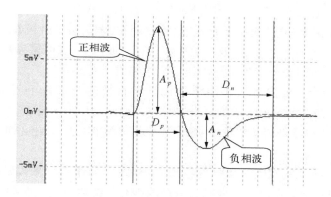

图 9-2 神经干双相动作电位

【发现问题和提出问题】

1. 发现问题　　图 9-2 的 BAP 零线以上部分是正相波,零线以下部分是负相波。从图中可见正相波的振幅(A_p)大于负相波的振幅(A_n),而正相波的时程(D_p)小于负相波的时程(D_n)。

2. 提出问题

(1) BAP 的 $A_p > A_n$,$D_p < D_n$ 否具有统计学意义?

(2) 如果 BAP 的 $A_p > A_n$,$D_p < D_n$ 具有统计学意义,则 BAP 的 $A_p > A_n$,$D_p < D_n$ 是如何形成的?

【问题探究】

一、对问题"BAP 的 $A_p > A_n$,$D_p < D_n$ 是否具有统计学意义?"的探究

1. 探究思路　　按实验设计的随机原则和重复原则,依据上述的实验条件重复实验,对实验数据进行统计学分析。

2．可能结果

(1) BAP 的 $A_p > A_n$，$D_p < D_n$ 不具有统计学意义。这表明上述 BAP 的 $A_p > A_n$，$D_p < D_n$ 可能是偶然因素产生。没有进一步探讨的意义。

(2) BAP 的 $A_p > A_n$，$D_p < D_n$ 具有统计学意义。这表明按上述实验条件引导的 BAP，$A_p > A_n$，$D_p < D_n$ 是一种规律性现象。有进一步探讨其形成的意义。

二、对问题"BAP 的 $A_p > A_n$，$D_p < D_n$ 是如何形成的？"的探究

如果 BAP 的 $A_p > A_n$，$D_p < D_n$ 具有统计学意义。根据已有理论知识对问题提出以下假设与解决方法：

（一）假设一　　依据图 9-1 所示的实验条件，R_1 引导电极处的神经纤维多于 R_2 处的神经纤维，使 BAP 的正相波振幅大于负相波振幅（$A_p > A_n$）。

1．验证思路一　　通过证明引导电极 R_1 引导出正相波、R_2 引导出负相波及兴奋的神经纤维数量与动作电位振幅成正变关系来验证假设一是否成立。

(1) 证明引导电极 R_1 引导出正相波、R_2 引导出负相波

方法：在引导电极 R_1 与 R_2 完全阻断神经纤维的兴奋传导。

可能结果：如果 BAP 的正相波存在，负相波消失，表明引导电极 R_1 引导出正相波、R_2 引导出负相波。如果 BAP 的正相波与负相波均存在或消失，表明假设一不成立。

(2) 证明兴奋的神经纤维数量与动作电位振幅成正变关系

蛙类坐骨神经干主要由 A 类神经纤维组成，其直径在 $1\sim20~\mu m$ 之间[1]，直径小的神经纤维兴奋性低，直径大的神经纤维兴奋性高。

方法：固定电刺激波宽，逐渐增加刺激强度刺激神经干，测定神经干动作电位的振幅。

可能结果：如果在一定的刺激强度范围内，神经干动作电位振幅随刺激强度的增加而增加，这表明神经干动作电位的振幅与兴奋的神经纤维数量成正变关系，同时也说明神经干动作电位是由许多神经纤维动作电位复合而成。反之则不成立。

2．验证思路二　　使引导电极 R_1 处和 R_2 处兴奋的神经纤维数量相等。

方法：改变神经干的放置方向，将神经干的末梢端放置于刺激电极上，神经干的中枢端放置于引导电极上。刺激条件相同，引导动作电位。

可能结果：如果引导电极 R_1 和 R_2 引导出的 BAP 的 $A_p > A_n$，则假设一不成立；如果 $A_p \leqslant A_n$，则假设一成立。

（二）假设二　　组成蛙类坐骨神经干的 A 类神经纤维的兴奋传导速度各不相同，约在 $15\sim41~m/s$ 之间[1]。神经干中枢端在刺激电极受刺激兴奋后向末梢端传导，R_2 距兴奋起始点比 R_1 远，神经纤维动作电位因传导速度不同，在 R_2 处的离散程度大于 R_1 处，因此，R_2 处复合的负相波振幅小于 R_1 处复合的正相波振幅，而时程却相反，即 $A_p > A_n$，$D_p < D_n$。

1．验证思路　　如果因 R_2 距兴奋起始点比 R_1 远，导致 $A_p > A_n$，$D_p < D_n$，增加 R_2 距兴奋起始点的距离，A_n 将进一步减小，D_n 进一步增大。

2．方法：增加 R_2 距兴奋起始点的距离。

3．可能结果：增加 R_2 距兴奋起始点的距离，A_n 减小，D_n 增大，表明假设二成立；而

A_n，D_n 增加或不变则假设二不成立。

（三）假设三　　蛙类坐骨神经干的 A 类神经纤维的兴奋传导速度最快的约 40 m/s 之间[1]，R_1 与 R_2 间距 10 mm，兴奋从 R_1 传导到 R_2 的时间为 0.25 ms。猫的单根 A 类神经纤维的单相动作电位时程约 1 ms[2]，蛙 A 类神经纤维或坐骨神经干单相动作电位（正相波）时程应大于或等于 1 ms，则在 R_1 引导出正相波的 0.25 ms 时 R_2 处出现负相波。负相波重叠于正相波去极后期（图 9-3）。由于单相动作电位去极时间短，复极时间长，负相波的去极化期和复极早期与正相波去极后期和复极期叠加，负相波振幅减小程度大于正相波；又因正相波去极后期和复极期与负相波叠加，而负相波复极后期没有与正相波叠加，正相波时程减小程度大于负相波。因此 $A_p >$ A_n，$D_p < D_n$。

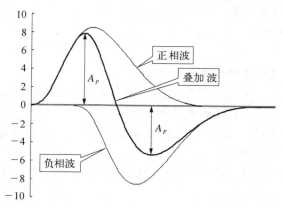

图 9-3　正相波与负相波叠加示意图

1. 验证思路　　如果正、负相波叠加导致 $A_p > A_n$，$D_p < D_n$，则取消或抑制负相波可使 A_p 和 D_p 增加；延迟负相波出现的时间，则 A_p，A_n，D_p，D_n 均增加。

2. 验证一

（1）方法：在 R_1 与 R_2 之间阻断神经的兴奋传导。注意：机械阻断要考虑损伤电位；药物阻断药考虑药液渗透。

（2）可能结果：A_p，D_p 增大或 A_p 不变 D_p 增大，表明假设三成立；A_p 减小，或 D_p 减小，或 D_p 不变，则假设三不成立。

3. 验证 2

（1）方法：在一定范围内增加 R_2 距兴奋起始点的距离。

（2）可能结果：A_p，A_n，D_p，D_n 均增加，或 A_p 不变而 A_n，D_p，D_n 均增加，表明假设三成立；A_p，A_n，D_p，D_n 均不变或减小，或 A_p，D_p 不变，而 A_n，D_n 减小，则假设三不成立。

【实验方案设计】

请根据上述提出的问题及探究，查阅相关资料，设计完整的实验方案并实施，用统计结果和专业理论方法回答提出的问题和假设。

参 考 文 献

[1] 孙久荣. 生理学实验. 北京. 北京大学出版社，2005：26.

[2] Rosenblueth et. al. J. & Cell,Comp. Physiol. ,1948,32:275.

实验3　一块骨骼肌能提起自身重量几倍的物体?

【目的】　学习提出问题,并通过实验设计、实验解决提出的问题。

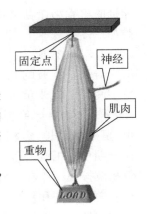

图 9 - 4　骨骼肌

【问题的提出】

英国大力士安迪·博尔顿是世界硬拉的记录保持者,他的记录是457.5 kg,他的体重是157 kg,即他能硬拉约2.91倍自身重量的物体。在自然界,蚂蚁是举重冠军,它能举起自身体重100~400倍的物体。

试问一块骨骼肌作最大收缩时能提起自身重量几倍的物体?见图9-4。

【问题探究】

一、探究思路　测定一块骨骼肌等张收缩时产生的最大张力除以该肌肉重量就能得到一块骨骼肌作最大收缩时能提起自身重量几倍的物体的答案。

二、测定骨骼肌等张收缩时产生的最大张力

要测定骨骼肌等张收缩时产生的最大张力需要探索几个问题:

1. 一块骨骼肌是由许多运动单位构成,要使一块骨骼肌等张收缩时产生最大张力,在其他条件不变的情况下,须保证肌肉全部运动单位都收缩。刺激支配骨骼肌的神经干(α运动神经纤维)引起肌肉收缩是常用的实验方法,α运动神经纤维的兴奋性有高低,要保证肌肉的全部运动单位都收缩,则须找到一个适宜的刺激强度使支配骨骼肌的全部α运动神经纤维都兴奋。

2. 骨骼肌收缩时,肌肉的粗、细肌丝相互重叠的程度越大,其产生的收缩张力越大。要使骨骼肌产生最大收缩张力,则粗、细肌丝相互重叠程度须达到最大。肌肉在最适初长度情况下,粗、细肌丝相互重叠程度达到最大。最适前负荷使肌肉处于最适初长度。

3. 骨骼肌收缩时,横桥激活的数量越多,其产生的收缩张力越大。要使骨骼肌产生最大收缩张力,则须保证横桥激活的数量达到最大值。横桥激活的数量与肌肉收缩时遇到负荷大小有关,在最适负荷的情况下,横桥激活的数量达到最大值。

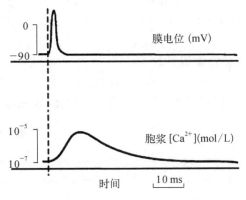

图 9 - 5　肌肉兴奋与胞质钙浓度变化的关系

4. 骨骼肌收缩时,横桥与肌动蛋白结合的数量越多,其产生的收缩张力越大。要使骨骼肌产生最大收缩张力,则须保证横桥与肌动蛋白结合的数量达到最大值。横桥与肌动蛋白结合的数量则取决于肌肉兴奋时胞质内钙浓度。肌肉兴奋一次,终池释放一次钙(图9-5),胞质钙浓度要达到较高水平,肌肉需要连续多次兴奋。当肌肉兴奋的时间间隔和兴奋次数达到某一水平时,胞质内钙浓度满足横桥与肌动蛋白结合的数量达到最大值,此时骨骼肌产生最大收缩张力。

【实验方案设计】

请根据上述提出的问题及探究,查阅相关文献资料,设计完整的实验方案并实施,用统计结果和专业理论分析回答提出的问题。

实验4　肾上腺素可否拮抗低钙、高钾、酸对心缩力的抑制作用?

【目的】　根据提出的问题进行理论探究、进行实验设计,用实验回答提出的问题。

【问题的提出】

肾上腺素由肾上腺髓质细胞所合成和分泌,作用广泛而复杂。对心脏具有增加心肌的收缩力,提高心肌的兴奋性、自律性、传导性。在临床上,肾上腺素主要用于心脏骤停、过敏性休克等的治疗。

细胞外低钙、高钾和酸中毒都会引起心脏的收缩力降低。肾上腺素可否拮抗这些因素对心缩力的抑制作用?

【问题的探究】

自主进行理论探究。

【实验设计】

查阅相关文献资料,在对问题的理论探究基础上,进行实验设计,制定实验方案并实施。用统计结果和专业理论分析回答提出的问题。

实验5　人工冬眠对缺氧动物的学习记忆功能影响的探究

【目的】　根据提出的问题进行理论探究、进行实验设计,用实验回答提出的问题。

【问题的提出】

缺氧影响机体的功能与代谢,严重缺氧可导致组织代谢障碍和各系统功能紊乱,甚至引起死亡。中枢神经系统对缺氧极为敏感,缺氧可导致神经元的线粒体结构和功受损,ATP合成减少,能量代谢障碍,神经递质失调,酸碱平衡紊乱等。严重持续缺氧可触发神经元凋亡等。

用药物抑制中枢神经系统和体温调节中枢,配合物理降温,降低体温的方法称为人工冬眠。在临床上,以氯丙嗪、异丙嗪、哌替啶、氢化麦角碱等药物组成不同的人工冬眠合剂配方针对不同的病症。人工冬眠应用于严重创伤、感染性休克、高热惊厥、中枢性高热及甲状腺危象等病症的辅助治疗,以降低机体对各种病理刺激的反应,提高各组织对缺氧的耐受力,保护机体重要器官,为治疗赢得时间。

人工冬眠对缺氧动物的学习记忆、运动功能的功能有何影响?

【问题探究】

自主进行理论探究。

【实验方案设计】

查阅相关文献资料,在对问题的理论探究基础上,进行实验设计,制定实验方案并实施。用统计结果和专业理论分析回答提出的问题。

(陆源,孙霞,饶芳)

第十章

创新性实验

第一节 创新性实验

机能学实验课程是一门综合性课程,创新性教学是本课程教学的重要内容,其教学目的是为学生接触科研,增强学生创新意识,培养学生创新实践能力;同时培养团队协作精神,提高学生的综合素质。

一、机能学创新性实验教学程序

1. 理论准备   课堂讲授文献阅读、实验设计等方面的基本知识,学生通过课堂教学和自主学习,学习和了解机能学实验研究的基本程序及内容。

2. 专题讲座   创新性实验导师结合自己的科研工作给学生讲授某一领域的科研基本理论、研究动态、存在的问题,提示创新实验研究的方向和思路。

3. 实验设计   学生根据导师提示的研究方向或自主确定研究方向,进行文献检索和阅读,以研究团队为单位在指导老师的指导下进行课题设计,制定实验方案,撰写《创新性实验课题申报书》(见附件),准备开题报告材料。

4. 开题报告   研究团队在班级或年级的创新性实验开题报告会上介绍团队的创新性实验研究课题并进行答辩。开题报告的内容应包含:课题名称,研究背景、研究意义,研究的对象、处理因素和水平、观察指标、实验方法、实验设计方法和分组、统计分析方法,预期的研究结果等。

5. 竞争性立项   在创新性实验教学的时间、经费有限的情况下,选择部分符合科学性、创新性和可行性原则的创新性实验立题和实施是可行的方法。选择可以采用学生投票、导师批准的方式。

6. 修改实验方案   被立项的研究团队负责组织相关研究人员修改完善实验设计、细化实验实施方案。

7. 在指导老师的指导下进行预实验,并根据预实验情况,对实验设计进行进一步的修改和完善。

8. 实验研究   学生以研究团队为单位完成设计的实验。

9. 撰写创新性实验论文   学生在课外完成实验数据的整理、分析,撰写创新性实验论文。

10. 论文答辩　　在班级或年级内举行创新性实验论文答辩,学生以研究团队(组)为单位进行论文报告和答辩。

附件

创新性实验课题申报书(主要内容)

一、课题情况简表

课题简况	课题名称				
	起止年月				
课题组成员	姓　名	性　别	出生年月	专业/班级	分　工

二、立项依据

项目的意义、研究现状、原创点、可行性分析、预期结果、工作基础

参考文献:

三、实验设计

实验对象、实验分组、实验方法、观察指标、统计分析等

参考文献:

四、实施方案及计划

实验室要求;仪器设备、实验对象、药品试剂、实验材料计划;实验步骤;数据采集与统计等

参考文献:

五、经费预算

支出科目	数　量	单价(元)	合计(元)	供应商及联系方式
合计				
1. 实验动物				
2. 实验材料名称				
3. 药品试剂				

二、创新性实验项目申报书撰写

创新性实验以解决一个学科或实际问题为目标,建立在科学、可行基础上的有计划的研究工作。创新性实验项目申报书作为创新性实验项目立项、项目实施的主要依据文件,须全面、完整的反映立项依据、实验设计、实施方案及计划等。撰写创新性实验项目申报书是创新性实验研究中的首要关键工作,决定着创新性实验研究的成败,因此,要以科学、严谨的态度撰写创新性实验项目申报书。创新性实验项目申报书的主要内容如下:

1. 立项依据

(1)项目的意义　需要阐明项目所要解决的问题在科学上的意义或对社会生产、人民生活具有正面作用。

(2)研究现状　根据文献,分析总结与项目相关的研究工作及最新研究情况、取得的成果和存在的问题。

(3)原创点　项目所研究的问题是他人未曾发现或研究过的。

(4)可行性分析　项目在符合科学性原则前提下,项目实施方案所需的研究条件,如实验技术、仪器设备、实验动物、试剂等能够在本校或本院实现的。创新性实验项目一般宜采用比较成熟的实验方法和实验技术,而不宜采用过于复杂或需较长时间训练的实验技术。创新性实验研究中所需人力、物力、财力应控制在规定的范围内。

(5)预期结果　需要阐明项目研究可能获得的具体结果。

(6)工作基础　要说明项目研究团队成员或指导教师曾做过的相关的研究工作、掌握项目研究所需的实验方法、实验技术等情况。

(7)参考文献　需要列出立项所依据的全部参考文献。

2. 实验设计

(1)实验对象　实验对象为实验动物的,需明确实验动物种类、品系、性别、体重或月龄。

(2)实验分组　需要写明按什么实验设计方法进行分组、实验动物的总量、实验动物分为几组、各组的组名、各组的处理因素及水平,处理方法等。

(3)实验方法　具体的实验方法,如动物手术、标本制备、观察指标的测试方法等。

(4)观察指标　具体观察的生理、生化、形态学等指标。

(5)实验及其结果的观察记录　按照预备实验确定的方法、步骤进行实验,根据预先拟定的原始记录方式和内容记录文字、数据、图形、照片。原始记录应及时、完整、精确和整洁。

(6)统计分析　结果数据的表示方式和根据实验设计所确定的统计学方法。

(7)参考文献　需要列出实验设计所参考的全部文献。

3. 实施方案及计划

(1)实验室要求　具体写明项目实施所需要的实验室基本设施要求,如需手术台、实验装置、供气、恒温、称量设备、药品试剂配制器具及使用的时间安排等。

(2)仪器设备　主要仪器设备的名称、型号、数量等。

(3)实验对象、药品试剂、实验材料计划　实验动物计划需要有详细的实验动物种类、品系、性别、体重或月龄、数量及实验使用的时间计划清单,如需处理后饲养,需要明确饲养条件、饲养时间及饲养期间对动物进行处理的时间安排;药品试剂计划需写明药品试剂的中文全名、规格、数量、价格、供应商、联系方式及使用时间,如为进口试剂则需增加英文全称、货号;实验材料计划可参照药品试剂计划。

(4)实验步骤及实验时间安排 根据实验设计拟定各项试验的具体步骤及各项试验的具体时间安排,根据实验需要,实验时间可以安排在课内,也可以安排在课外。

(5)人员安排、数据采集与统计 统筹研究团队成员研究工作,适当分工,充分发挥团队成员特长和积极性,做到各司其职,保证实验、数据采集、统计分析工作的质量。明确数据采集的具体方法和统计方法。

4. 经费预算

申报书应对项目所需的实验动物、药品试剂、消耗性实验材料作出费用预算,如费用预算超出创新性实验项目立项规定较多,应适当调整实验设计,在不影响项目研究的前提下,将项目费用预算控制在规定的范围内。

三、创新性实验课题可行性要求

1. 选择的研究项目要进行充分文献检索,研究项目须符合科学性、可行性、先进性或创新性原则。

2. 根据实验室的资源选择研究项目,使研究项目切实可行。

3. 研究项目要短小精悍,观察指标重复性好,指标不宜过多,实验方法技术易于掌握。组数一般不超过 4 组,每组例数家兔不超过 6 例,其他每组例数一般不超过 10 例。

4. 项目所用材料(包括药品试剂)费用不宜过高。

5. 实验材料(包括药品试剂)用量要估算出一个上限。

四、创新性实验教学内容

1. 确定创新性实验的方向 实验项目的科学性、可行性及项目的特色或创新性。

2. 文献检索和阅读 文献数据库检索,文献阅读要点。

3. 实验设计 实验对象、观察指标、实验方法、实验分组、预期结果等。

4. 实验研究 根据实验设计方案进行预实验并确定实验方案,按正式方案进行实验和数据采集。要求对实验全过程进行规定项目的记录。

5. 数据统计 实验结果的整理和数据统计。

6. 论文撰写 按要求完成创新性实验论文撰写。

五、创新性实验教学要求

1. 采用研究导向式教学,以学生为主体,充分调动学生的积极性,教师主要起引导作用。

2. 培养学生严谨求实的科学态度和工作作风,培养学生的创新精神。

3. 充分利用计算机多媒体技术和网络技术手段进行教学。

4. 营造浓厚的学术气氛。

5. 教师要对每堂课的情况进行记录,以作为设计、操作部分成绩评定。

第二节 科研训练项目的申请

国内有许多高校设立大学生科研训练计划(student research training program,简称SRTP)、挑战杯等项目。其中SRTP是为本科生提供科研训练的机会而设立的,目的是使学生尽早进入各专业科研领域,接触学科前沿,了解学科发展动态;增强学生创新意识,培养学生创新和实践动手能力;加强合作交流,培养团队协作精神,提高学生综合素质。

医学生积极参加科研活动,有益提高自身的工作能力、科研能力和创新能力,有利于自己的今后医疗、科研工作或进一步深造和创业。

一、SRTP 项目的申请

(一) SRTP 基本情况介绍

1. SRTP 项目来源

SRTP 其项目来源主要是学生自定的科研项目或研究课题,学生可以在教师指导下进行申报。

2. SRTP 申报

SRTP 申请对象以本科生二、三年级为主(五年制和七年制为二、三、四年级为主)。SRTP 项目申请者向学工或教务部门领取和填写《SRTP学生立项申请表》,SRTP 立项年限大部分项目为 1 年,部分项目可为半年。

3. SRTP 经费资助与实施

学生 SRTP 校级和院级项目有一定资助经费。立项人应按项目进度要求组织实施。有一次项目中期检查和一次结题答辩。项目负责人要做好项目中期检查和一次结题答辩的准备工作。

(二) SRTP 立项申请

1. 项目

SRTP 立项申请的首要问题是提出研究项目,可从以下几个方面着手提出研究项目:

(1) 关注某一研究领域,经常性的查阅有关文献资料,了解研究动态和尚需解决的问题,提出研究项目。

(2) 在课程和实验、实践教学过程中,勤于思考和探索,积极发现问题并勤于查阅文献资料,提出需要改进或解决的问题,由此提出研究项目。

(3) 积极参加教师的科研工作,查阅有关研究的文献资料,提出见解或假设,形成研究项目。

(4) 通过机能学实验课程的研究创新性实验教学,全面了解自己研究项目的背景,将该研究项目进一步完善、深入研究或进行相关研究。

(5) 积极地与教师合作,在教师的指导下,查阅文献资料,提出研究项目。

2. 立项申请注意事项

要根据 SRTP 项目特点提出研究项目和研究计划,主要有以下几个问题:

(1) 研究项目依据充分,科学合理,切实可行,不可为申报而申报和盲目申报,否则,研究项目难以实施。

(2) SRTP 项目资金有限、时间较短(1 年或半年)。研究的项目的内容和计划要短小精悍,不可过大,否则不能按计划完成。

(3) 聘请有研究经验的教师做指导教师,并落实好项目研究的实验室等资源。

(4) 研究项目尽可能进行可行性分析和评估,必要时,进行预试。

3. SRTP 学生立项申请表的填写

(1) 项目名称　项目名称应确切反映研究内容、范围和特点,简明扼要,字数约 25 个汉字。

(2) 项目内容　这部分是立项申请最重要的部分。应阐述与研究项目有关研究领域的背景、尚待解决或要阐明的问题,本研究项目拟解决的问题,研究采用的方法和技术。本研究的特色及创新点,预期项目所能得到结果及对科学、社会生产、医疗等的意义或应用价值。

(3) 项目来源和类别　项目来源主要与指导教师有关,如项目与指导教师的研究课题有联系,根据课题来源进行填写。项目类别根据研究项目内容所涉及学科填写。

(4) 对合作者要求:可邀请若干名同学参加项目申请和研究,参加项目的同学应有助项目的完成。

(5) 项目执行环节　根据研究项目制定出项目实施的具体方案和步骤。

(6) 项目创新的体现　简要阐明本研究项目的特色及创新点,依据应充分客观。该项内容是评价研究项目价值的重要部分。

(7) 拟聘请导师　可聘请 1~2 位有研究经验的教师担任导师,填写时应征得教师的同意。导师是完成项目研究的关键,导师将为项目研究提供设备、资金及技术和学术指导。

(8) 预期成果　预期项目完成可发表论文、成果鉴定等,学习了那方面的知识和技能。

(9) 项目年限　本项内容应根据项目执行环节制定出完成项目每一部分的时间表(项目进度安排),如"某年某月~某年某月完成某项内容"。根据时间表推算出完成项目的年限。项目进度安排应与导师协商制定。

(10) 项目经费　写明申请 SRTP 经费的数额及用途,导师资助数额及用途。

(11) 现有资源　研究项目所需的设备、实验室等,申请时一定要落实好,并征得有关科室负责人和教师的同意。

二、"挑战杯"学生科研立项资助项目的申请

(1) "挑战杯"项目要求较 SRTP 项目要高,主要支持有创新学术思想、科技发明和创造思想的本科生、硕士和博士研究生开展研究工作。

(2) 项目分为自然科学类学术论文,社会科学类社会调查报告和学术论文,科技发明

制作共三大类。自然科学类学术论文类作者限本科生。科技发明类要求侧重解决社会生产生活中的具体问题。

（3）立项年限为一年，可跨学院联合申报，由两名副教授以上职称的教师填写推荐意见。

（4）SRTP 立项已结题的科研项目优先考虑。正在进行的 SRTP 立项不可重复申报。

（5）"挑战杯"项目申请表填写可参照 SRTP 立项申请，但要更详尽，作品（研究项目）要有一定的水平和价值，填写时要突出作品（研究项目）创新点和价值。

三、全国大学生基础医学创新论坛暨实验设计大赛

全国大学生基础医学创新论坛暨实验设计大赛由国家级实验教学示范中心联席会、高等医学教育学会基础医学教育分会、教育部高等医药学科基础医学专业与课程指导委员会联合主办，每两年举办一次，主要面向医药院校学生。

1. 创新论坛　　参加创新论坛的要求是项目已经完成但尚未发表的作品。参赛者向大赛组委会提交一千字的作品摘要，摘要按"目的、方法、结果、结论"的格式撰写。

2. 实验设计竞赛　　参加实验设计竞赛的要求是项目完成实验设计，已获得预实验结果或部分正式实验结果，参赛者向大赛组委会提交一千字的作品摘要，摘要按"立项依据、设计思路、实验内容、材料、可行性、创新性"的格式撰写。

3. 第一、二、三届全国大学生基础医学创新论坛暨实验设计大赛获奖作品可在"http://tfbms.smmu.edu.cn"上查阅。

主要参考书目

1. 高兴亚,等.机能实验学.第3版.北京:科学出版社,2014.
2. 王庭槐,等.实验生理科学.北京:高等教育出版社,2014.
3. 李瑞峰.医学机能学实验.第2版.北京:科学出版社,2013.
4. 李桂源.病理生理学.第2版.北京:人民卫生出版社,2013.
5. 姚泰.生理学.第2版.北京:人民卫生出版社,2012.
6. 杨世杰.药理学.第2版.北京:人民卫生出版社,2010.
7. 杨世莹.Excel数据统计与分析范例应用.北京:中国青年出版社,2005.
8. 孙振球.医学统计学.北京:人民卫生出版社,2003.
9. 徐叔云,卞如濂,陈修.药理实验方法学.第3版.北京:人民卫生出版社,2002.
10. 孙敬方.动物实验方法学.北京:人民卫生出版社,2001.
11. Gerald D. Tharp, David Woodman. Experiments in Physiology. 8th Edition. Gerald Tharp Benjamin/Cummings, 2001.
12. William F. Review of Medical Physiology. 20th Ed. Ganong McGraw-Hill/Appleton & Lange, 2001.
13. Arthur C., M.D. Guyton, John E. Textbook of Medical Physiology. 10th Ed. Hall Publisher: W B Saunders; 10th edition 2000.
14. 王太一,韩子玉.实验动物解剖图谱.沈阳:辽宁美术出版社,2000.
15. 费梁.中国两栖动物图鉴.郑州:河南科学技术出版社,1999.
16. Experiments in Physiology by Wm C. Jr Kleinhelp, William C. Kleinelp, Mary Kleinelp Wood River Pubns; (January 1995)
17. 方福德.现代医学实验技巧全书.北京:北京医科大学、中国协和医科大学联合出版,1995.
18. 蒋欠俭.实用医学实验设计.北京:北京医科大学、中国协和医科大学联合出版,1992.
19. 克洛德·贝尔纳.实验医学研究导论.北京:商务印书馆,1991.
20. 南开大学实验动物解剖学编写组.实验动物解剖学.北京:高等教育出版社,1979.